中国居民营养与健康状况监测报告之四：2010—2013年

血压

主　　编　于冬梅　张　兵

副 主 编　于文涛　琚腊红　李淑娟

主　　审　丁钢强　赵丽云

编写人员　（以姓氏笔画为序）

丁心悦　丁钢强　于文涛　于冬梅　付　萍　许晓丽

李　婕　李淑娟　迟学彭　周　晨　房红芸　赵丽云

姚　帆　贾凤梅　郭　静　郭齐雅　郭晋源　黄绯绯

琚腊红　谢　梦　魏潇琪

人民卫生出版社

·北京·

图书在版编目（CIP）数据

中国居民营养与健康状况监测报告之四：2010—2013 年血压 / 于冬梅，张兵主编. —北京：人民卫生出版社，2020.9

ISBN 978-7-117-30357-6

Ⅰ. ①中… Ⅱ. ①于… ②张… Ⅲ. ①居民－合理营养－调查报告－中国－2010−2013②居民－健康状况－调查报告－中国－2010−2013③血压－调查报告－中国－2010−2013 Ⅳ. ①R151.4②R194.3③R544

中国版本图书馆 CIP 数据核字（2020）第 156559 号

人卫智网	www.ipmph.com	医学教育、学术、考试、健康，购书智慧智能综合服务平台
人卫官网	www.pmph.com	人卫官方资讯发布平台

中国居民营养与健康状况监测报告之四：
2010—2013 年　血压
Zhongguo Jumin Yingyang yu Jiankang Zhuangkuang
Jiance Baogao Zhi Si：2010—2013 Nian Xueya

主　　编：于冬梅　张　兵
出版发行：人民卫生出版社（中继线 010-59780011）
地　　址：北京市朝阳区潘家园南里 19 号
邮　　编：100021
E - mail：pmph @ pmph.com
购书热线：010-59787592　010-59787584　010-65264830
印　　刷：保定市中画美凯印刷有限公司
经　　销：新华书店
开　　本：787×1092　1/16　　印张：15
字　　数：365 千字
版　　次：2020 年 9 月第 1 版
印　　次：2020 年 11 月第 1 次印刷
标准书号：ISBN 978-7-117-30357-6
定　　价：68.00 元

　　国民营养与健康状况是反映国家经济与社会发展、卫生保健水平和人口素质的重要指标，也是制定国家公共卫生及疾病预防控制政策不可或缺的信息基础。定期开展具有全国代表性的人群营养健康状况监测，收集国民食物消费和营养素摄入状况、身体指数等信息，是分析国民营养与健康状况的重要手段，对提高全民族健康素养、推进健康中国建设具有重要意义。

　　近年来，我国社会经济快速发展，国民营养健康水平有所改善，对营养健康的需求也越来越高。但与此同时，工业化、城镇化、人口老龄化进程加快，以及生态环境、生活方式、膳食结构等的不断变化，也对居民营养与健康状况造成一系列新的影响。为及时获取这一关键时期我国居民膳食模式信息，全面掌握我国城乡居民营养健康水平和营养相关慢性疾病的现况及变化规律，2010 年原卫生部疾控局将过去 10 年开展一次的中国居民营养与健康状况调查变换为常规性的营养监测，于 2010—2013 年，由中国疾病预防控制中心营养与健康所在全国组织实施。

　　"2010—2013 年中国居民营养与健康状况监测"覆盖全国 31 个省（自治区、直辖市）约 25 万人群，涵盖居民膳食与营养、体格发育状况、主要营养相关慢性病患病情况等。结果显示，近十年来我国居民营养素需要量基本得到满足，膳食质量有所提高，人群营养状况得到进一步改善。但居民膳食结构仍然不尽合理，微量营养素缺乏和营养失衡并存的现象依然存在，超重肥胖问题凸显，高血压、糖尿病等营养相关慢性病患病率持续增加。

　　当前，国民营养及健康状况日益受到政府相关部门及公众关注，《"健康中国 2030"规划纲要》指出，推进健康中国建设，是全面建成小康社会、基本实现社会主义现代化的重要基础，是全面提升中华民族健康素质、实现人民健康与经济社会协调发展的国家战略，是积极参与全球健康治理、履行 2030 年可持续发展议程国际承诺的重大举措。为全力推进健康中国建设，我们要进一步加强国民营养工作，对不同地区、不同人群进行有针对性的营养干预，不断改善国民营养素养，为实现中华民族伟大复兴的中国梦和推动人类文明进步做出更大贡献。

原卫生部副部长
中华预防医学会会长
中国工程院院士
2018 年 8 月

前　言

　　居民营养与慢性非传染性疾病状况是反映一个国家或地区经济、社会发展、卫生保健水平和人口健康状况的重要指标，也是制定国家公共卫生及疾病预防控制策略不可缺少的基础信息。随着中国社会经济的发展和人们的生活水平的提高，生活方式在逐渐改变，人口老龄化日益加剧，中国人的疾病谱也发生了明显改变，高血压、心脑血管疾病等慢性非传染性疾病的发病率持续上升并成为居民的主要死因。

　　人的血压水平和健康紧密相关，血压水平与心脑血管病发病、死亡风险之间存在密切的因果关系。我国分别于1958—1959年、1979—1980年、1991年进行了三次全国高血压抽样调查，在2002年中国居民营养与健康状况调查中，同时开展了全国第四次高血压抽样调查，虽然四次高血压调查的总人数、年龄和诊断标准不完全一致，但总体可见，我国居民的高血压患病率逐年上升。

　　本书依据2010—2013年完成的中国31个省（自治区、直辖市）的个体血压数据，描述我国6岁及以上居民的收缩压和舒张压分布、平均血压水平、高血压、单纯收缩期高血压、低血压、居民血压测量行为以及高血压知晓率、治疗率、控制率、治疗控制率等现状。本书是《中国居民营养与健康状况监测报告：2010—2013年》的一个分册，共包括九章。第一章介绍2010—2013年中国居民营养与健康状况监测的背景、目的、监测对象与方法、监测内容和指标定义；第二章描述全国样本人群的特征；第三章至第七章大篇幅展示了中国居民的血压百分位数分布、平均血压水平、高血压患病率、单纯收缩期高血压、低血压患病率、居民血压测量行为以及高血压知晓率、治疗率、控制率、治疗控制率等现状，有的指标还与2002年的全国数据进行了对比；第八章综述了国内外关于高血压防治的政策、措施和指南等；第九章为本书的主要发现与建议。

　　2010—2013年中国居民营养与健康状况监测是在原国家卫生和计划生育委员会疾控局的领导下完成的，得到了国家级和各省（自治区、直辖市）、区县疾控中心等相关部门人员的大力支持，本书也凝结着编写工作组成员的辛勤劳动。由于时间紧、任务重，文中若存在错误或不足之处，敬请各位同仁不吝指正。

于冬梅　张　兵

2019年5月

监测现场工作组成员

（按照姓氏笔画排序）

丁钢强　于文涛　于冬梅　马冠生　王　寻　王　杰　王　睿　王志宏　王丽娟
王京钟　王惠君　毛德倩　田　园　付　萍　朴建华　刘开泰　刘爱玲　许晓丽
孙　静　苏　畅　杜文雯　李　敏　李　婕　李卫东　李文仙　李丽祥　杨丽琛
杨艳华　杨振宇　杨晓光　何　丽　何宇纳　宋鹏坤　张　伋　张　宇　张　坚
张　兵　张　倩　张继国　陈　竞　庞学红　房红芸　孟丽萍　赵　彤　赵文华
赵丽云　胡小琪　胡贻椿　荫士安　段一凡　贾凤梅　贾珊珊　徐海泉　郭齐雅
黄　建　黄振武　赖建强　满青青　霍军生

目 录

第一章
绪　论

一、监测背景

居民营养与健康状况是反映一个国家、地区社会经济发展、卫生保健水平和人口素质的重要指标。良好的营养健康状况是社会经济发展的基础，也是社会经济发展的目标。中国于 1959 年、1982 年、1992 年开展了三次全国性的营养调查工作，2002 年首次将人群营养与健康结合，实施了"中国居民营养与健康状况调查"。近 10 年来，我国社会经济得到了快速发展，为及时了解我国居民在膳食模式变迁、疾病谱改变这一关键时期的营养与健康状况变化，及时采取有效措施遏制慢性病的大幅度上升势头，2010 年得到中央财政转移支付经费的支持，原国家卫生和计划生育委员会疾控局将 10 年开展一次的中国居民营养与健康状况调查列为重大医改项目，并改为常规监测工作，预计每 3～4 年完成一个周期。2010—2013 年，在原卫生和计划生育委员会疾控局的领导下，由中国疾病预防控制中心营养与健康所牵头，组织和实施了新一轮的中国居民营养与健康状况监测。

本书从 2010—2013 年监测数据中提取了 2010—2012 年中国居民有效的个体血压数据，分析与描述 6 岁及以上居民（不包括孕妇）的血压百分位数分布、平均血压水平、高血压患病率、单纯收缩期高血压、低血压患病率、居民血压测量行为以及高血压知晓率、治疗率、控制率、治疗控制率等现状，可为政府部门、科研机构、企事业单位、学术团体等制定相关政策或措施提供科学参考。

二、监测目的

2010—2013 年在中国大陆地区开展覆盖全年龄人群的营养与健康状况监测，目的在于了解我国居民食物与营养素摄入量、膳食结构、体格发育状况及营养相关疾病的流行状况，发现和分析居民营养健康问题及相关危险因素，建立我国居民营养健康状况信息数据库，为政府部门制定改善居民营养与健康相关政策提供基础信息。

（1）掌握我国城乡及不同地区居民膳食营养与体格发育状况；

（2）掌握我国城乡居民肥胖、高血压、糖尿病、血脂异常等营养性疾病的状况；

（3）掌握我国城乡儿童青少年营养与健康状况；

（4）了解我国妇女特别是孕妇、乳母营养与健康状况；

（5）了解我国城乡居民饮食行为、行为生活方式等因素及其对营养相关疾病的影响。

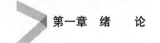

三、监测对象与抽样方法

（一）监测对象

2010—2012 年监测对象是全国 31 个省（自治区、直辖市）（不含香港、澳门特别行政区及台湾省）共计 150 个监测点的 6 岁及以上居民（户籍常住人口，或在本地居住满 6 个月的非户籍人口），要求每个监测点至少调查 6 岁及以上居民 1 000 人。为保证 6～17 岁青少年和孕妇的基本调查人数，每个点要求至少调查 6～17 岁儿童青少年 240 人，孕妇 30 人，如果调查点的孕妇和儿童青少年数目不足则需要适当补充。

2013 年监测对象是全国 30 个省（自治区、直辖市）（不含西藏自治区、香港、澳门特别行政区及台湾省）55 个监测点的 0～5 岁儿童和乳母（户籍常住人口，或在本地居住满 6 个月的非户籍人口），要求每个监测点至少调查 0～5 岁儿童 630 人，2 岁以下儿童的母亲 200 人。

（二）抽样方法

1. 抽样设计概况

本书的分析样本来自 2010—2012 年中国居民营养与健康状况监测数据，2010—2012 年采用多阶段分层与人口成比例的整群随机抽样的方法（probability proportional to size，PPS），通过样本估计总体。

国家统计局和中国疾病预防控制中心信息中心协助完成样本县（市、区）、村（居）委会的抽样工作，由县（区）级项目工作组按照统一抽样原则完成样本户的抽样。抽样时按经济发展水平及类型将中国县级行政单位（包括县、县级市、区）分为四层，分别是大城市、中小城市、普通农村和贫困农村。其中，大城市指直辖市、计划单列市、城区人口 100 万以上的省会城市，共计 32 个大城市的中心城区；中小城市指上述大城市中心城区之外的所有的区、地级市城区和县级市；贫困农村指国家确定的扶贫开发重点县（依照《2001—2010 年国家农村扶贫开发纲要》所列名单，去掉县级市或区）；普通农村指贫困农村以外的县。抽样样本具有全国代表性，并具有大城市、中小城市、普通农村和贫困农村四层代表性。

将 31 个省（自治区、直辖市）与大城市、中小城市、普通农村和贫困农村 4 个县级行政单位分层交叉后，共计 124 小层，除去空缺（如东部 9 省没有贫困县，或省会城市不足 100 万人口数量，因而不设中心城区层），并考虑个别省份工作条件等问题，全国共划分 106 个小层。每个省在每小层至少保持 1 个监测点，再按各省各层中的人口规模分布其余监测点。

2. 抽样步骤

2010—2012 年中国居民营养与健康状况监测的抽样分为四个阶段：

第一阶段采用多阶段分层随机抽样，将全国所有县级行政单位（包括县、县级市、区）分为大城市、中小城市、普通农村（非贫困县）、贫困农村（贫困县）四层。分层后，按国家标准地址码排队建立县级行政单位抽样框。2010—2012 年抽取 150 个监测点（市/区/县）。

第二阶段采用人口规模排序的系统抽样，设置随机起点，等距抽取居（村）委会。每个监测点共抽取 6 个居（村）委会，大城市抽样点只抽取居委会，中小城市、普通农村抽样点 6 个居（村）委会，在城镇与乡村中的分配要与相应居住人口比例基本相同，贫困农村抽样点只抽取村委会。

第三阶段采用简单随机抽样法,在每个抽中居(村)委会中抽取 75 户。根据本居(村)委会住户分布的实际情况,按地理位置(楼群/村民小组)分成每 25 户为一群,将剩余户与邻近楼群或村民小组中的住户组织一群,使所有住户都在抽样群中。

第四阶段按简单随机抽样原则,每个居(村)委会随机抽取 3 个群组成调查样本。在选定的 3 个群 75 户中,第 1 群的 25 户和第 3 群的前 5 户(共 30 户)实施 3 天 24 小时膳食回顾调查;第 2 群的 25 户进行食物频率法调查。

3. 样本量的确定

(1)最小样本量:以 2002 年中国居民营养与健康状况调查中 18 岁及以上成人糖尿病患病率为确定样本大小的计算标识,2002 年糖尿病患病率为 2.6%,计算时用近似值 3.0% 作为总体人群糖尿病患病率。

最小样本量计算公式为:

$$n = deff\left(\frac{\mu_\alpha^2 \times \pi(1-\pi)}{\delta^2}\right)$$

其中:π 为患病率,

允许误差 δ=p•π,

Deff 为设计效率。

根据《2009 年中国人口和就业统计年鉴》,推算 18 岁以上人口占 78%,按照 95% 的准确度(μ_α=1.96)、85% 的精确度(δ=0.45%)和 10% 的失访率进行计算,*deff* 值取 2.5,计算得到最小样本量约为 16 万人。

(2)样本量的分配:2010—2012 年全国共抽取 150 个监测点(区/县),其中大城市 34 个、中小城市 41 个、普通农村 45 个、贫困农村 30 个。根据城市平均每户 2.5 人,农村平均每户 2.6 人,可以确定每个样本点的调查户数为 450 户,据此完成样本量的分配。

四、监测内容、方法与定义

(一)监测内容

2010—2012 年中国居民营养与健康状况监测的内容包括询问调查、医学体检、实验室检测和膳食调查四个部分。

1. 询问调查

询问调查包括家庭询问调查和监测点基本信息收集两方面内容。

(1)家庭和个人询问调查:采用问卷调查的方法,由培训合格的调查员入户开展面对面询问调查。内容包括家庭基本情况登记表、个人健康情况问卷、身体活动调查问卷。

家庭基本情况包括家庭成员基本信息、经济收入、调查对象一般情况(年龄、民族、婚姻状况、教育、职业等)。个人健康状况包括主要慢性病(高血压、糖尿病、高血脂、脑卒中等)的患病状况及家族史;吸烟、饮酒及孕妇状况等。身体活动调查问卷主要询问职业性体力活动、交通、锻炼、业余活动及家务活动等。

(2)调查点基本信息调查:包括本区/县辖区内的人口、经济、社会及医疗卫生保健等方面信息,由调查员按照要求,通过查阅资料、走访当地统计、卫生等部门来完成填写。

2. 医学体检

对 6 岁及以上抽样对象进行身高、体重、腰围和血压的测量。所有项目均由经过培训合格的调查员采用标准方法集中进行。

3. 实验室检测

实验室检测工作由受过严格培训的实验室人员进行样品的采集和测定。

4. 膳食调查

膳食调查由经过培训的调查员进行入户访问调查。每个居委会抽取 30 户进行连续 3 天 24 小时膳食询问和家庭调味品称重调查;每个居委会抽取 25 户,对住户 6 岁以上家庭成员进行食物消费频率调查。

(二)血压测量方法

1. 测量仪器及要求

使用通过计量认证的汞柱式血压计,血压刻度范围为 0~300mmHg(1mmHg=0.133kPa),精确度为 2mmHg。血压计由听诊器、血压计、袖带(橡皮气囊,气囊尺寸 12cm×22cm)、橡皮球组成。调查点的每个血压计均统一编号并建立档案,每次使用前对血压计进行校准。

2. 血压测量方法

采用《中国高血压防治指南(2010)》中推荐的方法进行血压测量。

(1)室内环境:检查应在安静温暖的房间中进行,理想的室内温度在 21℃左右。

(2)调查对象:不要穿紧身衣服。测量前 15 分钟应停止吸烟,精神放松,排空膀胱,安静休息 5 分钟。测量前 1 小时内应避免剧烈地运动或锻炼;不要进食、喝饮料,尤其是含咖啡因的饮料;不要长时间暴露于过高或过低的温度下;不要服用影响血压的药物等。

(3)测量者:必须经过培训并考核合格。表情自然,避免谈论引起受试者激动的话题,测量前应对调查对象解释说明。

3. 收缩压和舒张压的确定

收缩压和舒张压根据 Korotkoff 音来确定。根据 Korotkoff 音的存在、消失和性质,可分为以下五个阶段:

第一阶段音:清晰的低调叩击音;

第二阶段音:持续的叩击音和吹气样杂音;

第三阶段音:较响的连续叩击音;

第四阶段音:沉闷的低音;

第五阶段音:声音的消失。

(1)收缩压的确定:以第一阶段音为准,至少要听到连续两次搏动后,此时第一个声音响起时的水银柱高度值即为收缩压数值。

(2)舒张压的确定:本调查规定,以第五阶段音消失时的水银柱高度值作为舒张压(如有人缺乏第五音,则以第四音开始的水银柱高度值为准)。

4. 测量方法及步骤

测量前应使血压计的水银柱垂直零点,水银柱朝向测量员。

(1)测量员应与受检者面对面而坐,双脚不与受检者交叉,最好放在受检者双腿的右侧。受检者双足平放在地面上，感觉舒适即可；露出右上臂，如衣袖太紧应脱掉。前臂舒适地放在桌面上，手掌向上，使肘窝高度约在心脏水平。

（2）将袖带平整舒适地绑在右上臂，压紧锁扣避免滑脱。袖带不能太松或太紧，松紧以能放入两指尖为宜。袖带下缘放置在肘关节前肘窝上方约2.5cm处，使充气的气囊中心正好位于肱动脉部位。

（3）确定最高充气压：挤压橡皮球，使袖带充气，同时触摸右侧桡动脉，注意搏动消失时的水银柱高度值。在此压力下，再增加30mmHg即为最高充气压水平。

（4）开始测量血压，戴上听诊器，把听诊器膜式听头放在袖带下方肱动脉部位（一般在肘窝略偏内侧可找到肱动脉），但不要与袖带或皮管接触。

（5）关闭充气皮球的阀门，挤压皮球，快速而平稳地使袖带充气，匀速充气至最高充气压水平。眼睛应保持在血压计的玻璃刻度终端的水平，注视最高充气压。

（6）轻轻地打开充气皮球的阀门，保持放气速度恒定，使水银柱下降2mmHg/s左右。袖带逐渐放松，在整个放气过程中要始终进行听诊，听到第一阶段（收缩压）和第五阶段（舒张压）的动脉搏动声时读取水银柱的高度值，直至舒张压读数以下10mmHg左右为止。

（7）读数后完全松开皮球的阀门，将袖带内气体完全排空，取下耳塞，记录读数。

（8）第一次血压测量完毕后，断开血压计与袖带连接的管道，将袖带中的气体全放掉，等待30s左右再进行下一次测量。

（9）确定血压读数，取离刻度表最近的数值。在水银柱下降过程中，任何读数必须是水银柱最接近的上方的刻度，即读数往上靠；读数的尾数只能是0、2、4、6、8五个偶数；所有读数均应与水银柱凸面的顶端为准。

（10）测量结束则取下血压计袖带，将血压计向汞池一侧倾斜约45°，待水银完全回复后，关闭开关，妥善保存血压计。

5. 血压测量过程中的注意事项

对被测量者需要测量3次血压，结果取整数（mmHg）。

（1）听诊器：耳塞必须向下、向前插入外耳道，舒适地放入耳内，记录时，耳塞不要留在耳内太长时间。听头轻轻覆盖在肱动脉处的皮肤上，轻微加压。确定听头与膜之间的螺丝已拧好。

（2）血压计：使用前需校准，使用中定期维修并记录。血压计使用前平放于桌面上，拔下充气皮管，观察水银柱凸面顶部是否指在零点标记线上。充气后达到标定刻度水平，检查玻管顶端的螺丝帽，查看有无水银漏出，如有则拧紧螺丝帽。

（3）袖带：由橡皮囊和布套组成，应经常检查搭扣性能，防止充气时滑脱现象；布套应完好无破漏。血压计袖带内气囊的长短和宽窄会影响血压测量值的结果，袖带太小则血压值偏高，袖带过大则血压值偏低。应根据上臂的粗细选择宽度合适的袖带，袖带宽度约为上臂长度的1/2或2/3。袖带过宽测得的血压偏低，过窄则偏高。

（4）袖带的正确使用：袖带应绑在右上臂，袖带下缘放置在肘关节前肘窝上方约2.5cm处；袖带要平整舒适地绑在右上臂，不能太松或太紧；充气的气囊中心正好位于肱动脉部位；压紧血压计的锁扣，避免滑脱，捆绑好袖带。

（5）橡皮气囊：宽度应足以覆盖上臂长度的2/3，长度必须可以围绕上臂周径的2/3。

（6）橡皮球：应定期检查橡皮球与其他部分连接处是否漏气，如漏气则可听到嘶嘶声。

充气前，橡皮球上的阀门应按顺时针方向适当拧紧，如果阀门被拧得过紧会使缓慢放气受到影响，导致测量失败；抹少许硅油可减少旋转时的障碍。

（7）检查空气的泄漏：接上充气系统，将袖套卷紧系上，关闭气流系统的阀门，充气到240mmHg，慢慢松开气流阀门，使水银柱降到200mmHg后关闭阀门，水银柱应保持稳定，下降不能超过1mmHg。如水银柱继续下降，说明有漏气，需要更换血压计或做适当处理。

（三）指标定义及评价标准

1. 高血压

18岁及以上成年人的高血压定义为收缩压≥140mmHg和／或舒张压≥90mmHg，或近两周内服用降压药物。6～17岁儿童青少年高血压的定义依据中国儿童青少年血压参照标准（2010年）。

2. 单纯收缩期高血压

18岁及以上成年人的单纯收缩期高血压指收缩压≥140mmHg且舒张压<90mmHg。

3. 低血压

18岁及以上成年人的低血压采用1991年全国第三次高血压抽样调查结果，将其定义为收缩压≤98mmHg且舒张压≤60mmHg。

4. 高血压知晓率

高血压知晓率为本次调查可诊断为高血压的调查对象中，在测量血压之前即知道自己患有高血压（经过有资质的医疗机构或医生诊断）所占的比例。

5. 高血压治疗率

高血压治疗率为在本次调查可诊断为高血压的调查对象中，近两周内服用降压药物者所占的比例。

6. 高血压控制率

高血压控制率为在本次调查可诊断为高血压的调查对象中，目前通过治疗血压低于140/90mmHg者所占的比例。

7. 高血压治疗控制率

高血压治疗控制率为两周内服用降压药物的高血压患者中，血压水平控制在140/90mmHg以下者所占的比例。

8. 血压测量行为

本书的血压测量行为是指规律、定期测量血压的行为，包括血压普查或在村、乡、县级以上医院看病或自己在家测量，只要测量过即为测量。血压测量行为分为"不测量""每月一次""3个月一次""半年一次""1年一次""记不清"共计六类。

9. 高血压患者自报控制或治疗措施

本书的高血压患者自报控制或治疗措施比例，是指本次调查前已知晓自己是高血压患者的居民自报其控制或治疗措施的百分比。自报控制或治疗措施包括"服用药物""饮食控制""增加身体活动（如做家务、体育锻炼等）""其他"四类，属于多选题。

10. 家庭收入

本书中的家庭收入指"家庭年人均收入"。家庭年收入是1年内全家有经济收入的所有成员的收入总和，包括工资、其他现金、食物和各种代金券、卡等，以及他人赠予的现金、食

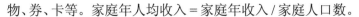

物、券、卡等。家庭年人均收入＝家庭年收入／家庭人口数。

家庭收入分为以下几个水平，分别为"<10 000 元""10 000～19 999 元""20 000～29 999 元""30 000～39 999 元""≥40 000 元"和"不回答"。在统计表中简写为"<10 000""10 000～""20 000～""30 000～""≥40 000"。

（四）血压数据清理与统计分析方法

1. 清理原则

（1）数据录入：采用统一编制的"中国居民营养与健康状况监测系统平台"进行录入。

（2）上报数据为 ACCESS 格式，统一转换为 SAS 格式进行清理。

（3）数据清理一般原则：

1）初筛：检查最大值、最小值、缺失值，确定异常值；居民年龄要求大于等于 6 岁；血压值必须为偶数。

2）18 岁及以上成人：参考 WHO-MONICA 项目的血压值清理原则，收缩压下限依据 2002 年中国成人血压均数和 3 倍标准差来清理。收缩压无上限，下限≥60mmHg；舒张压无上限，低于收缩压，下限≥40mmHg。

3）6～17 岁儿童青少年：收缩压下限、舒张压下限依据参考 2004 年北京地区儿童青少年血压现况调查中 3～18 岁儿童青少年血压均数和 4 倍标准差来清理。收缩压无上限，下限≥55mmHg；舒张压无上限，低于收缩压，下限≥40mmHg。

2. 统计分析方法

2010—2013 年数据分析采用国家统计局 2009 年标准人口数据，对部分抽样人群的均值、率的计算进行了复杂抽样加权处理或事后分层调整。数据清理和分析采用 SAS 9.4 统计软件完成。加权估计不同地区、不同年龄人群疾病患病率及其 95%*CI* 值，采用 SURVEYFREQ 过程实现；均数和标准误（SE）采用 SURVEYMEANS 过程实现。

（五）血压测量的质量控制

1. 测量员

所有参加血压测量的调查人员必须经过培训和考核，获得血压测量合格证书。考核内容为笔试（合格）、双头听诊器核对（达标）、观看录像测试（合格）。

2. 血压计

调查点的每个血压计均需统一编号，建立档案。开始调查前要进行校准，血压测量人员定期检查和填写血压计的性能状况。监测点质量控制组应了解血压计使用和维修情况，定期校正血压计；省（自治区、直辖市）质量控制组检查各监测点血压计保养检查和维护记录。

3. 双头听诊器现场检查血压测量结果

全国 31 个省（自治区、直辖市）质量控制组对本省各调查点的血压测量人员进行检查，抽查时，质控员用双头听诊器与测量员同时量取 3 位受试者的血压，测量三次，并将质控员、测量员测得的血压读数记录在血压测量质量控制检查结果记录（Y 型管听诊器测试）表中。

评价方法为 6 个收缩压读数、6 个舒张压读数中至少有 4 个读数的差值在 ±5mmHg 之间为合格，不合格者应与血压测量员讨论，必要时进行重新培训。

2010—2012 年血压质量控制符合率显示，无论是收缩压还是舒张压，参与质控的监测点现场血压测量员与国家级、省级质控员测量结果的符合率均在91%以上,最高达到97.6%(表1-1)。

表1-1 2010—2012年血压质量控制符合率

调查年	质量控制队	N(抽样样本)	收缩压符合率/%	舒张压符合率/%
合计	省级	8 370	95.0	92.7
	国家	546	95.3	96.9
2010年	省级	3 156	92.7	92.8
	国家	189	95.5	97.3
2011年	省级	2 790	97.1	91.9
	国家	192	93.0	96.9
2012年	省级	2 424	95.7	93.6
	国家	165	97.6	96.6

4. 数字倾向性检测

全国31个省(自治区、直辖市)质量控制组在每个监测点工作的初期,即第一个乡或街道的血压记录中抽取50份表格,检查尾数是否为偶数,以及各尾数是否约占20%,并用卡方检验确定与预期分布有无明显的差异。

$$尾数偏好记分(digital\ preference\ score, DPS)=100*\sqrt{\frac{\chi^2}{df*n}}$$

n为血压测量观察值的数目,χ^2为卡方值,$df=4$。

评价方法:DPS<10是优,10≤DPS<20是中,DPS≥20则为差。如果发现血压测量人员有数字倾向性,应与血压测量员讨论,必要时重新培训。

5. 血压测量员系统测量误差检测

全国31个省(自治区、直辖市)质量控制组在每个监测点抽取已经输入计算机的50份记录,计算不同测量员所得的血压平均值与标准差,分析其偏向性。如个别血压测量员测血压有偏向性,要个别讨论,必要时重新培训。

6. 同一人两次血压测量值的同一性检测

同一测量员两次血压测量值一般来说应有一定差异,只有少数人两次血压测量值一样(两次血压测量差值小于2mmHg),因此用同一性监测(PIR)来评估血压测量质量。省(自治区、直辖市)质量控制组需要用每个监测点抽取的20份记录计算PIR。

评价方法:PIR<33%为优,33%≤PIR<50%为中,PIR≥50%则为差。

(六)电子血压计和汞柱式血压计测量一致性研究

汞柱式血压计的应用已超过百年,在疾病的诊断、治疗、病情监测等方面具有非常重要的作用,常作为校准其他类型血压计的金标准。以往诊断高血压依据核准的汞柱式血压计测量值,随着时代的变化,电子血压计因具备环保、易操作、便于携带、对测量人员的专业性要求低等优点,正逐渐用于家庭、临床,并有替代汞柱式血压计的趋势。我国市场上的电子血压计基本上都能通过国家相关产品的监督检测,但是,未来若要在人群营养与健康调查中大规模使用电子血压计,有必要将两种血压计进行测量一致性的比对研究。

1. 研究目的与对象

采用社区普通成年样本进行汞柱式血压计和电子血压计测量结果的对比研究,目的在于检验两种血压得到的测量值(收缩压和舒张压)有无差异;在判断同一人群高血压患病率时有无差异;找到两种血压计测量值之间的数值转换关系,为未来人群大规模使用时提供参考。

本次比对研究在湖南省攸县选取 18 岁及以上居民共 544 人,其中男性 259 人,女性 285人;排除有重大疾患者、妊娠或哺乳期妇女。

2. 调查方法与内容

(1)问卷调查:采用自行设计的问卷,调查 18 岁以上成年人的基本信息,例如性别、年龄、高血压患病或服药等情况。

(2)血压测量:采用规范的血压测量方法。测试前进行汞柱式血压计、电子血压计的测量培训,调查期间严格血压测量规范操作。

1)血压计:采用通过国际认证的欧姆龙 HEM-907 电子血压计;选用通过计量认证的ZXJ300/40-1 汞柱式血压计,并以此汞柱血压计的测量结果作为金标准。

2)测量方法:每一位受试者均采用欧姆龙 HEM-907 电子血压计和汞柱式血压计同时测量 3 次,即每位受试者分别得到电子血压计 3 组数据、汞柱式血压计 3 组数据,测得的三次结果取平均值,得到电子血压计收缩压、电子血压计舒张压、汞柱式血压计收缩压、汞柱式血压计舒张压。

3)试验现场:汞柱式血压计配有 2 名经过培训的测量员,电子血压计配有 1 名记录员,另外有 1 名监督员。使用同一个袖带测量右上臂,利用"Y"形管将电子血压计和汞柱式血压计连接;对于汞柱式血压计,两个测量员采用双头听诊器实施同步听诊法测量,二人对同一调查对象得到的测量值差异不超过 6mmHg 时为一次成功测量;对电子血压计的读数,记录员采用盲法记录(见图 1-1)。两种血压计同时各测量血压 3 次,每次间隔时间为 1 分钟。监督员确保测量环境、设备等完好以及受试者状态、测量员测量过程等符合要求。

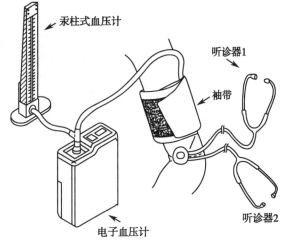

图 1-1 同步听诊法示意图

使用两种比对血压计进行测量时,一定要做到五个相同:测量时间和环境相同、测量部位相同、测量体位相同、测量人员相同、测量速度相同。

(3)成人高血压的定义:收缩压≥140mmHg 和 / 或舒张压≥90mmHg 或近两周内服用降压药物。

(4)统计学检验:研究使用 MedCalc 软件作图;利用 Bland-Altman 图示分析方法与配对 t 检验分析两种血压计测量值的一致性;用卡方检验分析两种设备判断高血压患病率是否存在差异;用一般线性回归得到不同设备血压值之间的换算方程。

3. 主要结果

(1)配对 t 检验:电子血压计与汞柱血压计测得的收缩压均值分别为 135mmHg 与

129mmHg，收缩压的差异有统计学意义（$P<0.000\,1$），电子血压计收缩压高于汞柱式。电子血压计与汞柱血压计测得的舒张压均值分别为74mmHg与73mmHg，舒张压也有统计学差异（$P<0.000\,1$），电子血压计舒张压高于汞柱式（表1-2）。

表1-2 电子血压计与汞柱血压计的血压测量值 t 检验结果

血压	电子血压计 /mmHg	汞柱血压计 /mmHg	t	P
SBP	135	129	25.34	<0.000 1
DBP	74	73	−6.18	<0.000 1

（2）Bland-Altman 图示评价一致性：Bland-Altman 图示以电子血压计与汞柱血压计差值为纵坐标，以电子血压计与汞柱血压计平均值为横坐标做散点图。

收缩压一致性分析显示（图1-2），差值均数为 6.5mmHg，收缩压差值的 95% 一致性界限在 −5.2～18.3mmHg 之间。两种血压计得到的收缩压差值均数偏离差值均数为零的线较远；收缩压有 22 个点值分布在 95% 一致性界限外，而一致性界限内的最大差值多数较大，因此从收缩压来看，两者不能替换。

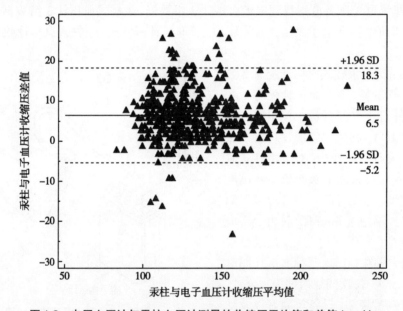

图1-2 电子血压计与汞柱血压计测量的收缩压平均值和差值 /mmHg

舒张压一致性分析显示（图1-3），差值均数为 −1.4mmHg，舒张压差值的 95% 一致性界限在 −11.5～8.8mmHg 之间。两种血压计得到的舒张压差值均数偏离差值均数为零的线虽然不是很多，但舒张压有 28 个点值分布在 95% 一致性界限外，且一致性界限内的最大差值较难接受，因此从舒张压来看，两者不能替换。

（3）两种血压计判定高血压患病率的差异：根据不同血压计得到的收缩压、舒张压计算同一人群的高血压患病率（表1-3），用电子血压计测量值判定得到该人群高血压患病率为37.9%，用汞柱式测量值计算得到的高血压患病率为32.5%。χ^2 检验结果表明，用汞柱式血压计与电子血压计在判定成人高血压患病率上具有统计学差异，电子血压计测量值判定的高血压患病率高于汞柱式血压计。

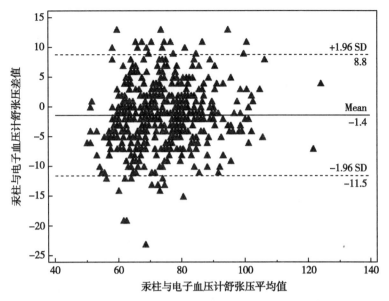

图 1-3 电子血压计与汞柱血压计测量的舒张压平均值和差值 /mmHg

表 1-3 电子血压计与汞柱血压计的测量值计算高血压患病率

电子血压计	汞柱式血压计		合计
	高血压	非高血压	
高血压	176	30	206
非高血压	1	337	338
合计	177	367	544

注：$\chi^2=422.6$，$P<0.000\ 1$

（4）两种血压计测量的收缩压、舒张压之间的换算方程：通过简单绘制散点图，发现汞柱式血压计的收缩压、电子血压计的收缩压之间存在线性关系；汞柱式血压计的舒张压、电子血压计的舒张压之间也存在线性关系。通过计算，得到两种设备血压值之间换算关系的线性回归方程为：

$$e\_SBP=11.65+0.96\times h\_SBP\ (R^2=0.939\ 1,\ P<0.000\ 1)$$
$$e\_DBP=2.27+0.95\times h\_DBP\ (R^2=0.813\ 3,\ P<0.000\ 1)$$

注：e_SBP 为电子血压计的收缩压；

e_DBP 为电子血压计的舒张压；

h_SBP 为汞柱式血压计的收缩压；

h_DBP 为汞柱式血压计的舒张压。

结果表明，用汞柱式血压计的收缩压、舒张压来分别估计电子血压计收缩压、舒张压结果所得到的两个回归方程均有较大的决定系数，收缩压方程决定系数 $R^2=0.939\ 1$，舒张压方程决定系数 $R^2=0.813\ 3$。

在未来研究中，将电子血压计应用于大规模人群流行病学调查前，建议以汞柱式血压计为金标准，对指定品牌、型号的电子血压计实施对比研究；而对不同项目、历史数据进行比较时，要关注所用血压计的类型，并对人群平均血压水平、高血压患病率等指标予以科学校正。

第二章
中国血压监测人群的基本特征

一、6～17岁儿童青少年

（一）年龄、性别及城乡

2010—2013年中国居民营养与健康状况监测中，血压数据有效的6～17岁儿童青少年共计35 657人，其中男生18 032人（50.6%），女生17 625人（49.4%）；城市18 045人（50.6%），农村17 612人（49.4%）；大城市、中小城市、普通农村和贫困农村的儿童青少年分别为7 988人（22.4%）、10 057人（28.2%）、10 799人（30.3%）、6 813人（19.1%）（表2-1、表2-2、表2-3、表2-4）。

表2-1　中国6～17岁儿童青少年不同年龄、地区样本分布

年龄组/岁	合计		城市小计		大城市		中小城市		农村小计		普通农村		贫困农村	
	N	%	N	%	N	%	N	%	N	%	N	%	N	%
合计	35 657	100	18 045	100	7 988	100	10 057	100	17 612	100	10 799	100	6 813	100
6～	2 597	7.3	1 284	7.1	586	7.3	698	6.9	1 313	7.5	839	7.8	474	7.0
7～	2 964	8.3	1 517	8.4	685	8.6	832	8.3	1 447	8.2	915	8.5	532	7.8
8～	3 013	8.4	1 536	8.5	719	9.0	817	8.1	1 477	8.4	932	8.6	545	8.0
9～	3 025	8.5	1 575	8.7	697	8.7	878	8.7	1 450	8.2	889	8.2	561	8.2
10～	3 148	8.8	1 615	8.9	720	9.0	895	8.9	1 533	8.7	950	8.8	583	8.6
11～	3 226	9.0	1 694	9.4	711	8.9	983	9.8	1 532	8.7	964	8.9	568	8.3
12～	3 128	8.8	1 533	8.5	663	8.3	870	8.7	1 595	9.1	956	8.9	639	9.4
13～	3 194	9.0	1 576	8.7	668	8.4	908	9.0	1 618	9.2	938	8.7	680	10.0
14～	3 163	8.9	1 554	8.6	677	8.5	877	8.7	1 609	9.1	943	8.7	666	9.8
15～	2 978	8.4	1 473	8.2	661	8.3	812	8.1	1 505	8.5	869	8.0	636	9.3
16～	2 752	7.7	1 408	7.8	651	8.1	757	7.5	1 344	7.6	840	7.8	504	7.4
17～	2 469	6.9	1 280	7.1	550	6.9	730	7.3	1 189	6.8	764	7.1	425	6.2

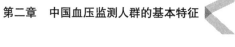

表2-2 中国6～17岁儿童青少年不同年龄、性别、城乡样本分布

年龄组/岁	合计 男生 N	合计 男生 %	合计 女生 N	合计 女生 %	城市 男生 N	城市 男生 %	城市 女生 N	城市 女生 %	农村 男生 N	农村 男生 %	农村 女生 N	农村 女生 %
合计	18 032	100	17 625	100	9 037	100	9 008	100	8 995	100	8 617	100
6～	1 310	7.3	1 287	7.3	636	7.0	648	7.2	674	7.5	639	7.4
7～	1 493	8.3	1 471	8.3	755	8.4	762	8.5	738	8.2	709	8.2
8～	1 543	8.6	1 470	8.3	791	8.8	745	8.3	752	8.4	725	8.4
9～	1 547	8.6	1 478	8.4	775	8.6	800	8.9	772	8.6	678	7.9
10～	1 582	8.8	1 566	8.9	782	8.7	833	9.2	800	8.9	733	8.5
11～	1 635	9.1	1 591	9.0	840	9.3	854	9.5	795	8.8	737	8.6
12～	1 567	8.7	1 561	8.9	776	8.6	757	8.4	791	8.8	804	9.3
13～	1 625	9.0	1 569	8.9	791	8.8	785	8.7	834	9.3	784	9.1
14～	1 589	8.8	1 574	8.9	794	8.8	760	8.4	795	8.8	814	9.4
15～	1 530	8.5	1 448	8.2	767	8.5	706	7.8	763	8.5	742	8.6
16～	1 360	7.5	1 392	7.9	694	7.7	714	7.9	666	7.4	678	7.9
17～	1 251	6.9	1 218	6.9	636	7.0	644	7.1	615	6.8	574	6.7

表2-3 中国6～17岁男生不同年龄、地区样本分布

年龄组/岁	合计 N	合计 %	城市小计 N	城市小计 %	大城市 N	大城市 %	中小城市 N	中小城市 %	农村小计 N	农村小计 %	普通农村 N	普通农村 %	贫困农村 N	贫困农村 %
合计	18 032	100	9 037	100	3 987	100	5 050	100	8 995	100	5 515	100	3 480	100
6～	1 310	7.3	636	7.0	298	7.5	338	6.7	674	7.5	433	7.9	241	6.9
7～	1 493	8.3	755	8.4	341	8.6	414	8.2	738	8.2	449	8.1	289	8.3
8～	1 543	8.6	791	8.8	378	9.5	413	8.2	752	8.4	477	8.6	275	7.9
9～	1 547	8.6	775	8.6	343	8.6	432	8.6	772	8.6	471	8.5	301	8.6
10～	1 582	8.8	782	8.7	352	8.8	430	8.5	800	8.9	493	8.9	307	8.8
11～	1 635	9.1	840	9.3	350	8.8	490	9.7	795	8.8	490	8.9	305	8.8
12～	1 567	8.7	776	8.6	330	8.3	446	8.8	791	8.8	500	9.1	291	8.4
13～	1 625	9.0	791	8.8	334	8.4	457	9.0	834	9.3	483	8.8	351	10.1
14～	1 589	8.8	794	8.8	340	8.5	454	9.0	795	8.8	470	8.5	325	9.3
15～	1 530	8.5	767	8.5	342	8.6	425	8.4	763	8.5	449	8.1	314	9.0
16～	1 360	7.5	694	7.7	308	7.7	386	7.6	666	7.4	413	7.5	253	7.3
17～	1 251	6.9	636	7.0	271	6.8	365	7.2	615	6.8	387	7.0	228	6.6

表2-4 中国6～17岁女生不同年龄、地区样本分布

年龄组/岁	合计 N	合计 %	城市小计 N	城市小计 %	大城市 N	大城市 %	中小城市 N	中小城市 %	农村小计 N	农村小计 %	普通农村 N	普通农村 %	贫困农村 N	贫困农村 %
合计	17 625	100	9 008	100	4 001	100	5 007	100	8 617	100	5 284	100	3 333	100
6～	1 287	7.3	648	7.2	288	7.2	360	7.2	639	7.4	406	7.7	233	7.0
7～	1 471	8.3	762	8.5	344	8.6	418	8.3	709	8.2	466	8.8	243	7.3
8～	1 470	8.3	745	8.3	341	8.5	404	8.1	725	8.4	455	8.6	270	8.1
9～	1 478	8.4	800	8.9	354	8.8	446	8.9	678	7.9	418	7.9	260	7.8
10～	1 566	8.9	833	9.2	368	9.2	465	9.3	733	8.5	457	8.6	276	8.3
11～	1 591	9.0	854	9.5	361	9.0	493	9.8	737	8.6	474	9.0	263	7.9
12～	1 561	8.9	757	8.4	333	8.3	424	8.5	804	9.3	456	8.6	348	10.4
13～	1 569	8.9	785	8.7	334	8.3	451	9.0	784	9.1	455	8.6	329	9.9
14～	1 574	8.9	760	8.4	337	8.4	423	8.4	814	9.4	473	9.0	341	10.2
15～	1 448	8.2	706	7.8	319	8.0	387	7.7	742	8.6	420	7.9	322	9.7
16～	1 392	7.9	714	7.9	343	8.6	371	7.4	678	7.9	427	8.1	251	7.5
17～	1 218	6.9	644	7.1	279	7.0	365	7.3	574	6.7	377	7.1	197	5.9

（二）家庭收入

中国6～17岁儿童青少年中，家庭收入水平为<10 000元、10 000～19 999元、20 000～29 999元、30 000～39 999元、≥40 000元、不回答的样本量分别为13 875人（38.9%）、8 779人（24.6%）、3 007人（8.4%）、1 287人（3.6%）、1 123人（3.1%）和7 586人（21.3%）（表2-5）。

中国城市6～17岁儿童青少年中，家庭收入水平为<10 000元、10 000～19 999元、20 000～29 999元、30 000～39 999元、≥40 000元、不回答的样本量分别为5 028人（27.9%）、4 709人（26.1%）、2 019人（11.2%）、970人（5.4%）、880人（4.9%）和4 439人（24.6%）。中国农村6～17岁儿童青少年中，家庭收入水平为<10 000元、10 000～19 999元、20 000～29 999元、30 000～39 999元、≥40 000元、不回答的样本量分别为8 847人（50.2%）、4 070人（23.1%）、988人（5.6%）、317人（1.8%）、243人（1.4%）和3 147人（17.9%）（表2-5）。

表2-5 中国6～17岁儿童青少年不同家庭收入、地区样本分布

收入组/元	合计 N	合计 %	城市小计 N	城市小计 %	大城市 N	大城市 %	中小城市 N	中小城市 %	农村小计 N	农村小计 %	普通农村 N	普通农村 %	贫困农村 N	贫困农村 %
<10 000	13 875	38.9	5 028	27.9	1 860	23.3	3 168	31.5	8 847	50.2	4 773	44.2	4 074	59.8
10 000～	8 779	24.6	4 709	26.1	1 952	24.4	2 757	27.4	4 070	23.1	3 023	28.0	1 047	15.4
20 000～	3 007	8.4	2 019	11.2	895	11.2	1 124	11.2	988	5.6	776	7.2	212	3.1
30 000～	1 287	3.6	970	5.4	413	5.2	557	5.5	317	1.8	252	2.3	65	1.0
≥40 000	1 123	3.1	880	4.9	440	5.5	440	4.4	243	1.4	227	2.1	16	0.2
不回答	7 586	21.3	4 439	24.6	2 428	30.4	2 011	20.0	3 147	17.9	1 748	16.2	1 399	20.5

中国 6～17 岁男生家庭收入水平为<10 000 元、10 000～19 999 元、20 000～29 999 元、30 000～39 999 元、≥40 000 元、不回答的样本量分别为 7 027 人（39.0%）、4 494 人（24.9%）、1 553 人（8.6%）、647 人（3.6%）、572 人（3.2%）和 3 739 人（20.7%）。中国 6～17 岁女生家庭收入水平为<10 000 元、10 000～19 999 元、20 000～29 999 元、30 000～39 999 元、≥40 000 元、不回答的样本量分别为 6 848 人（38.9%）、4 285 人（24.3%）、1 454 人（8.2%）、640 人（3.6%）、551 人（3.1%）和 3 847 人（21.8%）（表 2-6、表 2-7）。

表 2-6　中国 6～17 岁男生不同家庭收入、地区样本分布

收入组/元	合计		城市小计		大城市		中小城市		农村小计		普通农村		贫困农村	
	N	%	N	%	N	%	N	%	N	%	N	%	N	%
<10 000	7 027	39.0	2 521	27.9	912	22.9	1 609	31.9	4 506	50.1	2 430	44.1	2 076	59.7
10 000～	4 494	24.9	2 342	25.9	984	24.7	1 358	26.9	2 152	23.9	1 577	28.6	575	16.5
20 000～	1 553	8.6	1 036	11.5	466	11.7	570	11.3	517	5.7	407	7.4	110	3.2
30 000～	647	3.6	486	5.4	201	5.0	285	5.6	161	1.8	130	2.4	31	0.9
≥40 000	572	3.2	455	5.0	236	5.9	219	4.3	117	1.3	109	2.0	8	0.2
不回答	3 739	20.7	2 197	24.3	1 188	29.8	1 009	20.0	1 542	17.1	862	15.6	680	19.5

表 2-7　中国 6～17 岁女生不同家庭收入、地区样本分布

收入组/元	合计		城市小计		大城市		中小城市		农村小计		普通农村		贫困农村	
	N	%	N	%	N	%	N	%	N	%	N	%	N	%
<10 000	6 848	38.9	2 507	27.8	948	23.7	1 559	31.1	4 341	50.4	2 343	44.3	1 998	59.9
10 000～	4 285	24.3	2 367	26.3	968	24.2	1 399	27.9	1 918	22.3	1 446	27.4	472	14.2
20 000～	1 454	8.2	983	10.9	429	10.7	554	11.1	471	5.5	369	7.0	102	3.1
30 000～	640	3.6	484	5.4	212	5.3	272	5.4	156	1.8	122	2.3	34	1.0
≥40 000	551	3.1	425	4.7	204	5.1	221	4.4	126	1.5	118	2.2	8	0.2
不回答	3 847	21.8	2 242	24.9	1 240	31.0	1 002	20.0	1 605	18.6	886	16.8	719	21.6

二、18 岁及以上成人

（一）年龄、性别及城乡

2010—2013 年监测中，中国 18 岁及以上成年居民纳入血压分析者共 120 427 人，其中男性 52 499 人（43.6%），女性 67 928 人（56.4%）；城市成年居民 60 214 人（50.0%），农村成年居民 60 213 人（50.0%）；大城市、中小城市、普通农村和贫困农村成年居民分别为 27 352 人（22.7%）、32 862 人（27.3%）、37 372 人（31.0%）和 22 841 人（19.0%）。中国成人 18～44 岁、45～59 岁、60 岁及以上不同年龄组的成年样本量分别为 38 602 人（32.1%）、44 975 人

（37.3%）和 36 850 人（30.6%）（表2-8、表2-9、表2-10）。18 岁及以上成年男性、女性不同年龄、地区分布见表2-11、表2-12。

表2-8　中国 18 岁及以上成人不同年龄、地区样本分布

年龄组/岁	合计 N	合计 %	城市小计 N	城市小计 %	大城市 N	大城市 %	中小城市 N	中小城市 %	农村小计 N	农村小计 %	普通农村 N	普通农村 %	贫困农村 N	贫困农村 %
合计	120 427	100	60 214	100	27 352	100	32 862	100	60 213	100	37 372	100	22 841	100
18～	755	0.6	314	0.5	150	0.5	164	0.5	441	0.7	249	0.7	192	0.8
20～	3 795	3.2	1 708	2.8	813	3.0	895	2.7	2 087	3.5	1 107	3.0	980	4.3
25～	5 154	4.3	2 467	4.1	1 249	4.6	1 218	3.7	2 687	4.5	1 503	4.0	1 184	5.2
30～	6 689	5.6	3 306	5.5	1 548	5.7	1 758	5.4	3 383	5.6	1 906	5.1	1 477	6.5
35～	9 493	7.9	4 617	7.7	1 943	7.1	2 674	8.1	4 876	8.1	2 728	7.3	2 148	9.4
40～	12 716	10.6	5 502	9.1	2 127	7.8	3 375	10.3	7 214	12.0	4 367	11.7	2 847	12.5
45～	15 193	12.6	6 812	11.3	2 641	9.7	4 171	12.7	8 381	13.9	5 268	14.1	3 113	13.6
50～	13 151	10.9	6 997	11.6	3 378	12.4	3 619	11.0	6 154	10.2	3 941	10.5	2 213	9.7
55～	16 631	13.8	8 605	14.3	3 950	14.4	4 655	14.2	8 026	13.3	5 305	14.2	2 721	11.9
60～	13 762	11.4	7 102	11.8	3 368	12.3	3 734	11.4	6 660	11.1	4 396	11.8	2 264	9.9
65～	9 678	8.0	5 129	8.5	2 338	8.5	2 791	8.5	4 549	7.6	2 874	7.7	1 675	7.3
70～	7 036	5.8	3 993	6.6	1 975	7.2	2 018	6.1	3 043	5.1	1 929	5.2	1 114	4.9
75～	6 374	5.3	3 662	6.1	1 872	6.8	1 790	5.4	2 712	4.5	1 799	4.8	913	4.0

表2-9　中国 18 岁及以上成人不同年龄、性别样本分布

年龄组/岁	合计 男性 N	合计 男性 %	合计 女性 N	合计 女性 %	城市 男性 N	城市 男性 %	城市 女性 N	城市 女性 %	农村 男性 N	农村 男性 %	农村 女性 N	农村 女性 %
合计	52 499	100	67 928	100	25 456	100	34 758	100	27 043	100	33 170	100
18～	346	0.7	409	0.6	159	0.6	155	0.4	187	0.7	254	0.8
20～	1 628	3.1	2 167	3.2	717	2.8	991	2.9	911	3.4	1 176	3.5
25～	2 048	3.9	3 106	4.6	965	3.8	1 502	4.3	1 083	4.0	1 604	4.8
30～	2 698	5.1	3 991	5.9	1 290	5.1	2 016	5.8	1 408	5.2	1 975	6.0
35～	3 957	7.5	5 536	8.1	1 853	7.3	2 764	8.0	2 104	7.8	2 772	8.4
40～	5 295	10.1	7 421	10.9	2 217	8.7	3 285	9.4	3 078	11.4	4 136	12.5
45～	6 266	11.9	8 927	13.1	2 699	10.6	4 113	11.8	3 567	13.2	4 814	14.5
50～	5 649	10.8	7 502	11.0	2 863	11.2	4 134	11.9	2 786	10.3	3 368	10.2
55～	7 156	13.6	9 475	13.9	3 531	13.9	5 074	14.6	3 625	13.4	4 401	13.3
60～	6 316	12.0	7 446	11.0	3 172	12.5	3 930	11.3	3 144	11.6	3 516	10.6
65～	4 555	8.7	5 123	7.5	2 295	9.0	2 834	8.2	2 260	8.4	2 289	6.9
70～	3 466	6.6	3 570	5.3	1 912	7.5	2 081	6.0	1 554	5.7	1 489	4.5
75～	3 119	5.9	3 255	4.8	1 783	7.0	1 879	5.4	1 336	4.9	1 376	4.1

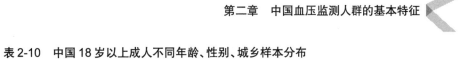

表2-10　中国18岁以上成人不同年龄、性别、城乡样本分布

年龄组/岁	合计		城市小计		大城市		中小城市		农村小计		普通农村		贫困农村	
	N	%	N	%	N	%	N	%	N	%	N	%	N	%
合计	120 427	100	60 214	100	27 352	100	32 862	100	60 213	100	37 372	100	22 841	100
18~44	38 602	32.1	17 914	29.8	7 830	28.6	10 084	30.7	20 688	34.4	11 860	31.7	8 828	38.6
45~59	44 975	37.3	22 414	37.2	9 969	36.4	12 445	37.9	22 561	37.5	14 514	38.8	8 047	35.2
≥60	36 850	30.6	19 886	33.0	9 553	34.9	10 333	31.4	16 964	28.2	10 998	29.4	5 966	26.1
男														
小计	52 499	100	25 456	100	11 216	100	14 240	100	27 043	100	16 728	100	10 315	100
18~44	15 972	30.4	7 201	28.3	3 085	27.5	4 116	28.9	8 771	32.4	4 966	29.7	3 805	36.9
45~59	19 071	36.3	9 093	35.7	3 922	35.0	5 171	36.3	9 978	36.9	6 384	38.2	3 594	34.8
≥60	17 456	33.2	9 162	36.0	4 209	37.5	4 953	34.8	8 294	30.7	5 378	32.1	2 916	28.3
女														
小计	67 928	100	34 758	100	16 136	100	18 622	100	33 170	100	20 644	100	12 526	100
18~44	22 630	33.3	10 713	30.8	4 745	29.4	5 968	32.0	11 917	35.9	6 894	33.4	5 023	40.1
45~59	25 904	38.1	13 321	38.3	6 047	37.5	7 274	39.1	12 583	37.9	8 130	39.4	4 453	35.6
≥60	19 394	28.6	10 724	30.9	5 344	33.1	5 380	28.9	8 670	26.1	5 620	27.2	3 050	24.3

表2-11　中国18岁及以上成年男性不同年龄、地区样本分布

年龄组/岁	合计		城市小计		大城市		中小城市		农村小计		普通农村		贫困农村	
	N	%	N	%	N	%	N	%	N	%	N	%	N	%
合计	52 499	100	25 456	100	11 216	100	14 240	100	27 043	100	16 728	100	10 315	100
18~	346	0.7	159	0.6	74	0.7	85	0.6	187	0.7	101	0.6	86	0.8
20~	1 628	3.1	717	2.8	329	2.9	388	2.7	911	3.4	491	2.9	420	4.1
25~	2 048	3.9	965	3.8	479	4.3	486	3.4	1 083	4.0	590	3.5	493	4.8
30~	2 698	5.1	1 290	5.1	600	5.3	690	4.9	1 408	5.2	751	4.5	657	6.4
35~	3 957	7.5	1 853	7.3	778	6.9	1 075	7.5	2 104	7.8	1 173	7.0	931	9.0
40~	5 295	10.1	2 217	8.7	825	7.4	1 392	9.8	3 078	11.4	1 860	11.1	1 218	11.8
45~	6 266	11.9	2 699	10.6	1 023	9.1	1 676	11.8	3 567	13.2	2 219	13.3	1 348	13.1
50~	5 649	10.8	2 863	11.2	1 338	11.9	1 525	10.7	2 786	10.3	1 768	10.6	1 018	9.9
55~	7 156	13.6	3 531	13.9	1 561	13.9	1 970	13.8	3 625	13.4	2 397	14.3	1 228	11.9
60~	6 316	12.0	3 172	12.5	1 455	13.0	1 717	12.1	3 144	11.6	2 074	12.4	1 070	10.4
65~	4 555	8.7	2 295	9.0	1 012	9.0	1 283	9.0	2 260	8.4	1 409	8.4	851	8.3
70~	3 466	6.6	1 912	7.5	876	7.8	1 036	7.3	1 554	5.7	1 004	6.0	550	5.3
75~	3 119	5.9	1 783	7.0	866	7.7	917	6.4	1 336	4.9	891	5.3	445	4.3

表 2-12　中国 18 岁及以上成年女性不同年龄、地区样本分布

年龄组/岁	合计		城市小计		大城市		中小城市		农村小计		普通农村		贫困农村	
	N	%	N	%	N	%	N	%	N	%	N	%	N	%
合计	67 928	100	34 758	100	16 136	100	18 622	100	33 170	100	20 644	100	12 526	100
18～	409	0.6	155	0.4	76	0.5	79	0.4	254	0.8	148	0.7	106	0.8
20～	2 167	3.2	991	2.9	484	3.0	507	2.7	1 176	3.5	616	3.0	560	4.5
25～	3 106	4.6	1 502	4.3	770	4.8	732	3.9	1 604	4.8	913	4.4	691	5.5
30～	3 991	5.9	2 016	5.8	948	5.9	1 068	5.7	1 975	6.0	1 155	5.6	820	6.5
35～	5 536	8.1	2 764	8.0	1 165	7.2	1 599	8.6	2 772	8.4	1 555	7.5	1 217	9.7
40～	7 421	10.9	3 285	9.5	1 302	8.1	1 983	10.6	4 136	12.5	2 507	12.1	1 629	13.0
45～	8 927	13.1	4 113	11.8	1 618	10.0	2 495	13.4	4 814	14.5	3 049	14.8	1 765	14.1
50～	7 502	11.0	4 134	11.9	2 040	12.6	2 094	11.2	3 368	10.2	2 173	10.5	1 195	9.5
55～	9 475	13.9	5 074	14.6	2 389	14.8	2 685	14.4	4 401	13.3	2 908	14.1	1 493	11.9
60～	7 446	11.0	3 930	11.3	1 913	11.9	2 017	10.8	3 516	10.6	2 322	11.2	1 194	9.5
65～	5 123	7.5	2 834	8.2	1 326	8.2	1 508	8.1	2 289	6.9	1 465	7.1	824	6.6
70～	3 570	5.3	2 081	6.0	1 099	6.8	982	5.3	1 489	4.5	925	4.5	564	4.5
75～	3 255	4.8	1 879	5.4	1 006	6.2	873	4.7	1 376	4.1	908	4.4	468	3.7

（二）家庭收入

2010—2013 年中国 18 岁及以上成人中，家庭收入水平为<10 000 元、10 000～19 999 元、20 000～29 999 元、30 000～39 999 元、≥40 000 元、不回答的样本量分别为 59 593 人（49.5%）、33 744 人（28.0%）、11 932 人（9.9%）、4 232 人（3.5%）、3 960 人（3.3%）和 6 966 人（5.8%）（表 2-13）。

中国城市 18 岁及以上成人中，家庭收入水平是<10 000 元、10 000～19 999 元、20 000～29 999 元、30 000～39 999 元、≥40 000 元、不回答的样本量分别为 20 422 人（33.9%）、19 677 人（32.7%）、8 791 人（14.6%）、3 371 人（5.6%）、3 185 人（5.3%）和 4 768 人（7.9%）。中国农村成人中，家庭收入水平是<10 000 元、10 000～19 999 元、20 000～29 999 元、30 000～39 999 元、≥40 000 元、不回答的样本量分别为 39 171 人（65.1%）、14 067 人（23.4%）、3 141 人（5.2%）、861 人（1.4%）、775 人（1.3%）和 2 198 人（3.7%）（表 2-13）。

中国 18 岁及以上成年男性家庭收入水平是<10 000 元、10 000～19 999 元、20 000～29 999 元、30 000～39 999 元、≥40 000 元、不回答的样本量分别为 26 101 人（49.7%）、14 629 人（27.9%）、5 256 人（10.0%）、1 848 人（3.5%）、1 769 人（3.4%）和 2 896 人（5.5%）。中国 18 岁及以上成年女性家庭收入水平是<10 000 元、10 000～19 999 元、20 000～29 999 元、30 000～39 999 元、≥40 000 元、不回答的样本量分别为 33 492 人（49.3%）、19 115 人（28.1%）、6 676 人（9.8%）、2 384 人（3.5%）、2 191 人（3.2%）和 4 070 人（6.0%）（表 2-14、表 2-15）。

表 2-13　中国 18 岁及以上成人不同家庭收入、地区样本分布

收入组/元	合计		城市小计		大城市		中小城市		农村小计		普通农村		贫困农村	
	N	%	N	%	N	%	N	%	N	%	N	%	N	%
<10 000	59 593	49.5	20 422	33.9	6 379	23.3	14 043	42.7	39 171	65.1	21 938	58.7	17 233	75.4
10 000～	33 744	28.0	19 677	32.7	9 140	33.4	10 537	32.1	14 067	23.4	10 158	27.2	3 909	17.1
20 000～	11 932	9.9	8 791	14.6	5 017	18.3	3 774	11.5	3 141	5.2	2 342	6.3	799	3.5
30 000～	4 232	3.5	3 371	5.6	2 154	7.9	1 217	3.7	861	1.4	729	2.0	132	0.6
≥40 000	3 960	3.3	3 185	5.3	1 955	7.1	1 230	3.7	775	1.3	662	1.8	113	0.5
不回答	6 966	5.8	4 768	7.9	2 707	9.9	2 061	6.3	2 198	3.7	1 543	4.1	655	2.9

表 2-14　中国 18 岁及以上成年男性不同家庭收入、地区样本分布

收入组/元	合计		城市小计		大城市		中小城市		农村小计		普通农村		贫困农村	
	N	%	N	%	N	%	N	%	N	%	N	%	N	%
<10 000	26 101	49.7	8 562	33.6	2 526	22.5	6 036	42.4	17 539	64.9	9 772	58.4	7 767	75.3
10 000～	14 629	27.9	8 285	32.5	3 738	33.3	4 547	31.9	6 344	23.5	4 568	27.3	1 776	17.2
20 000～	5 256	10.0	3 822	15.0	2 114	18.8	1 708	12.0	1 434	5.3	1 066	6.4	368	3.6
30 000～	1 848	3.5	1 442	5.7	898	8.0	544	3.8	406	1.5	340	2.0	66	0.6
≥40 000	1 769	3.4	1 404	5.5	845	7.5	559	3.9	365	1.3	309	1.8	56	0.5
不回答	2 896	5.5	1 941	7.6	1 095	9.8	846	5.9	955	3.5	673	4.0	282	2.7

表 2-15　中国 18 岁及以上成年女性不同家庭收入、地区样本分布

收入组/元	合计		城市小计		大城市		中小城市		农村小计		普通农村		贫困农村	
	N	%	N	%	N	%	N	%	N	%	N	%	N	%
<10 000	33 492	49.3	11 860	34.1	3 853	23.9	8 007	43.0	21 632	65.2	12 166	58.9	9 466	75.6
10 000～	19 115	28.1	11 392	32.8	5 402	33.5	5 990	32.2	7 723	23.3	5 590	27.1	2 133	17.0
20 000～	6 676	9.8	4 969	14.3	2 903	18.0	2 066	11.1	1 707	5.1	1 276	6.2	431	3.4
30 000～	2 384	3.5	1 929	5.5	1 256	7.8	673	3.6	455	1.4	389	1.9	66	0.5
≥40 000	2 191	3.2	1 781	5.1	1 110	6.9	671	3.6	410	1.2	353	1.7	57	0.5
不回答	4 070	6.0	2 827	8.1	1 612	10.0	1 215	6.5	1 243	3.7	870	4.2	373	3.0

第三章
中国居民的血压水平

一、6～17岁儿童青少年的血压百分位数

（一）6～17岁儿童青少年收缩压百分位数

6～17岁儿童青少年收缩压百分位数详见附表3-1至附表3-41。

1. 全国合计收缩压分布

2010—2013年中国6～17岁儿童青少年的收缩压第2.5、5、10、25、50、75、90、95、97.5百分位数分别为76.7mmHg、80.0mmHg、84.0mmHg、90.0mmHg、100.0mmHg、109.3mmHg、118.0mmHg、120.7mmHg、125.3mmHg。

2. 不同性别收缩压分布

中国6～17岁男生的收缩压第2.5、5、10、25、50、75、90、95、97.5百分位数分别为77.3mmHg、80.0mmHg、84.7mmHg、90.7mmHg、100.0mmHg、110.0mmHg、119.3mmHg、122.7mmHg、128.0mmHg。中国6～17岁女生的收缩压第2.5、5、10、25、50、75、90、95、97.5百分位数分别为76.0mmHg、80.0mmHg、82.7mmHg、90.0mmHg、98.7mmHg、108.0mmHg、116.0mmHg、120.0mmHg、122.7mmHg。中国6～17岁男生的收缩压百分位数分布总体高于女生（图3-1）。

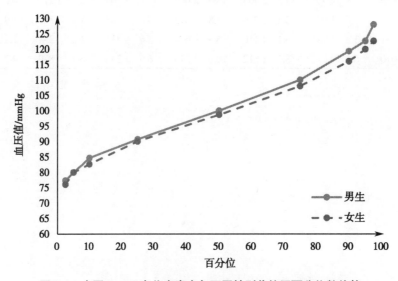

图3-1　中国6～17岁儿童青少年不同性别收缩压百分位数趋势

3. 不同地区收缩压分布

中国 6～17 岁城市儿童青少年的收缩压第 2.5、5、10、25、50、75、90、95、97.5 百分位数分别为 76.7mmHg、80.0mmHg、84.7mmHg、90.7mmHg、100.0mmHg、109.3mmHg、118.0mmHg、121.3mmHg、126.0mmHg。中国农村儿童青少年的收缩压第 2.5、5、10、25、50、75、90、95、97.5 百分位数分别为 76.0mmHg、80.0mmHg、82.7mmHg、90.0mmHg、99.3mmHg、109.3mmHg、118.7mmHg、120.7mmHg、124.7mmHg（图 3-2）。

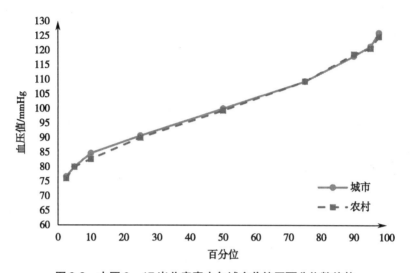

图 3-2　中国 6～17 岁儿童青少年城乡收缩压百分位数趋势

四类地区比较可见，中国 6～17 岁大城市儿童青少年的收缩压第 2.5、5、10、25、50、75、90、95、97.5 百分位数分别为 75.3mmHg、79.3mmHg、84.0mmHg、90.7mmHg、100.0mmHg、110.0mmHg、118.0mmHg、121.3mmHg、126.0mmHg。

中国 6～17 岁中小城市儿童青少年的收缩压第 2.5、5、10、25、50、75、90、95、97.5 百分位数分别为 78.7mmHg、80.7mmHg、85.3mmHg、90.7mmHg、100.0mmHg、109.0mmHg、118.0mmHg、121.3mmHg、126.7mmHg。

中国 6～17 岁普通农村儿童青少年的收缩压第 2.5、5、10、25、50、75、90、95、97.5 百分位数分别为 78.0mmHg、80.0mmHg、84.0mmHg、90.0mmHg、100.0mmHg、109.3mmHg、118.7mmHg、121.3mmHg、126.7mmHg。

中国 6～17 岁贫困农村儿童青少年的收缩压第 2.5、5、10、25、50、75、90、95、97.5 百分位数分别为 72.0mmHg、78.0mmHg、81.3mmHg、90.0mmHg、98.7mmHg、108.0mmHg、118.0mmHg、120.0mmHg、122.0mmHg。

中国四类地区 6～17 岁儿童青少年的收缩压以中小城市水平偏高；贫困农村收缩压水平较低，低于其他三类地区（图 3-3）。

4. 不同家庭收入收缩压分布

中国 6～17 岁儿童青少年的家庭收入水平为<10 000 元者，其收缩压第 2.5、5、10、25、50、75、90、95、97.5 百分位数分别为 76.0mmHg、79.3mmHg、82.7mmHg、90.0mmHg、99.3mmHg、108.7mmHg、118.0mmHg、120.7mmHg、125.3mmHg。

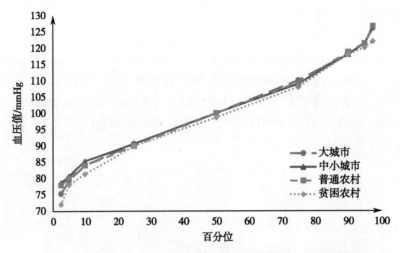

图3-3 中国6~17岁儿童青少年不同地区收缩压百分位数趋势

家庭收入为10 000~19 999元的6~17岁儿童青少年,其收缩压第2.5、5、10、25、50、75、90、95、97.5百分位数分别为78.0mmHg、80.7mmHg、85.3mmHg、90.7mmHg、100.0mmHg、109.3mmHg、118.0mmHg、120.7mmHg、125.3mmHg。

家庭收入为20 000~29 999元的6~17岁儿童青少年,其收缩压第2.5、5、10、25、50、75、90、95、97.5百分位数分别为78.0mmHg、80.7mmHg、85.3mmHg、90.7mmHg、100.0mmHg、109.3mmHg、118.0mmHg、121.3mmHg、128.0mmHg。

家庭收入为30 000~39 999元的6~17岁儿童青少年,其收缩压第2.5、5、10、25、50、75、90、95、97.5百分位数分别为80.0mmHg、82.7mmHg、86.7mmHg、92.0mmHg、100.7mmHg、110.0mmHg、120.0mmHg、122.7mmHg、128.0mmHg。

家庭收入为≥40 000元的6~17岁儿童青少年,其收缩压第2.5、5、10、25、50、75、90、95、97.5百分位数分别为79.3mmHg、83.3mmHg、87.3mmHg、90.7mmHg、100.0mmHg、108.7mmHg、118.0mmHg、120.7mmHg、126.0mmHg。

总体来看,家庭收入增加则收缩压百分位数也会增高(图3-4)。

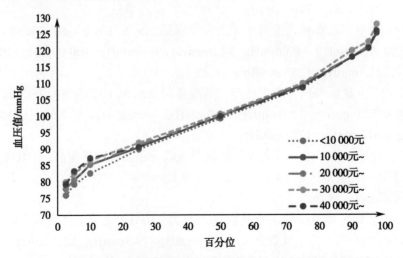

图3-4 中国6~17岁儿童青少年不同家庭收入收缩压百分位数趋势

（二）6～17岁儿童青少年舒张压百分位数

6～17岁儿童青少年舒张压百分位数详见附表3-42至附表3-82。

1. 全国合计舒张压分布

2010—2013年中国6～17岁儿童青少年的舒张压第2.5、5、10、25、50、75、90、95、97.5百分位数分别为46.0mmHg、50.0mmHg、53.3mmHg、60.0mmHg、63.3mmHg、70.7mmHg、78.0mmHg、80.0mmHg、82.0mmHg。

2. 不同性别舒张压分布

中国6～17岁男生的舒张压第2.5、5、10、25、50、75、90、95、97.5百分位数分别为46.0mmHg、50.0mmHg、53.3mmHg、60.0mmHg、64.0mmHg、70.7mmHg、78.7mmHg、80.7mmHg、82.7mmHg。中国6～17岁女生的舒张压第2.5、5、10、25、50、75、90、95、97.5百分位数分别为45.3mmHg、50.0mmHg、52.7mmHg、59.3mmHg、63.3mmHg、70.0mmHg、77.3mmHg、80.0mmHg、81.3mmHg（图3-5）。

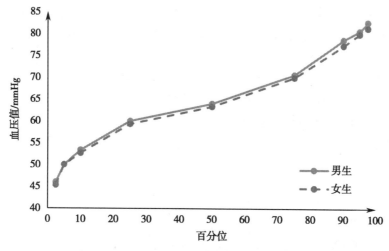

图3-5 中国6～17岁儿童青少年不同性别舒张压百分位数趋势

3. 不同地区舒张压分布

中国6～17岁城市儿童青少年的舒张压第2.5、5、10、25、50、75、90、95、97.5百分位数分别为45.3mmHg、50.0mmHg、53.3mmHg、60.0mmHg、64.0mmHg、70.7mmHg、78.0mmHg、80.0mmHg、82.0mmHg。中国农村儿童青少年舒张压第2.5、5、10、25、50、75、90、95、97.5百分位数分别为46.7mmHg、50.0mmHg、53.3mmHg、60.0mmHg、63.3mmHg、70.7mmHg、78.0mmHg、80.0mmHg、82.0mmHg（图3-6）。

四类地区比较可见，中国6～17岁大城市儿童青少年的舒张压第2.5、5、10、25、50、75、90、95、97.5百分位数分别为42.7mmHg、48.7mmHg、52.0mmHg、59.3mmHg、63.3mmHg、70.7mmHg、77.3mmHg、80.0mmHg、82.0mmHg。

中国6～17岁中小城市儿童青少年的舒张压第2.5、5、10、25、50、75、90、95、97.5百分位数分别为48.0mmHg、50.7mmHg、54.0mmHg、60.0mmHg、64.0mmHg、70.7mmHg、78.0mmHg、80.0mmHg、82.7mmHg。

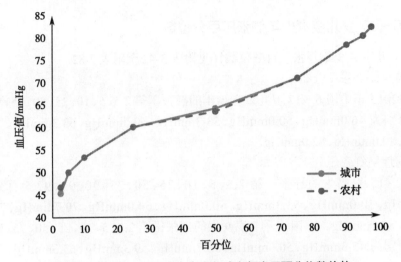

图 3-6　中国 6~17 岁儿童青少年城乡舒张压百分位数趋势

中国 6~17 岁普通农村儿童青少年的舒张压第 2.5、5、10、25、50、75、90、95、97.5 百分位数分别为 47.3mmHg、50.0mmHg、53.3mmHg、59.3mmHg、63.3mmHg、70.7mmHg、77.3mmHg、80.0mmHg、81.3mmHg。

中国 6~17 岁贫困农村儿童青少年的舒张压第 2.5、5、10、25、50、75、90、95、97.5 百分位数分别为 44.7mmHg、49.3mmHg、52.7mmHg、60.0mmHg、63.3mmHg、70.7mmHg、79.3mmHg、80.7mmHg、83.3mmHg（图 3-7）。

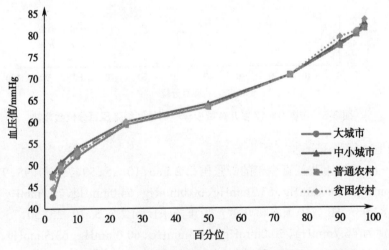

图 3-7　中国 6~17 岁儿童青少年不同地区舒张压百分位数趋势

4. 不同家庭收入舒张压分布

家庭收入为<10 000 元的 6~17 岁儿童青少年，其舒张压第 2.5、5、10、25、50、75、90、95、97.5 百分位数分别为 46.0mmHg、50.0mmHg、52.7mmHg、59.3mmHg、63.3mmHg、70.7mmHg、78.0mmHg、80.0mmHg、82.0mmHg。

家庭收入为 10 000~19 999 元的 6~17 岁儿童青少年，其舒张压第 2.5、5、10、25、

50、75、90、95、97.5 百分位数分别为 46.0mmHg、50.0mmHg、54.0mmHg、60.0mmHg、64.0mmHg、70.7mmHg、77.3mmHg、80.0mmHg、82.0mmHg。

家庭收入为 20 000～29 999 元的 6～17 岁儿童青少年,其舒张压第 2.5、5、10、25、50、75、90、95、97.5 百分位数分别为 46.7mmHg、50.0mmHg、54.0mmHg、60.0mmHg、64.0mmHg、70.7mmHg、77.3mmHg、80.0mmHg、82.7mmHg。

家庭收入为 30 000～39 999 元的 6～17 岁儿童青少年,其舒张压第 2.5、5、10、25、50、75、90、95、97.5 百分位数分别为 48.7mmHg、50.7mmHg、54.7mmHg、60.0mmHg、64.7mmHg、71.3mmHg、78.0mmHg、80.0mmHg、82.0mmHg。

家庭收入为 ≥40 000 元的 6～17 岁儿童青少年,其舒张压第 2.5、5、10、25、50、75、90、95、97.5 百分位数分别为 46.7mmHg、50.7mmHg、55.3mmHg、60.0mmHg、63.3mmHg、70.0mmHg、77.0mmHg、79.3mmHg、81.3mmHg。

总体来看,家庭收入增加则舒张压百分位数也会增高(图 3-8)。

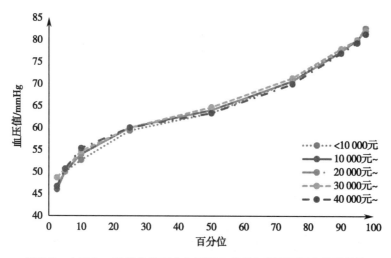

图 3-8 中国 6～17 岁儿童青少年不同家庭收入舒张压百分位数趋势

二、6～17 岁儿童青少年平均血压水平

(一)6～17 岁儿童青少年平均收缩压

1. 全国合计平均收缩压

2010—2013 年中国 6～17 岁儿童青少年的平均收缩压为 101mmHg,其中,男生 102mmHg,女生 99mmHg,男生高于女生。比较不同年龄组的儿童青少年,总的来说,平均收缩压水平随着年龄增长而逐渐升高;男生收缩压水平随着年龄升高,增长幅度大于女生。6～8 岁、9～11 岁、12～14 岁和 15～17 岁组平均收缩压分别为 92mmHg、97mmHg、103mmHg 和 107mmHg,全国合计、男生和女生的平均收缩压随着年龄增加均表现出逐渐增高的趋势(表 3-1、表 3-2)。

中国城市、农村 6～17 岁儿童青少年的平均收缩压分别为 101mmHg 和 100mmHg;

大城市、中小城市、普通农村和贫困农村儿童青少年的平均收缩压分别为 101mmHg、101mmHg、101mmHg 和 99mmHg。城乡、四类地区儿童青少年的平均收缩压水平比较可见，平均收缩压随年龄增长而升高；大城市、中小城市、普通农村 6～17 岁儿童青少年的平均收缩压水平相当，而贫困农村略低于其他三类地区（表 3-3、表 3-4）。

表 3-1 中国 6～17 岁儿童青少年不同年龄、性别平均收缩压 /mmHg

年龄组 / 岁	合计		男生		女生	
	mean	*SE*	*mean*	*SE*	*mean*	*SE*
合计	101	0.5	102	0.5	99	0.5
6～	91	0.5	92	0.6	90	0.6
7～	92	0.6	93	0.6	91	0.6
8～	93	0.6	94	0.6	93	0.6
9～	95	0.5	95	0.6	94	0.6
10～	97	0.6	98	0.6	96	0.7
11～	99	0.6	100	0.6	98	0.7
12～	101	0.5	101	0.6	100	0.6
13～	104	0.6	104	0.7	103	0.6
14～	106	0.6	107	0.7	104	0.6
15～	106	0.6	108	0.7	104	0.7
16～	108	0.6	110	0.7	105	0.7
17～	109	0.5	111	0.7	105	0.6

表 3-2 中国 6～17 岁儿童青少年不同年龄、性别平均收缩压 /mmHg

年龄组 / 岁	合计		男生		女生	
	mean	*SE*	*mean*	*SE*	*mean*	*SE*
6～8	92	0.5	93	0.5	91	0.5
9～11	97	0.5	98	0.5	96	0.6
12～14	103	0.5	104	0.6	102	0.5
15～17	107	0.5	110	0.6	105	0.6

表 3-3 中国 6～17 岁儿童青少年不同年龄、地区平均收缩压 /mmHg

年龄组 / 岁	城市小计		大城市		中小城市		农村小计		普通农村		贫困农村	
	mean	*SE*	*mean*	*SE*	*mean*	*SE*	*mean*	*SE*	*mean*	*SE*	*mean*	*SE*
合计	101	0.6	101	0.9	101	0.7	100	0.6	101	0.8	99	0.9
6～	92	0.9	91	1.4	92	0.9	90	0.7	91	0.8	88	1.2
7～	92	1.0	91	1.4	93	1.1	92	0.6	92	0.7	90	1.2
8～	94	0.9	94	1.2	94	1.0	93	0.8	93	1.0	92	1.1
9～	96	0.7	94	1.2	96	0.8	94	0.8	95	0.9	93	1.3
10～	98	0.9	97	1.2	98	1.0	97	0.7	97	0.9	95	1.3
11～	100	1.0	100	1.3	100	1.1	98	0.8	99	1.0	96	1.3

续表

年龄组/岁	城市小计		大城市		中小城市		农村小计		普通农村		贫困农村	
	mean	SE	mean	SE	mean	SE	mean	SE	mean	SE	mean	SE
12～	101	0.7	102	1.1	101	0.8	100	0.8	101	1.0	99	1.3
13～	104	0.8	103	0.9	104	0.9	104	0.9	104	1.2	103	1.3
14～	106	0.9	106	1.0	106	1.0	106	0.7	106	1.0	105	1.0
15～	106	0.8	107	1.2	106	0.9	106	0.9	107	1.3	105	1.1
16～	107	0.8	109	0.9	107	0.9	108	0.9	109	1.2	107	0.9
17～	108	0.8	109	1.1	108	0.9	109	0.7	109	1.0	108	0.8

表 3-4　中国 6～17 岁儿童青少年不同年龄、地区平均收缩压 /mmHg

年龄组/岁	城市小计		大城市		中小城市		农村小计		普通农村		贫困农村	
	mean	SE	mean	SE	mean	SE	mean	SE	mean	SE	mean	SE
6～8	93	0.8	92	1.2	93	0.9	91	0.6	92	0.7	90	1.1
9～11	98	0.7	97	1.1	98	0.8	96	0.7	97	0.9	95	1.2
12～14	104	0.7	104	0.9	104	0.9	103	0.7	104	1.0	102	1.1
15～17	107	0.7	108	1.1	107	0.8	108	0.7	108	1.0	107	0.8

2. 不同性别平均收缩压

2010—2013 年中国城市 6～17 岁男生的平均收缩压为 102mmHg，其中大城市为 103mmHg，中小城市为 102mmHg；农村 6～17 岁男生的平均收缩压为 101mmHg，其中普通农村为 102mmHg，贫困农村为 100mmHg。不同年龄分组均可见，男生的平均收缩压随年龄增长而升高，城市高于农村；四类地区比较发现，大城市和中小城市相近，贫困农村低于其他三类地区（表 3-5、表 3-6）。

中国城市 6～17 岁女生的平均收缩压为 99mmHg，其中大城市和中小城市均为 99mmHg；农村为 99mmHg，其中普通农村为 99mmHg，贫困农村为 98mmHg。不同年龄分组均可见，女生的平均收缩压随年龄增长而升高；四类地区比较可见，贫困农村略微低于其他三类地区（表 3-7、表 3-8）。

表 3-5　中国 6～17 岁男生不同年龄、地区平均收缩压 /mmHg

年龄组/岁	城市小计		大城市		中小城市		农村小计		普通农村		贫困农村	
	mean	SE	mean	SE	mean	SE	mean	SE	mean	SE	mean	SE
合计	102	0.7	103	0.9	102	0.8	101	0.7	102	0.9	100	0.9
6～	93	1.0	92	1.5	93	1.1	90	0.7	91	0.9	89	1.2
7～	93	1.1	92	1.3	94	1.2	92	0.7	93	0.8	91	1.2
8～	95	0.9	95	1.4	95	1.0	93	0.9	94	1.2	92	1.1
9～	97	0.7	95	1.3	97	0.8	94	0.9	95	1.1	93	1.4
10～	98	0.9	98	1.2	98	1.0	97	0.8	98	0.9	95	1.2
11～	101	0.9	100	1.4	101	1.1	98	0.8	99	1.0	97	1.1
12～	102	0.8	103	1.1	101	0.9	101	1.2	101	1.2	99	1.3
13～	105	0.9	104	1.1	105	1.0	104	1.0	105	1.3	102	1.5

续表

年龄组/岁	城市小计		大城市		中小城市		农村小计		普通农村		贫困农村	
	mean	SE	mean	SE	mean	SE	mean	SE	mean	SE	mean	SE
14~	108	1.0	108	1.0	108	1.2	106	0.8	107	1.1	105	1.1
15~	108	0.9	111	1.1	108	1.0	108	0.9	110	1.3	106	1.1
16~	110	0.9	111	0.9	110	1.1	110	0.9	111	1.3	108	1.0
17~	112	1.1	113	1.4	112	1.2	111	0.8	111	1.1	110	0.9

表 3-6 中国 6～17 岁男生不同年龄、地区平均收缩压 /mmHg

年龄组/岁	城市小计		大城市		中小城市		农村小计		普通农村		贫困农村	
	mean	SE	mean	SE	mean	SE	mean	SE	mean	SE	mean	SE
6~8	94	0.9	93	1.2	94	1.0	92	0.6	93	0.8	90	1.1
9~11	99	0.7	98	1.1	99	0.8	97	0.7	97	0.9	95	1.1
12~14	105	0.8	105	0.9	105	1.0	104	0.8	104	1.1	102	1.2
15~17	110	0.8	111	1.0	110	0.9	110	0.8	111	1.1	108	0.8

表 3-7 中国 6～17 岁女生不同年龄、地区平均收缩压 /mmHg

年龄组/岁	城市小计		大城市		中小城市		农村小计		普通农村		贫困农村	
	mean	SE	mean	SE	mean	SE	mean	SE	mean	SE	mean	SE
合计	99	0.6	99	1.0	99	0.7	99	0.6	99	0.8	98	1.0
6~	91	0.9	91	1.6	91	0.9	89	0.7	90	0.8	87	1.4
7~	91	1.0	90	1.5	92	1.1	91	0.7	92	0.9	90	1.3
8~	93	0.9	93	1.1	93	1.0	92	0.7	92	0.9	91	1.2
9~	95	0.9	93	1.2	95	1.0	94	0.8	94	0.9	93	1.5
10~	97	1.0	97	1.4	97	1.2	96	0.8	96	1.0	95	1.5
11~	99	1.1	100	1.5	99	1.3	98	0.9	99	1.1	95	1.6
12~	101	0.8	100	1.2	101	1.0	100	0.9	100	1.0	99	1.6
13~	102	0.8	102	1.0	102	1.0	103	0.9	103	1.2	103	1.3
14~	104	0.9	104	1.1	104	1.0	104	0.8	104	1.1	105	1.1
15~	104	0.9	104	1.3	104	1.0	104	1.0	104	1.4	104	1.3
16~	104	0.9	104	2.3	104	1.0	106	0.9	106	1.3	105	0.9
17~	104	0.8	105	1.0	104	0.9	106	0.8	106	1.1	106	1.1

表 3-8 中国 6～17 岁女生不同年龄、地区平均收缩压 /mmHg

年龄组/岁	城市小计		大城市		中小城市		农村小计		普通农村		贫困农村	
	mean	SE	mean	SE	mean	SE	mean	SE	mean	SE	mean	SE
6~8	92	0.8	91	1.3	92	0.9	91	0.6	91	0.7	90	1.2
9~11	97	0.8	97	1.2	97	1.0	96	0.8	96	0.9	94	1.3
12~14	102	0.7	102	0.9	102	0.9	102	0.7	103	0.9	102	1.2
15~17	104	0.7	104	1.3	104	0.8	105	0.8	106	1.1	105	0.9

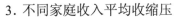

3. 不同家庭收入平均收缩压

2010—2013 年中国 6～17 岁儿童青少年的家庭收入水平为<10 000 元、10 000～19 999 元、20 000～29 999 元、30 000～39 999 元、≥40 000 元者，其平均收缩压分别为 100mmHg、101mmHg、102mmHg、103mmHg 和 101mmHg。不同家庭收入组男生的平均收缩压分别为 101mmHg、102mmHg、103mmHg、104mmHg 和 103mmHg；女生平均收缩压分别为 99mmHg、99mmHg、100mmHg、101mmHg 和 99mmHg，不同家庭收入组内的平均收缩压为男生高于女生（表 3-9）。

中国城市 6～17 岁儿童青少年的家庭收入水平为<10 000 元、10 000～19 999 元、20 000～29 999 元、30 000～39 999 元、≥40 000 元者，其平均收缩压分别为 100mmHg、101mmHg、101mmHg、103mmHg 和 101mmHg；中国农村儿童青少年分别为 100mmHg、101mmHg、102mmHg、102mmHg 和 100mmHg。城市略高于农村（表 3-10）。

在全国水平、男生、女生中，平均收缩压都随着家庭收入的增高而增加；但是当家庭收入≥40 000 元时，收缩压水平降低（表 3-11、表 3-12）。

表 3-9　中国 6～17 岁儿童青少年不同家庭收入、性别平均收缩压 /mmHg

收入组 / 元	合计		男生		女生	
	mean	SE	mean	SE	mean	SE
<10 000	100	0.5	101	0.6	99	0.5
10 000～	101	0.5	102	0.6	99	0.5
20 000～	102	0.6	103	0.8	100	0.6
30 000～	103	1.0	104	1.0	101	1.0
≥40 000	101	1.1	103	1.2	99	1.4

表 3-10　中国 6～17 岁儿童青少年不同家庭收入、地区平均收缩压 /mmHg

收入组 / 元	城市小计		大城市		中小城市		农村小计		普通农村		贫困农村	
	mean	SE	mean	SE	mean	SE	mean	SE	mean	SE	mean	SE
<10 000	100	1.0	101	1.2	99	1.1	100	0.6	101	0.8	99	1.0
10 000～	101	0.7	101	1.0	101	0.8	101	0.8	101	0.9	99	1.6
20 000～	101	0.8	102	0.8	101	1.0	102	0.9	102	1.1	102	1.2
30 000～	103	0.9	103	1.2	103	1.0	102	2.6	103	2.9	99	2.5
≥40 000	101	1.5	102	1.2	101	1.8	100	1.1	100	1.1	97	2.5

表 3-11　中国 6～17 岁男生不同家庭收入、地区平均收缩压 /mmHg

收入组 / 元	城市小计		大城市		中小城市		农村小计		普通农村		贫困农村	
	mean	SE	mean	SE	mean	SE	mean	SE	mean	SE	mean	SE
合计	102	0.7	103	0.9	102	0.8	101	0.7	102	0.9	100	0.9
<10 000	101	1.0	102	1.2	100	1.1	101	0.7	102	0.9	99	0.9
10 000～	102	0.7	103	0.9	102	0.8	102	0.8	103	0.9	100	1.7
20 000～	103	1.1	104	0.8	103	1.2	103	1.0	104	1.1	102	1.7
30 000～	104	1.1	106	1.2	104	1.2	103	2.5	104	2.8	100	3.0
≥40 000	103	1.5	104	1.3	103	1.8	102	1.2	103	1.3	102	2.1

表 3-12　中国 6~17 岁女生不同家庭收入、地区平均收缩压 /mmHg

收入组 / 元	城市小计		大城市		中小城市		农村小计		普通农村		贫困农村	
	mean	SE	mean	SE	mean	SE	mean	SE	mean	SE	mean	SE
合计	99	0.6	99	1.0	99	0.7	99	0.6	99	0.8	98	1.0
<10 000	98	1.0	99	1.2	98	1.1	99	0.6	100	0.7	98	1.1
10 000~	99	0.8	100	1.1	99	0.9	99	0.8	99	0.9	98	1.6
20 000~	99	0.7	100	1.0	99	0.8	100	1.0	99	1.1	101	1.3
30 000~	101	0.9	101	1.3	102	1.1	101	2.6	101	3.1	98	2.3
≥40 000	99	1.8	101	1.3	99	2.1	98	1.2	98	1.3	92	2.0

（二）6~17 岁儿童青少年平均舒张压

1. 全国合计平均舒张压

2010—2013 年中国 6~17 岁儿童青少年的平均舒张压为 65mmHg，其中，男生 66mmHg，女生 65mmHg，男生高于女生。比较不同性别、不同年龄组的儿童青少年，总的来说，平均舒张压水平随着年龄增长而逐渐升高（表 3-13）。6~8 岁、9~11 岁、12~14 岁和 15~17 岁组平均舒张压分别为 60mmHg、63mmHg、67mmHg 和 70mmHg，全国合计、男生和女生的平均舒张压随着年龄组增加均表现出逐渐增高趋势（表 3-14）。

中国城市、农村 6~17 岁儿童青少年的平均舒张压均为 65mmHg；大城市、中小城市、普通农村和贫困农村均为 65mmHg。城乡、四类地区儿童青少年的平均舒张压水平比较可见，平均舒张压随年龄增长而升高；大城市、中小城市、普通农村、贫困农村的平均舒张压水平相当（表 3-15、表 3-16）。

表 3-13　中国 6~17 岁儿童青少年不同年龄、性别平均舒张压 /mmHg

年龄组 / 岁	合计		男生		女生	
	mean	SE	mean	SE	mean	SE
合计	65	0.3	66	0.3	65	0.3
6~	59	0.4	59	0.4	59	0.5
7~	60	0.4	60	0.4	60	0.5
8~	61	0.4	61	0.4	61	0.5
9~	62	0.4	62	0.4	61	0.4
10~	63	0.4	64	0.4	63	0.4
11~	64	0.4	65	0.4	64	0.5
12~	65	0.4	65	0.4	65	0.4
13~	67	0.4	66	0.4	67	0.4
14~	68	0.4	68	0.4	68	0.4
15~	69	0.4	69	0.4	68	0.4
16~	70	0.4	70	0.4	69	0.4
17~	70	0.4	72	0.4	69	0.4

表3-14 中国6～17岁儿童青少年不同年龄、性别平均舒张压/mmHg

年龄组/岁	合计		男生		女生	
	mean	*SE*	*mean*	*SE*	*mean*	*SE*
6～8	60	0.4	60	0.4	60	0.4
9～11	63	0.3	64	0.3	63	0.4
12～14	67	0.3	67	0.4	67	0.4
15～17	70	0.3	70	0.3	69	0.3

表3-15 中国6～17岁儿童青少年不同年龄、地区平均舒张压/mmHg

年龄组/岁	城市小计		大城市		中小城市		农村小计		普通农村		贫困农村	
	mean	*SE*	*mean*	*SE*	*mean*	*SE*	*mean*	*SE*	*mean*	*SE*	*mean*	*SE*
合计	65	0.4	65	0.7	65	0.5	65	0.4	65	0.5	65	0.8
6～	60	0.6	59	1.5	60	0.7	58	0.6	58	0.6	58	1.3
7～	61	0.7	59	1.2	61	0.7	60	0.5	60	0.6	60	1.1
8～	61	0.6	61	1.1	62	0.6	60	0.6	60	0.7	61	1.1
9～	62	0.5	62	1.0	63	0.5	61	0.5	61	0.7	62	0.9
10～	64	0.6	64	1.0	64	0.7	63	0.5	63	0.6	63	1.0
11～	65	0.6	64	0.9	65	0.7	64	0.5	64	0.6	64	1.0
12～	65	0.5	64	0.8	65	0.6	65	0.5	65	0.6	66	1.1
13～	66	0.5	66	0.6	66	0.6	67	0.5	67	0.5	67	1.2
14～	68	0.6	68	0.8	68	0.7	68	0.5	68	0.6	68	1.1
15～	69	0.5	69	0.8	69	0.6	69	0.5	69	0.7	68	0.8
16～	69	0.5	70	0.7	69	0.5	70	0.5	70	0.7	70	0.8
17～	71	0.6	70	0.8	71	0.6	70	0.5	70	0.6	71	0.8

表3-16 中国6～17岁儿童青少年不同年龄、地区平均舒张压/mmHg

年龄组/岁	城市小计		大城市		中小城市		农村小计		普通农村		贫困农村	
	mean	*SE*	*mean*	*SE*	*mean*	*SE*	*mean*	*SE*	*mean*	*SE*	*mean*	*SE*
6～8	61	0.6	60	1.2	61	0.6	60	0.5	60	0.5	60	1.1
9～11	64	0.5	63	0.9	64	0.5	63	0.5	63	0.6	63	0.9
12～14	66	0.5	66	0.6	67	0.6	67	0.5	67	0.5	67	1.1
15～17	69	0.4	69	0.7	69	0.5	70	0.4	70	0.5	69	0.7

2. 不同性别平均舒张压

2010—2013年中国城市6～17岁男生的平均舒张压为66mmHg，其中大城市、中小城市均为66mmHg；农村6～17岁男生的平均舒张压为65mmHg，其中普通农村、贫困农村都为65mmHg。男生的平均舒张压随年龄增长而升高，城市高于农村；四类地区男生的平均舒张压相近（表3-17、表3-18）。

中国城市、农村6～17岁女生的平均舒张压均为65mmHg，其中大城市、中小城市、普通农村和贫困农村均为65mmHg。女生的平均舒张压随年龄增长而升高；四类地区平均舒张压相近（表3-19、表3-20）。

表 3-17　中国 6～17 岁男生不同年龄、地区平均舒张压 /mmHg

年龄组 / 岁	城市小计		大城市		中小城市		农村小计		普通农村		贫困农村	
	mean	SE	mean	SE	mean	SE	mean	SE	mean	SE	mean	SE
合计	66	0.4	66	0.7	66	0.5	65	0.4	65	0.5	65	0.7
6～	60	0.7	59	1.6	60	0.7	59	0.6	58	0.6	59	1.2
7～	61	0.7	60	1.1	61	0.7	60	0.6	60	0.6	60	1.1
8～	62	0.6	61	1.2	62	0.7	61	0.6	61	0.8	60	1.0
9～	63	0.5	62	1.1	63	0.5	61	0.6	61	0.8	62	1.0
10～	64	0.7	64	1.1	64	0.8	63	0.6	63	0.7	63	1.0
11～	65	0.6	64	0.9	65	0.6	64	0.5	64	0.7	64	0.8
12～	65	0.5	65	1.0	65	0.6	65	0.6	65	0.7	65	1.0
13～	66	0.6	66	0.8	66	0.7	67	0.6	66	0.6	67	1.3
14～	69	0.7	68	0.7	69	0.9	68	0.6	69	0.6	68	1.1
15～	69	0.6	70	0.7	69	0.7	69	0.6	70	0.7	68	0.9
16～	70	0.5	71	0.8	70	0.6	71	0.6	71	0.7	70	0.9
17～	72	0.7	71	0.9	72	0.7	71	0.5	71	0.7	72	0.8

表 3-18　中国 6～17 岁男生不同年龄、地区平均舒张压 /mmHg

年龄组 / 岁	城市小计		大城市		中小城市		农村小计		普通农村		贫困农村	
	mean	SE	mean	SE	mean	SE	mean	SE	mean	SE	mean	SE
6～8	61	0.6	60	1.2	61	0.6	60	0.5	60	0.6	60	1.0
9～11	64	0.4	63	0.8	64	0.5	63	0.5	63	0.6	63	0.8
12～14	66	0.5	66	0.7	67	0.6	67	0.5	67	0.5	67	1.0
15～17	70	0.5	71	0.7	70	0.5	70	0.5	71	0.6	70	0.7

表 3-19　中国 6～17 岁女生不同年龄、地区平均舒张压 /mmHg

年龄组 / 岁	城市小计		大城市		中小城市		农村小计		普通农村		贫困农村	
	mean	SE	mean	SE	mean	SE	mean	SE	mean	SE	mean	SE
合计	65	0.5	65	0.8	65	0.5	65	0.4	65	0.5	65	0.8
6～	59	0.7	59	1.5	59	0.8	58	0.7	58	0.7	58	1.5
7～	60	0.7	59	1.4	61	0.8	60	0.6	60	0.7	60	1.2
8～	61	0.7	60	1.2	61	0.8	60	0.6	60	0.6	61	1.3
9～	62	0.6	62	1.0	62	0.7	61	0.6	61	0.7	61	1.0
10～	63	0.7	63	1.1	63	0.7	63	0.6	63	0.7	64	1.2
11～	65	0.8	64	1.2	65	0.9	64	0.6	64	0.7	63	1.3
12～	65	0.6	64	0.8	65	0.7	66	0.6	65	0.6	66	1.2
13～	66	0.6	66	0.7	66	0.6	67	0.6	67	0.7	68	1.1
14～	68	0.6	67	0.7	68	0.7	68	0.6	68	0.7	69	1.3
15～	68	0.6	67	0.9	69	0.7	68	0.6	68	0.8	68	0.8
16～	68	0.5	69	0.8	68	0.5	69	0.5	69	0.7	69	0.9
17～	69	0.7	68	0.9	69	0.7	69	0.5	69	0.6	70	1.1

表 3-20 中国 6～17 岁女生不同年龄、地区平均舒张压 /mmHg

年龄组 / 岁	城市小计		大城市		中小城市		农村小计		普通农村		贫困农村	
	mean	*SE*	*mean*	*SE*	*mean*	*SE*	*mean*	*SE*	*mean*	*SE*	*mean*	*SE*
6～8	60	0.6	60	1.3	60	0.7	60	0.6	59	0.6	60	1.2
9～11	63	0.6	63	1.0	63	0.6	63	0.5	63	0.6	63	1.0
12～14	67	0.5	66	0.6	67	0.6	67	0.5	67	0.5	67	1.1
15～17	68	0.5	68	0.8	69	0.6	69	0.4	68	0.5	69	0.8

3. 不同家庭收入平均舒张压

2010—2013 年中国 6～17 岁儿童青少年的家庭收入水平为 <10 000 元、10 000～ 19 999 元、20 000～29 999 元、30 000～39 999 元、≥40 000 元者，其平均舒张压分别为 65mmHg、65mmHg、66mmHg、66mmHg 和 65mmHg。不同家庭收入组男生的舒张压分别 为 65mmHg、66mmHg、66mmHg、66mmHg 和 66mmHg；女生分别为 65mmHg、65mmHg、 65mmHg、66mmHg 和 64mmHg。不同家庭收入组内的平均舒张压为男生高于女生 （表 3-21）。

中国城市 6～17 岁儿童青少年的家庭收入水平为 <10 000 元、10 000～19 999 元、 20 000～29 999 元、30 000～39 999 元、≥40 000 元者，其平均舒张压分别为 65mmHg、 65mmHg、65mmHg、66mmHg 和 65mmHg。中国农村不同家庭收入组儿童青少年分别为 65mmHg、65mmHg、66mmHg、66mmHg 和 65mmHg。在全国水平、女生中，平均舒张压 水平随家庭收入的增高而增加；但是当家庭收入 ≥40 000 元时，舒张压水平降低（表 3-22、 表 3-23、表 3-24）。

表 3-21 中国 6～17 岁儿童青少年不同家庭收入、性别平均舒张压 /mmHg

收入组 / 元	合计		男生		女生	
	mean	*SE*	*mean*	*SE*	*mean*	*SE*
<10 000	65	0.3	65	0.3	65	0.3
10 000～	65	0.4	66	0.4	65	0.4
20 000～	66	0.5	66	0.5	65	0.5
30 000～	66	0.5	66	0.5	66	0.6
≥40 000	65	0.6	66	0.6	64	0.7

表 3-22 中国 6～17 岁儿童青少年不同家庭收入、地区平均舒张压 /mmHg

收入组 / 元	城市小计		大城市		中小城市		农村小计		普通农村		贫困农村	
	mean	*SE*	*mean*	*SE*	*mean*	*SE*	*mean*	*SE*	*mean*	*SE*	*mean*	*SE*
<10 000	65	0.5	65	1.0	65	0.6	65	0.4	65	0.4	65	0.7
10 000～	65	0.5	65	0.8	66	0.6	65	0.5	65	0.6	65	1.2
20 000～	65	0.6	66	0.7	65	0.6	66	0.8	65	0.9	67	1.6
30 000～	66	0.6	66	0.8	66	0.6	66	1.0	66	1.2	66	1.3
≥40 000	65	0.7	65	1.0	65	0.8	65	0.6	65	0.6	62	1.6

表 3-23　中国 6～17 岁男生不同家庭收入、地区平均舒张压 /mmHg

收入组 / 元	城市小计		大城市		中小城市		农村小计		普通农村		贫困农村	
	mean	SE	mean	SE	mean	SE	mean	SE	mean	SE	mean	SE
合计	66	0.4	66	0.7	66	0.5	65	0.4	65	0.5	65	0.7
<10 000	65	0.5	65	1.1	65	0.5	65	0.4	65	0.4	65	0.7
10 000～	66	0.5	65	0.7	66	0.6	66	0.6	66	0.7	66	1.2
20 000～	66	0.7	66	0.7	66	0.8	66	0.9	66	1.0	67	1.9
30 000～	66	0.6	67	0.9	66	0.6	66	1.0	66	1.2	67	1.9
≥40 000	66	0.8	66	1.1	66	0.9	66	0.8	66	0.8	64	2.1

表 3-24　中国 6～17 岁女生不同家庭收入、地区平均舒张压 /mmHg

收入组 / 元	城市小计		大城市		中小城市		农村小计		普通农村		贫困农村	
	mean	SE	mean	SE	mean	SE	mean	SE	mean	SE	mean	SE
合计	65	0.4	64	0.8	65	0.5	65	0.4	65	0.4	65	0.8
<10 000	65	0.6	65	1.0	65	0.6	65	0.4	65	0.4	65	0.8
10 000～	65	0.6	64	0.9	65	0.6	65	0.5	64	0.6	65	1.2
20 000～	65	0.5	65	0.9	65	0.6	65	0.9	65	0.9	68	1.5
30 000～	66	0.7	64	0.8	66	0.7	66	1.2	66	1.4	64	1.6
≥40 000	64	0.9	65	1.0	64	1.0	64	0.6	64	0.7	60	2.5

三、18 岁及以上成人的血压百分位数

（一）18 岁及以上成人收缩压百分位数

18 岁以上成人收缩压百分位数详见附表 3-83 至附表 3-123。

1. 全国合计收缩压分布

2010—2013 年中国 18 岁及以上成人的收缩压第 2.5、5、10、25、50、75、90、95、97.5 百分位数分别为 94.0mmHg、99.3mmHg、102.7mmHg、111.3mmHg、122.0mmHg、138.7mmHg、152.7mmHg、162.0mmHg、172.0mmHg。

2. 不同性别收缩压分布

中国 18 岁及以上成年男性的收缩压第 2.5、5、10、25、50、75、90、95、97.5 百分位数分别为 98.7mmHg、100.7mmHg、106.7mmHg、114.7mmHg、124.0mmHg、138.7mmHg、152.7mmHg、162.0mmHg、171.3mmHg。

中国成年女性的收缩压第 2.5、5、10、25、50、75、90、95、97.5 百分位数分别为 92.0mmHg、97.3mmHg、100.7mmHg、110.0mmHg、120.7mmHg、138.0mmHg、153.3mmHg、162.7mmHg、173.3mmHg。

中国 18 岁及以上成年男性的收缩压水平高于女性（图 3-9）。

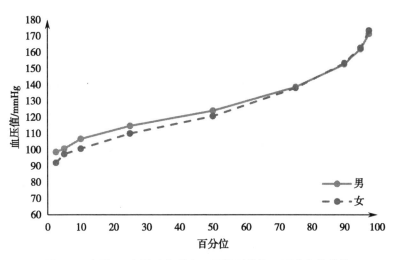

图 3-9　中国 18 岁及以上成人不同性别收缩压百分位数趋势

3．不同地区收缩压分布

中国 18 岁及以上城市成人的收缩压第 2.5、5、10、25、50、75、90、95、97.5 百分位数分别为 95.3mmHg、99.3mmHg、103.3mmHg、111.3mmHg、122.7mmHg、138.7mmHg、152.0mmHg、161.3mmHg、170.7mmHg。

中国农村成人的收缩压第 2.5、5、10、25、50、75、90、95、97.5 百分位数分别为 95.3mmHg、98.7mmHg、102.0mmHg、110.7mmHg、122.0mmHg、138.7mmHg、154.0mmHg、163.3mmHg、175.3mmHg（图 3-10）。

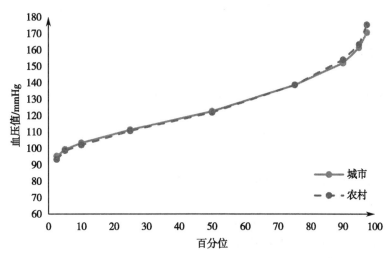

图 3-10　中国 18 岁及以上成人城乡收缩压百分位数趋势

四类地区比较可见，中国 18 岁及以上大城市成人的收缩压第 2.5、5、10、25、50、75、90、95、97.5 百分位数分别为 94.7mmHg、99.3mmHg、103.3mmHg、111.3mmHg、122.6mmHg、137.3mmHg、150.7mmHg、160.0mmHg、168.0mmHg。

中国中小城市成人的收缩压第 2.5、5、10、25、50、75、90、95、97.5 百分位数分别为

95.3mmHg、99.3mmHg、102.7mmHg、112.0mmHg、123.3mmHg、139.3mmHg、154.7mmHg、164.0mmHg、173.3mmHg。

中国普通农村成人的收缩压第 2.5、5、10、25、50、75、90、95、97.5 百分位数分别为 94.0mmHg、98.7mmHg、102.7mmHg、111.3mmHg、122.7mmHg、139.3mmHg、155.3mmHg、163.3mmHg、174.7mmHg。

中国贫困农村成人的收缩压第 2.5、5、10、25、50、75、90、95、97.5 百分位数分别为 92.0mmHg、98.7mmHg、101.3mmHg、110.7mmHg、120.7mmHg、136.0mmHg、152.0mmHg、162.7mmHg、176.0mmHg（图 3-11）。

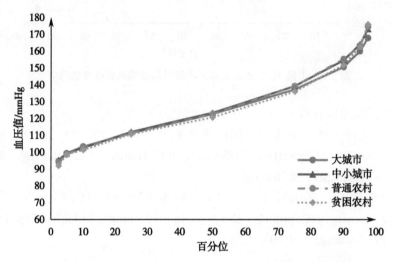

图 3-11　中国 18 岁及以上成人不同地区收缩压百分位数趋势

4. 不同家庭收入分布

中国 18 岁及以上成人的家庭收入水平<10 000 元者，其收缩压第 2.5、5、10、25、50、75、90、95、97.5 百分位数分别为 94.0mmHg、99.3mmHg、102.7mmHg、111.3mmHg、122.7mmHg、139.3mmHg、156.0mmHg、165.3mmHg、176.7mmHg。

家庭收入水平为 10 000～19 999 元的成人，其收缩压第 2.5、5、10、25、50、75、90、95、97.5 百分位数分别为 94.7mmHg、99.3mmHg、102.7mmHg、111.3mmHg、122.0mmHg、138.0mmHg、152.0mmHg、161.3mmHg、171.3mmHg。

家庭收入水平为 20 000～29 999 元的成人，其收缩压第 2.5、5、10、25、50、75、90、95、97.5 百分位数分别为 94.7mmHg、98.7mmHg、102.7mmHg、110.7mmHg、122.0mmHg、137.0mmHg、150.0mmHg、160.0mmHg、168.7mmHg。

家庭收入水平为 30 000～39 999 元的成人，其收缩压第 2.5、5、10、25、50、75、90、95、97.5 百分位数分别为 94.7mmHg、98.7mmHg、102.7mmHg、111.3mmHg、122.0mmHg、136.7mmHg、150.0mmHg、160.0mmHg、168.7mmHg。

家庭收入水平为 ≥40 000 元以上的成人，其收缩压第 2.5、5、10、25、50、75、90、95、97.5 百分位数分别为 92.0mmHg、97.3mmHg、100.7mmHg、110.0mmHg、120.0mmHg、132.0mmHg、146.7mmHg、155.3mmHg、161.3mmHg（图 3-12）。

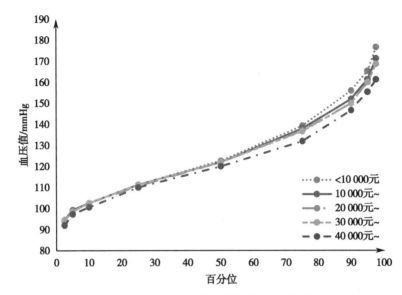

图 3-12　中国 18 岁及以上成人不同家庭收入收缩压百分位数趋势

（二）18 岁及以上成人舒张压百分位数

18 岁及以上成人舒张压百分位数详见附表 3-124 至附表 3-164。

1. 全国合计舒张压分布

2010—2013 年中国 18 岁及以上成人的舒张压第 2.5、5、10、25、50、75、90、95、97.5 百分位数分别为 60.0mmHg、61.3mmHg、65.3mmHg、70.7mmHg、79.3mmHg、86.0mmHg、93.3mmHg、99.3mmHg、103.3mmHg。

2. 不同性别舒张压分布

中国 18 岁及以上成年男性的舒张压第 2.5、5、10、25、50、75、90、95、97.5 百分位数分别为 60.0mmHg、62.7mmHg、68.0mmHg、72.7mmHg、80.0mmHg、87.3mmHg、95.3mmHg、100.0mmHg、105.3mmHg。

中国 18 岁及以上成年女性舒张压第 2.5、5、10、25、50、75、90、95、97.5 百分位数分别为 59.3mmHg、60.7mmHg、64.0mmHg、70.0mmHg、78.7mmHg、84.0mmHg、91.3mmHg、98.7mmHg、102.0mmHg。成年男性高于女性（图 3-13）。

3. 不同地区舒张压分布

中国 18 岁及以上城市成人的舒张压第 2.5、5、10、25、50、75、90、95、97.5 百分位数分别为 60.0mmHg、61.3mmHg、66.0mmHg、71.3mmHg、79.3mmHg、86.0mmHg、92.7mmHg、99.3mmHg、102.0mmHg。

中国 18 岁及以上农村成人的舒张压第 2.5、5、10、25、50、75、90、95、97.5 百分位数分别为 60.0mmHg、60.7mmHg、64.7mmHg、70.7mmHg、79.3mmHg、86.0mmHg、93.3mmHg、100.0mmHg、104.7mmHg（图 3-14）。

四类地区比较可见，中国 18 岁及以上大城市成人的舒张压第 2.5、5、10、25、50、75、90、95、97.5 百分位数分别为 94.7mmHg、99.3mmHg、103.3mmHg、111.3mmHg、122.6mmHg、137.3mmHg、150.7mmHg、160.0mmHg、168.0mmHg。

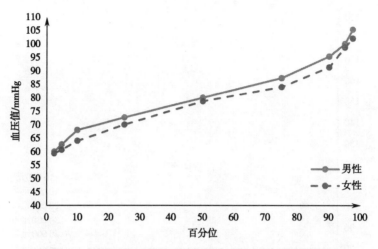

图3-13　中国18岁及以上成人不同性别舒张压百分位数趋势

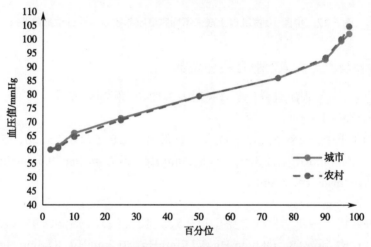

图3-14　中国18岁及以上成人城乡舒张压百分位数趋势

中国18岁及以上中小城市成人的舒张压第2.5、5、10、25、50、75、90、95、97.5百分位数分别为95.3mmHg、99.3mmHg、102.7mmHg、112.0mmHg、123.3mmHg、139.3mmHg、154.7mmHg、164.0mmHg、173.3mmHg。

中国18岁及以上普通农村成人的舒张压第2.5、5、10、25、50、75、90、95、97.5百分位数分别为94.0mmHg、98.7mmHg、102.7mmHg、111.3mmHg、122.7mmHg、139.3mmHg、155.3mmHg、163.3mmHg、174.7mmHg。

中国18岁及以上贫困农村成人的舒张压第2.5、5、10、25、50、75、90、95、97.5百分位数分别为92.0mmHg、98.7mmHg、101.3mmHg、110.7mmHg、120.7mmHg、136.0mmHg、152.0mmHg、162.7mmHg、176.0mmHg（图3-15）。

4. 不同家庭收入舒张压分布

中国18岁及以上成人家庭收入水平为<10 000元者，其舒张压第2.5、5、10、25、50、75、90、95、97.5百分位数分别为60.0mmHg、60.7mmHg、65.3mmHg、70.7mmHg、79.3mmHg、86.7mmHg、94.0mmHg、100.0mmHg、104.7mmHg。

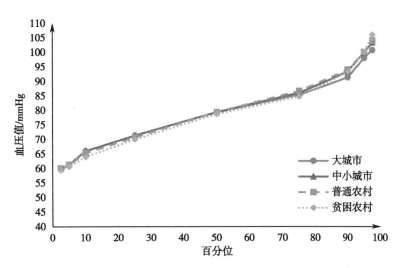

图 3-15　中国 18 岁及以上成人不同地区舒张压百分位数趋势

家庭收入水平为 10 000～19 999 元的成人，其舒张压第 2.5、5、10、25、50、75、90、95、97.5 百分位数分别为 60.0mmHg、61.3mmHg、65.3mmHg、70.7mmHg、79.3mmHg、86.0mmHg、92.7mmHg、99.3mmHg、102.7mmHg。

家庭收入水平为 20 000～29 999 元的成人，其舒张压第 2.5、5、10、25、50、75、90、95、97.5 百分位数分别为 60.0mmHg、61.3mmHg、66.0mmHg、70.7mmHg、79.3mmHg、85.3mmHg、92.0mmHg、98.7mmHg、101.3mmHg。

家庭收入水平为 30 000～39 999 元的成人，其舒张压第 2.5、5、10、25、50、75、90、95、97.5 百分位数分别为 60.0mmHg、61.3mmHg、66.0mmHg、71.3mmHg、79.3mmHg、84.7mmHg、92.0mmHg、98.0mmHg、100.7mmHg。

家庭收入水平为 ≥40 000 元的成人，其舒张压第 2.5、5、10、25、50、75、90、95、97.5 百分位数分别为 60.0mmHg、61.3mmHg、64.7mmHg、70.7mmHg、78.0mmHg、83.3mmHg、90.7mmHg、96.0mmHg、100.0mmHg（图 3-16）。

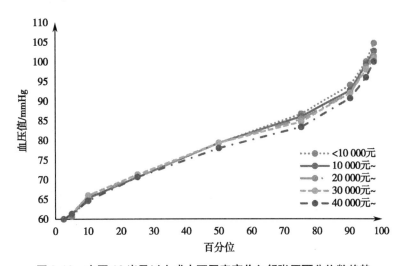

图 3-16　中国 18 岁及以上成人不同家庭收入舒张压百分位数趋势

四、18岁及以上成人平均血压水平

（一）汞柱式血压值

1. 18岁及以上成人平均收缩压

（1）全国合计平均收缩压：2010—2013年中国18岁及以上成人的平均收缩压为122mmHg，其中男性124mmHg，女性120mmHg，男性高于女性。比较不同年龄组的成人，平均收缩压水平随年龄增长而逐渐升高；在60岁以前，男性平均收缩压高于女性，60岁以后则表现为女性高于男性。18～44岁、45～59岁和60岁及以上成人的平均收缩压分别为115mmHg、127mmHg和137mmHg，平均收缩压随着年龄组增加均表现出逐渐增高趋势，60岁以后也表现为女性高于男性（表3-25、表3-26）。

中国城乡18岁及以上成人的平均收缩压均为122mmHg；大城市、中小城市、普通农村、贫困农村成人的平均收缩压基本持平。全国合计、不同地区成人收缩压水平均随年龄增长而升高（表3-27、表3-28）。

表3-25 中国18岁及以上成人不同年龄、性别平均收缩压 /mmHg

年龄组/岁	合计		男		女	
	mean	SE	mean	SE	mean	SE
合计	122	0.5	124	0.4	120	0.5
18～	111	0.9	114	1.5	107	0.9
20～	113	0.4	117	0.6	108	0.5
25～	113	0.5	117	0.6	109	0.5
30～	115	0.5	118	0.5	110	0.5
35～	117	0.5	120	0.5	114	0.5
40～	120	0.5	123	0.5	118	0.5
45～	124	0.5	125	0.6	123	0.5
50～	128	0.5	127	0.6	128	0.5
55～	130	0.4	130	0.5	130	0.4
60～	134	0.5	133	0.6	135	0.6
65～	137	0.5	137	0.5	138	0.7
70～	139	0.6	138	0.7	140	0.8
75～	141	0.9	138	0.7	143	1.2

表3-26 中国18岁及以上成人不同年龄、性别平均收缩压 /mmHg

年龄组/岁	合计		男		女	
	mean	SE	mean	SE	mean	SE
18～44	115	0.4	119	0.4	112	0.4
45～59	127	0.4	127	0.5	127	0.5
≥60	137	0.5	136	0.5	139	0.7

表 3-27　中国 18 岁及以上成人不同年龄、地区平均收缩压 /mmHg

年龄组 / 岁	城市小计		大城市		中小城市		农村小计		普通农村		贫困农村	
	mean	SE	mean	SE	mean	SE	mean	SE	mean	SE	mean	SE
合计	122	0.6	122	1.5	123	0.7	122	0.7	122	0.9	122	0.7
18～	111	1.4	109	1.2	112	1.6	110	1.2	109	1.4	112	2.3
20～	112	0.6	111	1.4	112	0.7	113	0.6	113	0.8	113	0.8
25～	113	0.8	112	1.5	114	0.9	114	0.6	113	0.6	114	1.1
30～	114	0.7	113	0.9	114	0.8	115	0.6	114	0.7	116	0.9
35～	117	0.7	115	1.2	117	0.8	117	0.7	116	0.9	118	0.8
40～	120	0.7	118	0.8	121	0.8	120	0.5	121	0.6	120	0.8
45～	124	0.8	122	1.0	124	0.9	124	0.5	124	0.6	124	0.8
50～	127	0.8	125	0.9	128	0.9	128	0.6	128	0.6	128	0.9
55～	130	0.6	128	0.9	131	0.7	131	0.5	131	0.6	130	1.0
60～	133	0.6	131	0.9	134	0.7	134	0.8	135	1.0	134	1.0
65～	137	0.7	135	1.1	138	0.7	137	0.8	138	1.0	136	1.1
70～	139	0.8	137	1.1	139	0.9	140	1.0	140	1.2	139	1.2
75～	142	1.3	139	0.9	143	1.6	139	0.8	140	0.9	138	1.5

表 3-28　中国 18 岁及以上成人不同年龄、地区平均收缩压 /mmHg

年龄组 / 岁	城市小计		大城市		中小城市		农村小计		普通农村		贫困农村	
	mean	SE	mean	SE	mean	SE	mean	SE	mean	SE	mean	SE
18～44	115	0.6	114	1.1	115	0.7	115	0.5	115	0.7	116	0.9
45～59	127	0.7	125	0.9	127	0.8	127	0.5	127	0.7	127	0.8
≥60	137	0.8	135	0.9	138	0.9	137	0.7	138	0.9	136	1.0

（2）不同性别平均收缩压：2010—2013 年中国 18 岁及以上城市成年男性的平均收缩压为 124mmHg，其中大城市、中小城市均为 124mmHg；中国农村成年男性的平均收缩压为 123mmHg，其中普通农村、贫困农村均为 123mmHg。比较不同年龄组，成年男性的平均收缩压随年龄增长而升高；18～44、45～59、≥60 岁组也有相同的趋势（表 3-29、表 3-30）。

中国城市成年女性的平均收缩压为 121mmHg，其中大城市、中小城市分别为 119mmHg、121mmHg；农村成年女性的平均收缩压为 120mmHg，其中普通农村、贫困农村均为 120mmHg。比较不同年龄组，成年女性的平均收缩压随年龄增长而升高；18～44、45～59、≥60 岁组也有相同的趋势（表 3-31、表 3-32）。

表 3-29　中国 18 岁及以上成年男性不同年龄、地区平均收缩压 /mmHg

年龄组 / 岁	城市小计		大城市		中小城市		农村小计		普通农村		贫困农村	
	mean	SE	mean	SE	mean	SE	mean	SE	mean	SE	mean	SE
合计	124	0.6	124	1.3	124	0.7	123	0.6	123	0.8	123	0.7
18～	116	2.1	113	1.9	116	2.4	113	2.0	112	2.6	115	3.0
20～	116	0.8	116	1.3	116	0.9	117	0.8	117	1.2	117	0.7

续表

年龄组/岁	城市小计		大城市		中小城市		农村小计		普通农村		贫困农村	
	mean	SE	mean	SE	mean	SE	mean	SE	mean	SE	mean	SE
25～	117	0.9	117	1.5	117	1.0	117	0.6	117	0.8	116	1.2
30～	119	0.8	117	0.9	119	0.9	118	0.6	118	0.8	118	0.9
35～	120	0.7	118	1.4	120	0.8	120	0.7	119	0.9	121	0.9
40～	123	0.7	122	0.8	123	0.8	122	0.6	123	0.8	122	0.8
45～	125	0.9	124	1.3	126	1.1	124	0.6	124	0.7	124	1.1
50～	128	0.9	127	1.1	128	1.1	127	0.8	127	1.0	127	1.0
55～	131	0.7	129	0.9	131	0.9	130	0.7	130	0.8	129	1.4
60～	132	0.8	131	1.0	133	0.9	134	0.9	135	1.0	132	1.4
65～	137	0.6	135	1.3	137	0.7	137	0.7	138	0.9	135	0.9
70～	137	0.8	136	1.3	138	1.0	138	1.1	139	1.3	137	1.4
75～	139	1.0	138	1.2	139	1.2	138	0.8	138	0.9	138	1.5

表 3-30　中国 18 岁及以上成年男性不同年龄、地区平均收缩压 /mmHg

年龄组/岁	城市小计		大城市		中小城市		农村小计		普通农村		贫困农村	
	mean	SE	mean	SE	mean	SE	mean	SE	mean	SE	mean	SE
18～44	119	0.7	118	1.0	119	0.8	118	0.6	118	0.8	118	0.8
45～59	128	0.8	127	1.0	128	0.9	127	0.6	127	0.8	127	0.8
≥60	136	0.6	134	0.9	136	0.7	136	0.7	137	0.8	135	1.1

表 3-31　中国 18 岁及以上成年女性不同年龄、地区平均收缩压 /mmHg

年龄组/岁	城市小计		大城市		中小城市		农村小计		普通农村		贫困农村	
	mean	SE	mean	SE	mean	SE	mean	SE	mean	SE	mean	SE
合计	121	0.7	119	1.7	121	0.7	120	0.8	120	1.1	120	0.8
18～	106	1.4	106	1.6	106	1.6	107	1.1	106	1.3	108	2.0
20～	108	0.8	106	1.4	108	0.9	108	0.6	108	0.8	109	1.0
25～	109	0.8	108	1.8	109	0.9	110	0.7	109	0.9	111	1.1
30～	110	0.6	108	1.2	110	0.7	111	0.8	110	1.0	113	1.1
35～	114	0.8	111	1.0	114	0.9	114	0.7	113	0.9	115	1.0
40～	118	0.9	115	1.1	118	1.0	118	0.8	118	0.8	118	0.9
45～	123	0.8	120	0.9	123	1.0	124	0.6	124	0.8	123	0.8
50～	127	0.8	124	0.9	128	1.0	129	0.6	129	0.7	129	0.9
55～	130	0.6	126	1.1	130	0.7	131	0.6	131	0.7	131	1.2
60～	134	0.8	132	1.1	135	1.0	135	0.9	135	1.2	135	1.0
65～	138	0.9	135	1.1	139	1.0	137	1.0	138	1.3	136	1.5
70～	140	1.0	137	1.2	140	1.2	141	1.1	141	1.4	140	2.0
75～	145	1.8	140	1.0	146	2.0	141	1.0	142	1.2	139	1.9

表 3-32　中国 18 岁及以上成年女性不同年龄、地区平均收缩压 /mmHg

年龄组 / 岁	城市小计		大城市		中小城市		农村小计		普通农村		贫困农村	
	mean	*SE*	*mean*	*SE*	*mean*	*SE*	*mean*	*SE*	*mean*	*SE*	*mean*	*SE*
18～44	112	0.7	110	1.4	112	0.7	112	0.6	112	0.7	113	0.9
45～59	126	0.7	124	0.9	127	0.8	128	0.5	128	0.7	127	0.9
≥60	139	1.1	136	0.9	140	1.2	138	0.8	138	1.0	137	1.2

（3）不同家庭收入平均收缩压：2010—2013 年中国 18 岁及以上成人的家庭收入水平为 <10 000 元、10 000～19 999 元、20 000～29 999 元、30 000～39 999 元、≥40 000 元者，其平均收缩压分别为 123mmHg、121mmHg、121mmHg、121mmHg 和 118mmHg。不同家庭收入组成年男性的收缩压分别为 124mmHg、123mmHg、123mmHg、123mmHg 和 121mmHg；成年女性分别为 122mmHg、120mmHg、119mmHg、118mmHg 和 115mmHg。不同家庭收入组内，平均收缩压为男性高于女性；随着收入增加，成人平均收缩压逐渐降低（表 3-33）。

表 3-33　中国 18 岁及以上成人不同家庭收入、性别平均收缩压 /mmHg

收入组 / 元	合计		男		女	
	mean	*SE*	*mean*	*SE*	*mean*	*SE*
<10 000	123	0.5	124	0.5	122	0.6
10 000～	121	0.5	123	0.5	120	0.7
20 000～	121	0.6	123	0.7	119	0.7
30 000～	121	0.6	123	0.7	118	0.8
≥40 000	118	0.8	121	0.8	115	1.0

中国城市 18 岁及以上成人的家庭收入水平为 <10 000 元、10 000～19 999 元、20 000～29 999 元、30 000～39 999 元、≥40 000 元者，其平均收缩压分别为 124mmHg、122mmHg、122mmHg、120mmHg 和 119mmHg；中国农村成人平均收缩压分别为 122mmHg、120mmHg、120mmHg、121mmHg 和 118mmHg，城市略高于农村。不论城乡、性别，成人的平均收缩压随着收入增加而逐渐降低（表 3-34、表 3-35、表 3-36）。

表 3-34　中国 18 岁及以上成人不同家庭收入、地区平均收缩压 /mmHg

收入组 / 元	城市小计		大城市		中小城市		农村小计		普通农村		贫困农村	
	mean	*SE*	*mean*	*SE*	*mean*	*SE*	*mean*	*SE*	*mean*	*SE*	*mean*	*SE*
<10 000	124	0.7	122	1.2	124	0.8	122	0.7	123	0.9	122	0.7
10 000～	122	0.7	123	1.2	122	0.8	120	0.8	120	0.9	120	1.0
20 000～	122	0.7	122	1.9	122	0.7	120	0.9	119	1.1	121	1.8
30 000～	120	0.7	122	1.2	120	0.9	121	1.2	121	1.4	121	1.3
≥40 000	119	1.0	119	1.9	119	1.1	118	0.9	118	1.0	118	2.1

表 3-35　中国 18 岁及以上成年男性不同家庭收入、地区平均收缩压 /mmHg

收入组 / 元	城市小计		大城市		中小城市		农村小计		普通农村		贫困农村	
	mean	*SE*	*mean*	*SE*	*mean*	*SE*	*mean*	*SE*	*mean*	*SE*	*mean*	*SE*
合计	124	0.6	124	1.3	124	0.7	123	0.6	123	0.8	123	0.7
<10 000	125	0.7	123	1.3	125	0.8	124	0.7	124	0.9	123	0.7
10 000～	124	0.7	125	1.1	124	0.8	122	0.7	122	0.9	122	1.1
20 000～	124	0.9	124	1.7	124	1.1	121	1.0	121	1.2	122	1.9
30 000～	123	0.8	124	1.2	123	1.0	123	1.3	124	1.5	122	1.8
≥40 000	121	1.0	122	1.5	121	1.3	121	1.0	121	1.2	118	1.0

表 3-36　中国 18 岁及以上成年女性不同家庭收入、地区平均收缩压 /mmHg

收入组 / 元	城市小计		大城市		中小城市		农村小计		普通农村		贫困农村	
	mean	*SE*	*mean*	*SE*	*mean*	*SE*	*mean*	*SE*	*mean*	*SE*	*mean*	*SE*
合计	121	0.7	119	1.7	121	0.7	120	0.8	120	1.1	120	0.8
<10 000	123	0.9	120	1.4	123	0.9	121	0.8	121	1.1	121	0.8
10 000～	120	0.8	121	1.3	120	0.9	119	1.1	119	1.4	119	1.2
20 000～	119	0.8	119	2.1	119	0.9	118	1.1	117	1.2	120	2.1
30 000～	118	1.0	120	1.5	117	1.2	118	1.3	118	1.5	121	2.2
≥40 000	115	1.2	115	2.4	115	1.3	114	1.2	114	1.2	118	4.5

2. 18 岁及以上成人平均舒张压

（1）全国合计平均舒张压：2010—2013 年中国 18 岁及以上成人的平均舒张压为 78mmHg，其中男性 79mmHg，女性 76mmHg，男性高于女性。比较不同年龄组的成人，平均舒张压水平随着年龄增长而逐渐升高，但是 70 岁以后有下降趋势。18～44 岁、45～59 岁和 60 岁及以上人群的平均舒张压分别为 75mmHg、81mmHg 和 81mmHg，平均舒张压随着年龄组增加均表现出逐渐增高趋势（表 3-37、表 3-38）。

中国城市 18 岁及以上成人的平均舒张压为 78mmHg，农村为 77mmHg；大城市、中小城市、普通农村成人的平均舒张压基本持平；城乡、四类地区均可见舒张压水平随年龄增长而升高的趋势（表 3-39、表 3-40）。

表 3-37　中国 18 岁及以上成人不同年龄、性别平均舒张压 /mmHg

年龄组 / 岁	合计		男		女	
	mean	*SE*	*mean*	*SE*	*mean*	*SE*
合计	78	0.4	79	0.4	76	0.4
18～	72	0.8	74	0.9	70	0.9
20～	73	0.4	75	0.5	70	0.4
25～	74	0.4	76	0.5	71	0.4
30～	75	0.4	78	0.5	72	0.4
35～	77	0.4	79	0.5	75	0.4
40～	79	0.4	81	0.4	77	0.4

年龄组/岁	合计		男		女	
	mean	SE	mean	SE	mean	SE
45～	81	0.4	82	0.4	79	0.4
50～	82	0.4	83	0.4	81	0.3
55～	81	0.4	82	0.4	81	0.4
60～	81	0.4	82	0.4	81	0.4
65～	81	0.4	81	0.4	81	0.4
70～	80	0.5	81	0.5	80	0.6
75～	79	0.5	79	0.5	79	0.6

表 3-38 中国 18 岁及以上成人不同年龄、性别平均舒张压 /mmHg

年龄组/岁	合计		男		女	
	mean	SE	mean	SE	mean	SE
18～44	75	0.4	77	0.4	73	0.4
45～59	81	0.4	82	0.4	80	0.3
≥60	81	0.4	81	0.4	80	0.4

表 3-39 中国 18 岁及以上成人不同年龄、地区平均舒张压 /mmHg

年龄组/岁	城市小计		大城市		中小城市		农村小计		普通农村		贫困农村	
	mean	SE	mean	SE	mean	SE	mean	SE	mean	SE	mean	SE
合计	78	0.6	78	0.8	78	0.6	77	0.4	78	0.5	77	0.8
18～	72	1.5	70	1.1	73	1.7	72	0.6	72	0.7	72	1.2
20～	73	0.6	72	0.8	73	0.7	73	0.5	73	0.6	72	1.0
25～	74	0.6	73	1.0	74	0.7	73	0.5	73	0.6	73	1.0
30～	75	0.7	75	0.6	75	0.8	75	0.5	75	0.6	75	0.9
35～	77	0.6	76	0.8	77	0.7	77	0.5	77	0.6	77	1.0
40～	79	0.7	78	0.5	79	0.8	78	0.4	79	0.5	78	0.7
45～	81	0.6	80	0.7	81	0.7	80	0.4	80	0.5	80	1.0
50～	82	0.6	81	0.5	82	0.7	82	0.4	82	0.5	82	0.7
55～	81	0.6	81	0.6	81	0.7	81	0.4	81	0.6	82	0.7
60～	81	0.5	81	0.7	81	0.6	82	0.5	82	0.7	82	0.5
65～	81	0.6	80	0.7	81	0.7	82	0.5	82	0.7	82	0.6
70～	80	0.6	79	0.8	80	0.7	81	0.8	81	1.1	82	0.9
75～	79	0.7	78	0.5	79	0.8	79	0.7	79	0.8	80	1.2

表 3-40　中国 18 岁及以上成人不同年龄、地区平均舒张压 /mmHg

年龄组 / 岁	城市小计		大城市		中小城市		农村小计		普通农村		贫困农村	
	mean	SE	mean	SE	mean	SE	mean	SE	mean	SE	mean	SE
18～44	76	0.6	75	0.7	76	0.7	75	0.4	75	0.5	75	0.8
45～59	81	0.6	81	0.6	81	0.7	81	0.4	81	0.5	81	0.8
≥60	80	0.5	80	0.6	80	0.6	81	0.5	81	0.7	81	0.6

（2）不同性别平均舒张压：2010—2013 年中国城市 18 岁及以上成年男性的平均舒张压为 80mmHg，其中大城市、中小城市均为 80mmHg；中国农村成年男性的平均舒张压为 79mmHg，其中普通农村、贫困农村分别为 79mmHg、78mmHg。比较不同年龄组，成年男性的平均舒张压随年龄增长而升高；18～44 岁、45～59 岁、≥60 岁组也有相同的趋势（表 3-41、表 3-42）。

2010—2013 年中国城市 18 岁及以上成年女性的平均舒张压为 76mmHg，其中大城市、中小城市均为 76mmHg；中国农村成年女性的平均舒张压为 76mmHg，其中普通农村、贫困农村均为 76mmHg。比较不同年龄组，成年女性的平均舒张压随年龄增长而升高；18～44岁、45～59 岁、≥60 岁组也有相同的趋势（表 3-43、表 3-44）。

表 3-41　中国 18 岁及以上成年男性不同年龄、地区平均舒张压 /mmHg

年龄组 / 岁	城市小计		大城市		中小城市		农村小计		普通农村		贫困农村	
	mean	SE	mean	SE	mean	SE	mean	SE	mean	SE	mean	SE
合计	80	0.6	80	0.7	80	0.7	79	0.5	79	0.6	78	0.8
18～	74	1.6	72	1.8	75	1.8	73	0.8	73	0.9	74	1.4
20～	75	0.8	75	0.6	75	0.9	75	0.6	75	0.7	74	1.0
25～	77	0.8	76	1.1	77	0.9	75	0.6	76	0.8	74	1.1
30～	79	0.7	78	0.6	79	0.8	77	0.6	77	0.7	76	1.1
35～	79	0.8	78	0.9	79	0.9	79	0.6	79	0.7	78	1.0
40～	81	0.7	80	0.8	82	0.8	80	0.5	81	0.6	79	0.9
45～	83	0.6	82	0.8	83	0.7	81	0.5	81	0.5	80	1.0
50～	83	0.7	83	0.6	83	0.8	82	0.5	82	0.6	82	0.9
55～	82	0.7	83	0.5	82	0.8	82	0.5	82	0.6	81	0.8
60～	81	0.7	82	0.8	81	0.8	82	0.5	82	0.6	82	0.9
65～	81	0.7	81	0.8	81	0.8	82	0.5	82	0.7	82	0.6
70～	80	0.7	80	0.7	80	0.8	81	0.6	81	0.9	81	0.6
75～	78	0.6	78	0.7	78	0.8	80	0.7	79	0.9	80	1.0

表 3-42　中国 18 岁及以上成年男性不同年龄、地区平均舒张压 /mmHg

年龄组 / 岁	城市小计		大城市		中小城市		农村小计		普通农村		贫困农村	
	mean	SE	mean	SE	mean	SE	mean	SE	mean	SE	mean	SE
18～44	78	0.7	77	0.6	78	0.8	77	0.5	77	0.6	76	0.9
45～59	83	0.6	83	0.6	83	0.7	81	0.4	82	0.5	81	0.8
≥60	80	0.6	80	0.6	80	0.7	81	0.5	81	0.7	81	0.6

表3-43 中国18岁及以上成年女性不同年龄、地区平均舒张压/mmHg

年龄组/岁	城市小计		大城市		中小城市		农村小计		普通农村		贫困农村	
	mean	SE	mean	SE	mean	SE	mean	SE	mean	SE	mean	SE
合计	76	0.5	76	0.9	76	0.6	76	0.5	76	0.6	76	0.7
18～	70	1.7	69	1.0	70	1.9	69	0.8	69	1.0	69	1.4
20～	70	0.7	69	1.1	70	0.8	70	0.5	70	0.6	70	1.0
25～	71	0.6	70	1.1	72	0.6	71	0.5	71	0.5	71	1.0
30～	72	0.6	72	0.8	72	0.7	72	0.5	72	0.6	73	0.8
35～	74	0.6	73	0.8	75	0.7	75	0.5	75	0.6	75	1.0
40～	77	0.7	76	0.6	77	0.8	77	0.4	77	0.5	76	0.7
45～	79	0.5	78	0.6	79	0.6	79	0.5	79	0.6	79	1.0
50～	81	0.5	79	0.5	81	0.6	81	0.4	82	0.5	81	0.6
55～	80	0.6	79	0.7	80	0.7	81	0.5	81	0.6	82	0.6
60～	81	0.5	80	0.6	81	0.6	81	0.5	81	0.7	82	0.6
65～	80	0.7	79	0.6	81	0.6	81	0.5	81	0.7	81	0.7
70～	80	0.7	79	0.9	80	0.9	81	1.0	81	1.4	82	1.6
75～	79	0.8	78	0.5	80	0.9	79	0.8	79	0.9	80	1.6

表3-44 中国18岁及以上成年女性不同年龄、地区平均舒张压/mmHg

年龄组/岁	城市小计		大城市		中小城市		农村		普通农村		贫困农村	
	mean	SE	mean	SE	mean	SE	mean	SE	mean	SE	mean	SE
18～44	73	0.6	72	0.9	73	0.7	73	0.4	73	0.5	73	0.8
45～59	80	0.5	79	0.6	80	0.6	81	0.4	80	0.5	81	0.8
≥60	80	0.6	79	0.6	80	0.6	81	0.6	81	0.8	81	0.8

（3）不同家庭收入平均舒张压：2010—2013年中国18岁及以上成人的家庭收入水平为<10 000元、10 000～19 999元、20 000～29 999元、30 000～39 999元、≥40 000元者，其平均舒张压分别为78mmHg、77mmHg、78mmHg、77mmHg和76mmHg。不同家庭收入组成年男性的舒张压均为79mmHg；成年女性分别为77mmHg、76mmHg、76mmHg、75mmHg和74mmHg。总的来看，不同家庭收入组内的平均舒张压为男性高于女性，收入增高则舒张压降低（表3-45）。

中国城市18岁及以上成人的家庭收入水平为<10 000元、10 000～19 999元、20 000～29 999元、30 000～39 999元、≥40 000元者，其平均舒张压分别为79mmHg、78mmHg、78mmHg、77mmHg和77mmHg；中国农村成人分别为78mmHg、77mmHg、76mmHg、78mmHg和76mmHg。不同地区之间比较可见，家庭收入增高则舒张压降低；贫困农村略低于其他地区（表3-46）。

中国城市不同家庭收入组内的成年男性平均舒张压略高于农村，大城市、中小城市高于普通农村和贫困农村；不同家庭收入组内的城市女性也具有相似的状况。成年男性、成年女性的平均舒张压水平随收入增高而降低（表3-47、表3-48）。

表 3-45　中国 18 岁及以上成人不同家庭收入、性别平均舒张压 /mmHg

收入组 / 元	合计		男		女	
	mean	SE	mean	SE	mean	SE
<10 000	78	0.4	79	0.4	77	0.3
10 000～	77	0.4	79	0.5	76	0.5
20 000～	78	0.4	79	0.6	76	0.4
30 000～	77	0.5	79	0.6	75	0.5
≥40 000	76	0.5	79	0.7	74	0.5

表 3-46　中国 18 岁及以上成人不同家庭收入、地区平均舒张压 /mmHg

收入组 / 元	城市小计		大城市		中小城市		农村小计		普通农村		贫困农村	
	mean	SE	mean	SE	mean	SE	mean	SE	mean	SE	mean	SE
合计	78	0.6	78	0.8	78	0.6	77	0.4	78	0.5	77	0.7
<10 000	79	0.6	78	0.8	79	0.7	78	0.4	78	0.5	77	0.7
10 000～	78	0.6	78	0.7	78	0.7	77	0.5	77	0.6	77	1.0
20 000～	78	0.6	78	1.0	78	0.7	76	0.6	76	0.6	77	1.2
30 000～	77	0.6	77	0.8	77	0.8	78	0.9	78	1.0	78	1.5
≥40 000	77	0.6	76	0.9	77	0.7	76	0.9	76	1.0	74	2.3

表 3-47　中国 18 岁及以上成年男性不同家庭收入、地区平均舒张压 /mmHg

收入组 / 元	城市小计		大城市		中小城市		农村小计		普通农村		贫困农村	
	mean	SE	mean	SE	mean	SE	mean	SE	mean	SE	mean	SE
合计	80	0.6	80	0.7	80	0.7	79	0.5	79	0.6	78	0.8
<10 000	80	0.7	79	1.0	80	0.8	79	0.4	79	0.6	78	0.8
10 000～	80	0.7	80	0.6	79	0.8	78	0.6	78	0.7	78	0.9
20 000～	80	0.8	80	0.8	80	1.1	78	0.6	78	0.7	78	1.3
30 000～	79	0.8	79	0.8	79	1.0	80	1.1	80	1.3	79	1.4
≥40 000	79	0.8	79	0.6	79	1.1	78	1.1	79	1.3	74	1.3

表 3-48　中国 18 岁及以上成年女性不同家庭收入、地区平均舒张压 /mmHg

收入组 / 元	城市小计		大城市		中小城市		农村小计		普通农村		贫困农村	
	mean	SE	mean	SE	mean	SE	mean	SE	mean	SE	mean	SE
合计	76	0.5	76	0.9	76	0.6	76	0.5	76	0.6	76	0.7
<10 000	77	0.6	76	0.8	78	0.6	76	0.4	77	0.5	76	0.7
10 000～	76	0.7	77	0.7	76	0.7	75	0.6	75	0.8	76	1.0
20 000～	76	0.5	76	1.1	76	0.5	74	0.7	74	0.7	76	1.3
30 000～	75	0.6	76	0.9	75	0.6	76	0.9	75	1.0	78	2.1
≥40 000	74	0.6	74	1.3	74	0.7	73	0.9	73	0.9	73	3.8

3. 平均血压水平的十年变化趋势

与 2002 年中国居民营养与健康状况调查结果相比,2010—2013 年中国 18 岁及以上成人的全国合计、分性别以及不同年龄组的平均收缩压均高于 2002 年,增长了 1～4mmHg(表 3-49)。

中国 18 岁及以上成人的全国合计、分性别以及不同年龄组的平均舒张压均高于 2002 年,增长了 1～2mmHg(表 3-50)。

表 3-49　2002 年和 2010—2013 年中国 18 岁及以上成人的平均收缩压 /mmHg

年龄组 / 岁	2002			2010—2013		
	合计	城市	农村	合计	城市	农村
合计	120	118	120	122	122	122
男	121	121	121	124	124	123
女	119	117	120	120	121	120
18～44						
小计	114	112	115	115	115	115
男	117	117	118	119	119	118
女	112	110	113	112	112	112
45～59						
小计	126	126	126	127	127	127
男	125	126	125	127	128	127
女	127	126	127	127	126	128
≥60						
小计	138	138	137	137	137	137
男	136	137	136	136	136	136
女	139	139	139	139	139	138

表 3-50　2002 年和 2010—2013 年中国 18 岁及以上成人的平均舒张压 /mmHg

年龄组 / 岁	2002			2010—2013		
	合计	城市	农村	合计	城市	农村
合计	76	76	76	78	78	77
男	78	79	78	79	80	79
女	75	75	75	76	76	76
18～44						
小计	75	75	75	75	76	75
男	77	78	77	77	78	77
女	73	73	73	73	73	73
45～59						
小计	80	81	80	81	81	81
男	81	83	80	82	83	81

续表

年龄组／岁	2002			2010—2013		
	合计	城市	农村	合计	城市	农村
女	79	80	79	80	80	81
≥60						
小计	80	81	80	81	80	81
男	81	82	80	81	80	81
女	79	80	79	80	80	81

（二）汞柱式血压值转换为电子血压值

1. 转换为电子血压值后的平均收缩压

作为经典测量血压的方法，汞柱式血压计因为环境污染等原因正逐渐被电子血压计替代，在此过渡阶段，将2010—2013年监测数据中的汞柱式血压值采用典型调查数据得到的回归方程进行转换，近似得到转换后的电子血压值，从而有利于不同血压测量设备在更新换代时期进行数据比较。

转换为电子血压值后，2010—2013年中国18岁及以上成人的平均收缩压为129mmHg，其中男性130mmHg，女性127mmHg，男性收缩压水平高于女性；18～44岁、45～59岁和60岁及以上人群分别为122mmHg、134mmHg和143mmHg；全国合计、男性、女性平均收缩压均随年龄的增加而逐渐上升（表3-51）。

中国城市、农村18岁及以上成人的平均收缩压均为129mmHg；中小城市、普通农村略高于大城市和贫困农村。全国合计、男性、女性平均收缩压随年龄增加而升高（表3-52）。

中国城市18岁及以上成年男性的平均收缩压为131mmHg，18～44岁、45～59岁和60岁及以上男性分别为126mmHg、134mmHg和142mmHg；中小城市略高于大城市。农村成年男性的平均收缩压为130mmHg，18～44岁、45～59岁和60岁及以上男性分别为125mmHg、133mmHg和142mmHg；普通农村略高于贫困农村。不同地区男性平均收缩压均随年龄的增加逐渐上升（表3-53）。

中国城市18岁及以上成年女性的平均收缩压为128mmHg，18～44岁、45～59岁和60岁及以上女性分别为119mmHg、133mmHg和145mmHg；中小城市略高于大城市。中国农村成年女性的平均收缩压为127mmHg，18～44岁、45～59岁和60岁及以上女性分别为119mmHg、134mmHg和144mmHg。不同地区女性平均收缩压均随年龄增加而逐渐上升（表3-54）。

表3-51 中国18岁及以上成人不同年龄、性别平均收缩压（转换电子血压值）/mmHg

年龄组／岁	合计		男		女	
	mean	SE	mean	SE	mean	SE
合计	129	0.4	130	0.4	127	0.5
18～44	122	0.4	126	0.4	119	0.4
45～59	134	0.4	134	0.5	134	0.4
≥60	143	0.5	142	0.5	145	0.7

表 3-52　中国 18 岁及以上成人不同年龄、地区平均收缩压（转换电子血压值）/mmHg

年龄组/岁	城市小计		大城市		中小城市		农村小计		普通农村		贫困农村	
	mean	SE	mean	SE	mean	SE	mean	SE	mean	SE	mean	SE
合计	129	0.6	128	1.4	129	0.6	129	0.6	129	0.9	128	0.7
18～44	122	0.6	121	1.1	123	0.7	122	0.5	122	0.6	123	0.8
45～59	134	0.7	132	0.9	134	0.8	134	0.5	134	0.6	134	0.7
≥60	144	0.7	141	0.9	144	0.9	143	0.7	144	0.8	142	0.9

表 3-53　中国 18 岁及以上成年男性不同年龄、地区平均收缩压（转换电子血压值）/mmHg

年龄组/岁	城市小计		大城市		中小城市		农村小计		普通农村		贫困农村	
	mean	SE	mean	SE	mean	SE	mean	SE	mean	SE	mean	SE
合计	131	0.6	130	1.3	131	0.7	130	0.6	130	0.8	129	0.7
18～44	126	0.6	125	0.9	126	0.7	125	0.6	125	0.7	125	0.7
45～59	134	0.8	133	1.0	135	0.9	133	0.6	134	0.7	133	0.8
≥60	142	0.6	141	0.9	142	0.7	142	0.7	143	0.8	141	1.0

表 3-54　中国 18 岁及以上成年女性不同年龄、地区平均收缩压（转换电子血压值）/mmHg

年龄组/岁	城市小计		大城市		中小城市		农村小计		普通农村		贫困农村	
	mean	SE	mean	SE	mean	SE	mean	SE	mean	SE	mean	SE
合计	128	0.7	126	1.7	128	0.7	127	0.8	127	1.1	127	0.8
18～44	119	0.6	117	1.3	119	0.7	119	0.6	119	0.7	120	0.9
45～59	133	0.7	130	0.8	134	0.8	134	0.5	134	0.6	134	0.8
≥60	145	1.0	142	0.9	146	1.2	144	0.8	145	1.0	143	1.1

2. 转换为电子血压值后的平均舒张压

经过转换后，2010—2013 年中国 18 岁及以上成人的平均舒张压为 76mmHg，其中男性 78mmHg，女性 75mmHg，可见，男性舒张压水平高于女性；18～44 岁、45～59 岁和 60 岁及以上人群分别为 74mmHg、79mmHg 和 79mmHg；全国合计、男性、女性平均舒张压均随年龄的增加逐渐上升（表 3-55）。

中国城市、农村 18 岁及以上成人的平均舒张压均为 76mmHg；大城市、中小城市、普通农村和贫困农村之间差别不大（表 3-56）。

中国城市 18 岁及以上成年男性的平均舒张压为 78mmHg，18～44 岁、45～59 岁和 60 岁及以上男性分别为 76mmHg、81mmHg 和 79mmHg。中国农村成年男性的平均舒张压为 77mmHg，18～44 岁、45～59 岁和 60 岁及以上男性分别为 75mmHg、80mmHg 和 80mmHg；普通农村略高于贫困农村。成年男性的平均舒张压均随年龄的增加逐渐上升（表 3-57）。

中国城市 18 岁及以上成年女性的平均舒张压为 75mmHg，18～44 岁、45～59 岁和 60 岁及以上女性分别为 72mmHg、78mmHg 和 79mmHg；中小城市高于大城市。农村成年女性的平均舒张压为 75mmHg，18～44 岁、45～59 岁和 60 岁及以上女性分别为 72mmHg、79mmHg 和 79mmHg。成年女性的平均舒张压随年龄增长而逐渐上升（表 3-58）。

表 3-55　中国 18 岁及以上成人不同年龄、性别平均舒张压（转换电子血压值）/mmHg

年龄组/岁	合计		男		女	
	mean	SE	mean	SE	mean	SE
合计	76	0.3	78	0.4	75	0.3
18～44	74	0.4	76	0.4	72	0.3
45～59	79	0.3	80	0.4	79	0.3
≥60	79	0.4	79	0.4	79	0.4

表 3-56　中国 18 岁及以上成人不同年龄、地区平均舒张压（转换电子血压值）/mmHg

年龄组/岁	城市小计		大城市		中小城市		农村小计		普通农村		贫困农村	
	mean	SE	mean	SE	mean	SE	mean	SE	mean	SE	mean	SE
合计	76	0.5	76	0.7	77	0.6	76	0.4	76	0.5	76	0.7
18～44	74	0.6	73	0.7	74	0.7	74	0.4	74	0.5	73	0.8
45～59	80	0.5	79	0.5	80	0.6	79	0.4	79	0.5	79	0.7
≥60	79	0.5	78	0.6	79	0.6	79	0.5	79	0.7	79	0.6

表 3-57　中国 18 岁及以上成年男性不同年龄、地区平均舒张压（转换电子血压值）/mmHg

年龄组/岁	城市小计		大城市		中小城市		农村小计		普通农村		贫困农村	
	mean	SE	mean	SE	mean	SE	mean	SE	mean	SE	mean	SE
合计	78	0.6	78	0.7	78	0.7	77	0.4	77	0.6	76	0.7
18～44	76	0.7	76	0.6	77	0.7	75	0.5	76	0.6	75	0.8
45～59	81	0.6	81	0.5	81	0.7	80	0.4	80	0.5	79	0.8
≥60	79	0.6	79	0.6	79	0.7	80	0.5	80	0.6	79	0.6

表 3-58　中国 18 岁及以上成年女性不同年龄、地区平均舒张压（转换电子血压值）/mmHg

年龄组/岁	城市小计		大城市		中小城市		农村小计		普通农村		贫困农村	
	mean	SE	mean	SE	mean	SE	mean	SE	mean	SE	mean	SE
合计	75	0.5	74	0.9	75	0.5	75	0.4	75	0.6	75	0.7
18～44	72	0.6	71	0.9	72	0.6	72	0.4	71	0.4	72	0.8
45～59	78	0.5	77	0.6	79	0.6	79	0.4	79	0.5	79	0.7
≥60	79	0.5	77	0.6	79	0.6	79	0.6	79	0.7	79	0.8

第四章

中国居民的高血压患病率

一、6～17岁儿童青少年高血压患病率

（一）全国合计高血压患病率

2010—2013年中国6～17岁儿童青少年的高血压患病率为12.4%，其中男生12.4%，女生12.3%。中国儿童青少年1岁一组的高血压患病率分别为6.5%、7.3%、6.8%、6.7%、9.0%、9.9%、11.0%、13.1%、17.0%、17.0%、19.1%、19.0%，全国合计、男生、女生均可见到随着年龄增长而升高趋势。不同年龄组内，女生高血压患病率高于男生，但是从16岁开始，男生高血压患病率高于女生。中国6～8岁、9～11岁、12～14岁和15～17岁组儿童青少年的高血压患病率分别为6.9%、8.6%、13.7%、18.4%，6～8岁、9～11岁、12～14岁组为女生高于男生，15～17岁为男生高于女生（表4-1、表4-2）。

表4-1　中国6～17岁儿童青少年不同年龄、性别高血压患病率

年龄组/岁	合计		男生		女生	
	患病率/%	95%CI	患病率/%	95%CI	患病率/%	95%CI
合计	12.4	11.0～13.7	12.4	10.9～13.8	12.3	10.9～13.8
6～	6.5	4.8～8.3	6.1	4.3～7.9	7.1	4.9～9.3
7～	7.3	5.5～9.1	7.0	5.1～8.9	7.7	5.5～9.8
8～	6.8	5.1～8.5	6.5	4.2～8.7	7.2	5.3～9.0
9～	6.7	5.3～8.2	6.7	5.1～8.2	6.8	4.9～8.8
10～	9.0	6.9～11.1	8.6	6.2～10.9	9.4	7.1～11.8
11～	9.9	8.3～11.5	9.4	7.6～11.2	10.5	8.1～12.8
12～	11.0	8.9～13.1	10.4	8.1～12.8	11.7	9.1～14.3
13～	13.1	10.7～15.6	12.6	9.8～15.4	13.8	11.1～16.4
14～	17.0	13.9～20.1	16.7	13.4～20.0	17.3	13.9～20.7
15～	17.0	14.5～19.4	16.2	13.2～19.3	17.8	14.9～20.7
16～	19.1	16.5～21.7	20.5	17.2～23.7	17.5	14.6～20.5
17～	19.0	16.6～21.4	20.8	17.8～23.8	16.9	14.0～19.9

表 4-2　中国 6～17 岁儿童青少年不同年龄、性别高血压患病率

年龄组/岁	合计		男生		女生	
	患病率/%	95%CI	患病率/%	95%CI	患病率/%	95%CI
6～8	6.9	5.4～8.4	6.5	5.0～8.1	7.3	5.6～9.0
9～11	8.6	7.2～10.0	8.2	6.8～9.7	9.0	7.3～10.7
12～14	13.7	11.4～16.0	13.3	10.8～15.7	14.2	11.9～16.6
15～17	18.4	16.4～20.3	19.2	16.9～21.5	17.4	15.3～19.5

中国城市 6～17 岁儿童青少年高血压患病率为 12.4%，1 岁一组的高血压患病率分别为 7.3%、8.2%、7.2%、7.5%、10.1%、10.8%、11.2%、12.2%、17.5%、16.8%、16.8%、19.1%；城市 6～8 岁、9～11 岁、12～14 岁和 15～17 岁组高血压患病率分别为 7.6%、9.5%、13.6%、17.6%。中国农村 6～17 岁儿童青少年高血压患病率为 12.3%，1 岁一组的高血压患病率分别为 5.9%、6.5%、6.4%、6.0%、7.9%、9.0%、10.8%、14.0%、16.5%、17.2%、21.0%、18.9%；农村 6～8 岁、9～11 岁、12～14 岁和 15～17 岁组高血压患病率分别为 6.3%、7.7%、13.8%、19.0%。不同地区均可见随着年龄增加，高血压患病率逐渐升高；从大城市、中小城市、普通农村和贫困农村四个水平来看，6～17 岁儿童青少年合计高血压患病率为贫困农村略高（表 4-3、表 4-4）。

表 4-3　中国 6～17 岁儿童青少年不同年龄、地区高血压患病率

年龄组/岁	城市小计		大城市		中小城市		农村小计		普通农村		贫困农村	
	患病率/%	95%CI	患病率/%	95%CI	患病率/%	95%CI	患病率/%	95%CI	患病率/%	95%CI	患病率/%	95%CI
合计	12.4	10.4～14.4	11.9	9.3～14.6	12.5	10.2～14.7	12.3	10.3～14.3	11.5	9.4～13.6	13.9	9.5～18.3
6～	7.3	4.3～10.4	10.4	5.1～15.7	7.0	3.6～10.3	5.9	3.9～7.8	4.4	2.5～6.3	9.1	4.3～13.9
7～	8.2	5.0～11.5	7.6	2.7～12.5	8.3	4.6～11.9	6.5	4.7～8.4	5.1	3.3～6.9	9.6	5.0～14.3
8～	7.2	4.7～9.8	8.4	3.8～13.0	7.1	4.2～10.0	6.4	4.2～8.7	5.5	2.8～8.1	8.5	4.1～12.9
9～	7.5	5.4～9.6	8.5	4.4～12.5	7.4	5.0～9.7	6.0	4.0～8.0	5.2	2.8～7.6	7.5	3.8～11.2
10～	10.1	6.7～13.4	9.9	6.1～13.7	10.1	6.2～14.0	7.9	5.2～10.6	7.3	4.1～10.6	9.0	4.1～13.9
11～	10.8	8.3～13.3	11.4	6.7～16.0	10.7	7.8～13.6	9.0	6.8～11.2	8.8	5.9～11.6	9.5	6.1～12.9
12～	11.2	8.7～13.6	9.6	6.2～12.9	11.5	8.6～14.3	10.8	7.3～14.4	9.9	7.0～12.8	12.6	3.9～21.3
13～	12.2	9.7～14.8	9.3	6.7～11.9	12.7	9.8～15.7	14.0	9.9～18.1	12.4	9.2～15.5	17.2	6.9～27.4
14～	17.5	13.0～21.9	12.7	9.1～16.2	18.3	13.1～23.5	16.5	12.2～20.8	15.8	12.5～19.1	17.9	7.0～28.8

续表

年龄组/岁	城市小计		大城市		中小城市		农村小计		普通农村		贫困农村	
	患病率/%	95%CI	患病率/%	95%CI	患病率/%	95%CI	患病率/%	95%CI	患病率/%	95%CI	患病率/%	95%CI
15～	16.8	13.4～20.1	16.0	11.3～20.8	16.9	13.1～20.7	17.2	13.6～20.8	16.6	12.5～20.7	18.3	11.0～25.6
16～	16.8	13.4～20.3	18.9	14.0～23.8	16.5	12.6～20.5	21.0	17.1～24.8	22.2	16.8～27.6	18.4	13.9～22.9
17～	19.1	15.3～23.0	17.3	12.6～22.0	19.4	15.0～23.8	18.9	15.8～22.1	17.4	13.5～21.2	22.1	16.5～27.7

表4-4　中国6～17岁儿童青少年不同年龄、地区高血压患病率

年龄组/岁	城市小计		大城市		中小城市		农村小计		普通农村		贫困农村	
	患病率/%	95%CI	患病率/%	95%CI	患病率/%	95%CI	患病率/%	95%CI	患病率/%	95%CI	患病率/%	95%CI
6～8	7.6	5.1～10.0	8.7	4.6～12.8	7.4	4.7～10.2	6.3	4.5～8.0	5.0	3.2～6.8	9.1	4.9～13.2
9～11	9.5	7.4～11.6	9.9	6.6～13.3	9.4	7.0～11.8	7.7	5.7～9.6	7.1	4.7～9.6	8.7	5.3～12.0
12～14	13.6	10.9～16.4	10.3	8.1～12.5	14.2	10.9～17.5	13.8	10.1～17.5	12.7	10.2～15.1	15.9	6.2～25.6
15～17	17.6	14.6～20.5	17.2	13.4～21.1	17.6	14.2～21.0	19.0	16.3～21.7	18.7	15.3～22.1	19.6	15～24.2

（二）不同性别高血压患病率

中国6～17岁城市男生的高血压患病率为12.8%，1岁一组的高血压患病率分别为6.5%、8.4%、7.3%、7.0%、10.5%、10.1%、11.1%、12.3%、17.8%、14.9%、19.5%、22.7%；城市6～8岁、9～11岁、12～14岁和15～17岁组男生的高血压患病率分别为7.4%、9.3%、13.8%、19.0%。中国农村男生高血压患病率为12.0%，1岁一组的高血压患病率分别为5.7%、5.8%、5.8%、6.3%、6.8%、8.7%、9.8%、12.8%、15.7%、17.4%、21.3%、19.3%；农村6～8岁、9～11岁、12～14岁和15～17岁组男生的高血压患病率分别为5.8%、7.3%、12.8%、19.3%。不同地区均随着年龄增加，高血压患病率逐渐升高（表4-5、表4-6）。

中国城市女生的高血压患病率为12.0%，1岁一组的高血压患病率分别为8.2%、8.0%、7.2%、8.1%、9.6%、11.6%、11.2%、12.1%、17.1%、18.9%、13.8%、15.0%；城市6～8岁、9～11岁、12～14岁和15～17岁组女生的高血压患病率分别为7.8%、9.8%、13.5%、15.9%。中国农村女生的高血压患病率为12.7%，1岁一组的高血压患病率分别为6.1%、7.3%、7.2%、5.6%、9.3%、9.4%、12.1%、15.4%、17.5%、16.9%、20.6%、18.5%；农村6～8岁、9～11岁、12～14岁和15～17岁组女生的高血压患病率分别为6.9%、8.1%、15.0%、18.7%（表4-7、表4-8）。

表4-5　中国6～17岁男生不同年龄、地区高血压患病率

年龄组/岁	城市小计 患病率/%	城市小计 95%CI	大城市 患病率/%	大城市 95%CI	中小城市 患病率/%	中小城市 95%CI	农村小计 患病率/%	农村小计 95%CI	普通农村 患病率/%	普通农村 95%CI	贫困农村 患病率/%	贫困农村 95%CI
合计	12.8	10.8~14.8	12.2	9.7~14.7	12.9	10.6~15.2	12.0	9.9~14.1	11.6	9.3~14.0	12.7	8.3~17.1
6~	6.5	3.5~9.5	9.1	3.7~14.4	6.2	2.8~9.6	5.7	3.6~7.8	3.9	1.8~6.1	9.5	4.4~14.7
7~	8.4	4.8~12.0	7.9	2.6~13.2	8.5	4.5~12.4	5.8	4.0~7.6	4.7	2.6~6.8	8.3	4.6~12.0
8~	7.3	3.6~11.0	9.3	2.7~15.8	7.0	2.9~11.1	5.8	3.0~8.6	6.1	2.2~9.9	5.1	1.8~8.4
9~	7.0	4.6~9.5	7.6	2.5~12.6	6.9	4.2~9.7	6.3	4.2~8.4	5.9	3.4~8.5	7.0	3.4~10.5
10~	10.5	6.5~14.4	9.1	5.2~13.1	10.7	6.1~15.3	6.8	4.0~9.5	6.9	3.2~10.6	6.5	2.4~10.6
11~	10.1	7.6~12.6	8.7	4.9~12.4	10.3	7.5~13.2	8.7	6.1~11.4	8.2	4.7~11.6	9.8	5.6~14.1
12~	11.1	7.8~14.5	10.6	6.5~14.7	11.2	7.3~15.1	9.8	6.4~13.2	8.8	5.5~12.1	11.7	3.8~19.6
13~	12.3	8.9~15.8	9.4	6.0~12.7	12.8	8.8~16.9	12.8	8.3~17.4	10.8	7.9~13.7	16.8	5.0~28.6
14~	17.8	12.6~23.0	14.2	10.3~18.2	18.4	12.4~24.4	15.7	11.6~19.8	15.5	11.8~19.3	16.0	6.0~26.0
15~	14.9	10.6~19.2	17.6	12.2~23.1	14.5	9.6~19.4	17.4	13.1~21.6	17.6	12.6~22.6	16.9	8.6~25.2
16~	19.5	14.8~24.2	17.0	11.7~22.3	19.8	14.5~25.2	21.3	16.7~25.9	23.0	16.7~29.3	17.8	11.4~24.2
17~	22.7	17.8~27.5	20.7	14.1~27.4	23.0	17.4~28.5	19.3	15.5~23.1	18.9	14.0~23.7	20.2	14.0~26.4

表4-6　中国6～17岁男生不同年龄、地区高血压患病率

年龄组/岁	城市小计 患病率/%	城市小计 95%CI	大城市 患病率/%	大城市 95%CI	中小城市 患病率/%	中小城市 95%CI	农村小计 患病率/%	农村小计 95%CI	普通农村 患病率/%	普通农村 95%CI	贫困农村 患病率/%	贫困农村 95%CI
6~8	7.4	4.7~10.0	8.7	4.1~13.3	7.2	4.3~10.2	5.8	4.0~7.5	4.9	2.8~7.1	7.6	4.3~10.9
9~11	9.3	7.2~11.3	8.7	6.1~11.4	9.3	7.0~11.7	7.3	5.3~9.3	7.0	4.5~9.5	7.8	4.3~11.3
12~14	13.8	10.5~17.1	11.1	8.5~13.7	14.2	10.3~18.1	12.8	9.1~16.4	11.7	9.1~14.4	14.8	5.4~24.2
15~17	19.0	15.6~22.4	17.9	13.5~22.4	19.2	15.3~23.1	19.3	16.1~22.5	19.8	15.7~23.9	18.3	12.7~23.8

表 4-7 中国 6～17 岁女生不同年龄、地区高血压患病率

年龄组/岁	城市小计 患病率/%	95%CI	大城市 患病率/%	95%CI	中小城市 患病率/%	95%CI	农村小计 患病率/%	95%CI	普通农村 患病率/%	95%CI	贫困农村 患病率/%	95%CI
合计	12.0	9.8～14.1	11.7	8.7～14.7	12.0	9.5～14.5	12.7	10.6～14.8	11.4	9.3～13.5	15.2	10.4～20.0
6～	8.2	4.5～11.9	11.8	5.9～17.7	7.8	3.7～11.9	6.1	3.4～8.7	4.9	1.8～8.1	8.6	3.4～13.8
7～	8.0	4.5～11.5	7.3	1.9～12.7	8.1	4.2～12.0	7.3	4.7～10.0	5.6	3.3～7.9	11.1	4.2～18.0
8～	7.2	4.5～10.0	7.6	3.9～11.3	7.2	4.0～10.3	7.2	4.7～9.7	4.8	2.9～6.8	12.2	5.5～19.0
9～	8.1	5.2～10.9	9.3	5.2～13.5	7.8	4.5～11.1	5.6	2.9～8.4	4.3	1.1～7.5	8.1	2.6～13.6
10～	9.6	6.1～13.1	10.7	5.9～15.5	9.4	5.3～13.5	9.3	6.0～12.6	7.9	4.4～11.4	12.0	4.9～19.0
11～	11.6	7.7～15.5	14.2	6.8～21.5	11.1	6.6～15.6	9.4	6.7～12.0	9.5	6.0～13.0	9.1	5.1～13.2
12～	11.2	8.3～14.1	8.5	4.3～12.7	11.7	8.4～15.1	12.1	7.7～16.5	11.2	7.4～15.0	13.8	3.2～24.4
13～	12.1	9.5～14.7	9.3	5.9～12.7	12.6	9.6～15.7	15.4	10.9～20.0	14.3	9.2～19.4	17.6	8.5～26.8
14～	17.1	12.4～21.7	11.0	6.7～15.3	18.2	12.7～23.6	17.5	12.4～22.6	16.1	11.7～20.4	20.2	7.8～32.7
15～	18.9	14.7～23.1	14.2	7.5～20.9	19.5	14.7～24.3	16.9	12.8～21.0	15.5	10.6～20.3	19.9	11.8～27.9
16～	13.8	9.8～17.8	21.0	14.8～27.3	12.8	8.3～17.2	20.6	16.4～24.8	21.3	15.6～27.0	19.1	13.7～24.6
17～	15.0	10.2～19.8	13.4	8.7～18.0	15.3	9.8～20.8	18.5	14.8～22.2	15.6	11.8～19.5	24.4	16.1～32.7

表 4-8 中国 6～17 岁女生不同年龄、地区高血压患病率

年龄组/岁	城市小计 患病率/%	95%CI	大城市 患病率/%	95%CI	中小城市 患病率/%	95%CI	农村小计 患病率/%	95%CI	普通农村 患病率/%	95%CI	贫困农村 患病率/%	95%CI
6～8	7.8	5.2～10.4	8.7	4.7～12.8	7.7	4.7～10.6	6.9	4.7～9.0	5.1	3.3～7.0	10.7	5.1～16.2
9～11	9.8	7.2～12.4	11.2	6.5～15.9	9.5	6.6～12.5	8.1	5.8～10.5	7.3	4.5～10.0	9.7	5.2～14.2
12～14	13.5	10.9～16.1	9.5	6.6～12.3	14.2	11.2～17.3	15.0	11.0～19.0	13.8	10.9～16.8	17.2	7.1～27.4
15～17	15.9	12.6～19.2	16.5	12.3～20.7	15.8	12.0～19.6	18.7	15.9～21.4	17.5	14.1～20.8	21.1	15.8～26.4

（三）不同家庭收入高血压患病率

2010—2013 年中国 6～17 岁儿童青少年的家庭年收入水平为<10 000 元、10 000～19 999 元、20 000～29 999 元、30 000～39 999 元、≥40 000 元者，其高血压患病率分别为 12.1%、11.9%、12.2%、13.9% 和 12.2%。不同家庭收入组男生的高血压患病率分别为 11.4%、12.2%、13.7%、14.0% 和 12.7%；不同家庭收入组女生的高血压患病率分别为 12.8%、11.5%、10.3%、13.8% 和 11.5%。总的来看，男生高血压患病率高于女生，高血压患病率随家庭收入增加而逐渐增高，但是到了≥40 000 元时则表现为降低（表 4-9）。

表 4-9 中国 6～17 岁儿童青少年不同家庭收入、性别高血压患病率

收入组 / 元	合计		男生		女生	
	患病率 /%	95%CI	患病率 /%	95%CI	患病率 /%	95%CI
<10 000	12.1	10.5～13.7	11.4	9.8～13.1	12.8	11.1～14.6
10 000～	11.9	10.0～13.7	12.2	10.0～14.3	11.5	9.7～13.3
20 000～	12.2	9.7～14.6	13.7	10.9～16.6	10.3	7.4～13.1
30 000～	13.9	10.4～17.5	14.0	10.0～18.1	13.8	9.6～18.1
≥40 000	12.2	8.6～15.7	12.7	8.3～17.1	11.5	7.6～15.5

中国城市 6～17 岁儿童青少年的家庭年收入水平为<10 000 元、10 000～19 999 元、20 000～29 999 元、30 000～39 999 元、≥40 000 元者，其高血压患病率分别为 12.3%、11.9%、11.2%、13.6% 和 14.2%；城市地区儿童青少年的高血压患病率随收入增加而逐渐增高。中国农村不同收入组儿童青少年的高血压患病率分别为 12.0%、11.8%、13.7%、14.9% 和 6.6%，高血压患病率随家庭收入增加而增高，但是到了≥40 000 元时则表现为降低。不同地区之间比较可见，贫困农村略高于其他地区（表 4-10）。

表 4-10 中国 6～17 岁儿童青少年不同家庭收入、地区高血压患病率

收入组 / 元	城市小计		大城市		中小城市		农村小计		普通农村		贫困农村	
	患病率 /%	95%CI	患病率 /%	95%CI	患病率 /%	95%CI	患病率 /%	95%CI	患病率 /%	95%CI	患病率 /%	95%CI
<10 000	12.3	9.8～14.7	12.4	8.6～16.2	12.2	9.5～15.0	12.0	10.0～14.0	11.5	9.1～13.8	12.8	9.1～16.4
10 000～	11.9	9.5～14.4	11.8	9.2～14.4	12.0	9.2～14.7	11.8	8.8～14.7	11.2	7.8～14.6	13.8	7.2～20.3
20 000～	11.2	8.4～14.1	12.1	8.5～15.6	11.1	7.8～14.3	13.7	9.3～18.2	11.8	7.1～16.6	23.1	14.8～31.3
30 000～	13.6	9.2～18.0	13.4	8.6～18.3	13.6	8.5～18.7	14.9	8.9～20.9	14.7	7.9～21.4	16.1	0.6～31.6
≥40 000	14.2	9.8～18.5	12.4	7.8～17.1	14.5	9.4～19.6	6.6	4.1～9.0	7.0	4.4～9.5	—	—

中国城市男生在不同收入组内的高血压患病率随收入增加而逐渐增高；农村男生的高血压患病率也随收入增加而增高，但是到了≥40 000元时则表现为降低。中国城市女生、农村女生的高血压患病率均表现为随收入增加而增高，但是到了≥40 000元时则降低（表4-11、表4-12）。

表4-11　中国6～17岁男生不同家庭收入、地区高血压患病率

收入组/元	城市小计		大城市		中小城市		农村小计		普通农村		贫困农村	
	患病率/%	95%CI	患病率/%	95%CI	患病率/%	95%CI	患病率/%	95%CI	患病率/%	95%CI	患病率/%	95%CI
合计	12.8	10.8～14.8	12.2	9.7～14.7	12.9	10.6～15.2	12.0	9.9～14.1	11.6	9.3～14.0	12.7	8.3～17.1
<10 000	11.8	9.3～14.3	10.9	7.2～14.7	11.9	9.2～14.6	11.2	9.1～13.4	11.2	8.4～14.0	11.3	7.8～14.8
10 000～	12.0	9.4～14.5	11.0	8.2～13.8	12.1	9.1～15.0	12.3	8.8～15.9	12.2	8.0～16.4	13.0	6.1～19.9
20 000～	13.1	9.5～16.8	15.1	10.2～20.0	12.8	8.7～17.0	14.7	10.2～19.2	12.9	8.0～17.8	23.8	15.1～32.5
30 000～	14.0	8.7～19.2	17.7	11.2～24.2	13.5	7.4～19.5	14.2	8.7～19.7	12.9	7.0～18.9	22.2	4.8～39.6
≥40 000	15.5	10.4～20.7	13.6	7.7～19.4	15.9	9.9～22.0	4.6	1.5～7.6	4.8	1.6～8.0	—	—

表4-12　中国6～17岁女生不同家庭收入、地区高血压患病率

收入组/元	城市小计		大城市		中小城市		农村小计		普通农村		贫困农村	
	患病率/%	95%CI	患病率/%	95%CI	患病率/%	95%CI	患病率/%	95%CI	患病率/%	95%CI	患病率/%	95%CI
合计	12.0	9.8～14.1	11.7	8.7～14.7	12.0	9.5～14.5	12.7	10.6～14.8	11.4	9.3～13.5	15.2	10.4～20.0
<10 000	12.8	9.8～15.7	13.8	9.2～18.3	12.6	9.3～16.0	12.9	10.7～15.1	11.8	9.4～14.2	14.4	10.2～18.7
10 000～	11.9	9.4～14.5	12.7	9.3～16.1	11.8	8.9～14.8	11.0	8.4～13.7	10.1	7.2～12.9	14.9	7.8～21.9
20 000～	9.0	5.9～12.0	8.6	4.6～12.6	9.0	5.5～12.6	12.5	7.0～18.1	10.5	4.9～16.2	22.1	11.8～32.4
30 000～	13.1	8.8～17.5	9.1	4.4～13.8	13.7	8.7～18.8	15.7	5.4～26.0	16.8	5.3～28.3	10.2	0.0～28.8
≥40 000	12.6	7.4～17.7	11.1	6.0～16.2	12.8	6.7～19.0	8.8	4.4～13.1	9.2	4.8～13.6	—	—

二、18 岁及以上成人高血压患病率

（一）汞柱式血压值结果

1. 全国合计高血压患病率

2010—2013 年中国 18 岁及以上成人的高血压患病率为 22.8%，其中男性 24.1%，女性 21.4%。成人 18～44 岁、45～59 岁和 60 岁及以上人群高血压患病率分别为 9.7%、32.7%、52.6%；全国合计、男性和女性的高血压患病率均随着年龄增长而升高，在 60 岁以前，男性高血压患病率高于女性，60 岁及以后则为女性高于男性（表 4-13、表 4-14）。

表 4-13　中国 18 岁及以上成人不同年龄、性别高血压患病率

年龄组/岁	合计		男性		女性	
	患病率/%	95%CI	患病率/%	95%CI	患病率/	95%CI
合计	22.8	21.3～24.3	24.1	22.3～26.0	21.4	20.0～22.9
18～	3.8	1.6～6.1	5.7	1.7～9.7	1.6	0.0～3.1
20～	4.4	3.3～5.4	6.5	4.8～8.3	1.8	0.9～2.6
25～	6.6	5.3～7.9	9.6	7.7～11.5	3.2	2.1～4.4
30～	8.4	7.0～9.7	12.4	10.1～14.7	4.2	3.2～5.1
35～	11.6	10.3～12.9	15.1	13.0～17.2	8.0	6.9～9.0
40～	18.6	16.8～20.5	22.7	20.2～25.1	14.5	12.5～16.5
45～	26.5	24.5～28.5	28.9	26.3～31.5	24.0	22.0～25.9
50～	33.8	31.3～36.3	34.3	31.2～37.5	33.3	31.0～35.6
55～	38.5	36.7～40.4	38.9	36.6～41.2	38.1	36.2～40.1
60～	45.5	43.6～47.5	44.0	41.3～46.7	47.1	45.3～48.9
65～	52.4	50.4～54.3	51.5	49.3～53.6	53.2	50.5～56.0
70～	57.8	55.7～60.0	55.2	52.2～58.1	60.4	57.5～63.2
75～	59.3	56.6～62.0	54.8	51.8～57.8	62.8	59.0～66.6

表 4-14　中国 18 岁及以上成人不同年龄、性别高血压患病率

年龄组/岁	合计		男		女	
	患病率/%	95%CI	患病率/%	95%CI	患病率/%	95%CI
18～44	9.7	8.6～10.9	12.8	11.1～14.5	6.4	5.6～7.2
45～59	32.7	30.8～34.5	33.8	31.5～36.2	31.5	29.7～33.2
≥60	52.6	51.0～54.3	50.2	48.3～52.1	54.9	52.9～57.0

中国城市成人的高血压患病率为 24.5%，其中大城市为 25.1%，中小城市为 24.4%；城市、大城市、中小城市成人的高血压患病率都随年龄增长而升高。农村成人的高血压患病率为 21.1%，其中普通农村为 21.9%，贫困农村为 19.3%；农村、普通农村、贫困农村成人的高血压患病率都随年龄增长而升高。总的来说，中国城市成人的高血压患病率高于农村，大城市、中小城市、普通农村和贫困农村的高血压患病率依次降低。中国城市 18～44 岁、45～59 岁和 60 岁及以上人群高血压患病率分别为 10.5%、33.8%、54.4%；农村分别为 9.0%、31.3%、50.8%，成人在相同年龄组内，高血压患病率为城市高于农村（表 4-15、表 4-16）。

表 4-15　中国 18 岁及以上成人不同年龄、地区高血压患病率

年龄组/岁	城市小计		大城市		中小城市		农村小计		普通农村		贫困农村	
	患病率/%	95%CI	患病率/%	95%CI	患病率/%	95%CI	患病率/%	95%CI	患病率/%	95%CI	患病率/%	95%CI
合计	24.5	22.4～26.7	25.1	20.1～30.1	24.4	22.0～26.9	21.1	19.0～23.2	21.9	19.0～24.8	19.3	16.4～22.1
18～	4.9	0.7～9.0	2.0	0.0～4.1	5.3	0.5～10.1	2.9	0.8～5.0	3.4	0.4～6.3	2.0	0.0～4.4
20～	5.3	3.6～7.0	2.7	1.3～4.1	5.6	3.6～7.6	3.6	2.3～5.0	3.5	1.8～5.2	3.9	1.4～6.3
25～	7.3	5.6～9.0	7.6	3.7～11.6	7.2	5.2～9.1	5.9	4.0～7.9	6.5	4.0～9.1	4.6	1.8～7.5
30～	8.8	6.6～10.9	8.2	6.3～10.2	8.8	6.3～11.4	8.0	6.4～9.6	8.4	6.3～10.5	7.2	4.7～9.6
35～	12.3	10.2～14.4	10.5	7.6～13.4	12.6	10.1～15.0	10.9	9.3～12.6	10.7	8.5～13.0	11.4	9.0～13.7
40～	19.2	15.9～22.5	16.4	13.6～19.2	19.6	15.7～23.4	18.1	16.3～20.0	19.0	16.6～21.3	16.1	12.9～19.4
45～	27.9	24.6～31.1	25.5	21.2～29.7	28.3	24.5～32.1	25.0	22.8～27.2	25.5	22.9～28.1	23.9	19.4～28.5
50～	34.1	30.2～37.9	32.5	29.1～35.8	34.4	29.7～39.1	33.5	30.6～36.4	34.2	30.4～38.1	31.7	28.0～35.4
55～	40.2	37.6～42.7	38.8	34.3～43.3	40.5	37.4～43.5	36.5	34.1～39.0	37.1	34.2～40.0	35.1	30.4～39.8
60～	45.6	43.2～48.1	45.3	39.9～50.7	45.7	42.9～48.5	45.4	42.4～48.5	46.6	42.8～50.4	42.7	38.3～47.2
65～	54.4	52.1～56.7	52.9	47.9～58.0	54.7	52.0～57.3	50.3	47.2～53.3	52.2	48.7～55.8	46.0	41.2～50.8
70～	59.9	56.6～63.3	59.3	53.5～65.2	60.0	56.1～64.0	55.6	52.8～58.4	56.2	52.6～59.8	54.2	49.8～58.6
75～	63.0	60.0～66.0	64.1	59.1～69.1	62.8	59.2～66.3	55.3	51.5～59.0	57.9	54.1～61.6	48.7	41.5～55.8

表 4-16　中国 18 岁及以上成人不同年龄、地区高血压患病率

年龄组/岁	城市小计		大城市		中小城市		农村小计		普通农村		贫困农村	
	患病率/%	95%CI	患病率/%	95%CI	患病率/%	95%CI	患病率/%	95%CI	患病率/%	95%CI	患病率/%	95%CI
18~44	10.5	8.7~12.3	8.9	6.8~11.0	10.7	8.7~12.8	9.0	7.6~10.4	9.4	7.6~11.2	8.2	6.2~10.3
45~59	33.8	30.9~36.8	32.3	28.5~36.0	34.1	30.6~37.7	31.3	29.2~33.3	31.9	29.3~34.5	29.7	26.4~33.1
≥60	54.4	52.1~56.7	54.4	49.7~59.1	54.4	51.8~57.0	50.8	48.3~53.2	52.3	49.6~55.1	47.0	43.1~50.9

2. 不同性别高血压患病率

2010—2013 年中国 18 岁及以上成年男性的高血压患病率为 26.4%,5 岁一组的高血压患病率分别为 7.2%、8.5%、11.3%、13.4%、16.3%、23.5%、32.1%、35.1%、41.8%、43.7%、52.9%、56.8% 和 57.4%;城市 18~44 岁、45~59 岁和 60 岁及以上成年男性的高血压患病率分别为 14.3%、36.1%、51.3%。中国农村成年男性的高血压患病率为 21.8%,5 岁一组的高血压患病率分别为 4.5%、5.0%、7.8%、11.4%、13.9%、21.9%、25.4%、33.3%、35.5%、44.4%、50.0%、53.5% 和 52.0%;农村 18~44 岁、45~59 岁和 60 岁及以上成年男性的高血压患病率分别为 11.4%、31.0%、49.1%。四类地区比较发现,贫困农村高血压患病率为最低(表 4-17、表 4-18)。

表 4-17　中国 18 岁及以上成年男性不同年龄、地区高血压患病率

年龄组/岁	城市小计		大城市		中小城市		农村小计		普通农村		贫困农村	
	患病率/%	95%CI	患病率/%	95%CI	患病率/%	95%CI	患病率/%	95%CI	患病率/%	95%CI	患病率/%	95%CI
合计	26.4	23.7~29.2	27.2	21.8~32.6	26.3	23.2~29.4	21.8	19.5~24.1	23.0	19.9~26.2	19.1	16.0~22.2
18~	7.2	0.0~14.7	2.9	0.0~6.7	7.8	0.0~16.5	4.5	0.7~8.4	5.6	0.1~11.1	2.3	0.0~6.0
20~	8.5	5.6~11.4	4.4	1.9~6.8	9.0	5.7~12.4	5.0	2.9~7.0	5.1	2.6~7.5	4.8	1.0~8.7
25~	11.3	8.5~14.1	11.8	5.9~17.8	11.2	8.0~14.5	7.8	5.4~10.2	9.3	5.9~12.6	4.8	2.0~7.5
30~	13.4	9.5~17.4	13.2	10.3~16.1	13.5	8.8~18.1	11.4	9.0~13.8	12.6	9.5~15.6	9.0	4.9~13.1
35~	16.3	12.8~19.8	14.2	10.1~18.3	16.6	12.5~20.7	13.9	11.5~16.3	14.2	11.0~17.4	13.4	9.8~17.1
40~	23.5	19.4~27.6	20.2	15.1~25.4	23.9	19.2~28.7	21.9	19.2~24.6	23.5	20.0~26.9	18.3	13.7~22.9

续表

年龄组/岁	城市小计		大城市		中小城市		农村小计		普通农村		贫困农村	
	患病率/%	95%CI	患病率/%	95%CI	患病率/%	95%CI	患病率/%	95%CI	患病率/%	95%CI	患病率/%	95%CI
45～	32.1	28.1～36.1	29.9	24.0～35.7	32.5	27.8～37.3	25.4	22.6～28.2	25.8	22.6～29	24.5	18.3～30.7
50～	35.1	30.4～39.8	35.3	30.8～39.8	35.0	29.3～40.8	33.3	29.5～37.2	34.3	29.2～39.4	30.9	25.5～36.2
55～	41.8	38.5～45	44.1	39.7～48.5	41.3	37.4～45.2	35.5	32.6～38.4	36.6	33.3～39.9	32.8	26.8～38.8
60～	43.7	40.2～47.2	45.7	39.3～52.1	43.3	39.2～47.4	44.4	40.2～48.5	46.9	42.3～51.5	38.4	31.8～45.1
65～	52.9	50.0～55.8	52.7	43.9～61.5	53.0	49.9～56.1	50.0	46.9～53.2	51.6	47.5～55.7	46.6	42.8～50.3
70～	56.8	52.4～61.1	54.9	49.1～60.8	57.1	51.9～62.3	53.5	49.4～57.6	55.2	49.7～60.7	49.7	45.8～53.6
75～	57.4	53.3～61.5	59.3	52.5～66.2	57.0	52.1～61.8	52.0	47.8～56.1	53.2	48.0～58.5	48.8	42.9～54.7

表4-18 中国18岁及以上成年男性不同年龄、地区高血压患病率

年龄组/岁	城市小计		大城市		中小城市		农村小计		普通农村		贫困农村	
	患病率/%	95%CI	患病率/%	95%CI	患病率/%	95%CI	患病率/%	95%CI	患病率/%	95%CI	患病率/%	95%CI
18～44	14.3	11.6～17.0	12.4	9.5～15.3	14.6	11.4～17.8	11.4	9.5～13.3	12.3	9.8～14.9	9.5	6.8～12.1
45～59	36.1	32.5～39.8	36.3	31.9～40.7	36.1	31.7～40.5	31.0	28.6～33.5	31.9	28.8～34.9	29.0	24.8～33.2
≥60	51.3	48.3～54.2	52.3	46.6～57.9	51.1	47.7～54.4	49.1	46.5～51.7	50.9	48.1～53.8	44.7	40.8～48.7

中国城市成年女性的高血压患病率为22.6%，5岁一组的高血压患病率分别为2.3%、1.5%、2.8%、3.9%、8.2%、14.8%、23.4%、33.0%、38.5%、47.6%、55.8%、62.9%和67.4%；城市18～44岁、45～59岁和60岁及以上成年女性的高血压患病率分别为6.4%、31.4%、57.3%。中国农村成年女性的高血压患病率为20.3%，5岁一组的高血压患病率分别为1.0%、2.0%、3.7%、4.4%、7.8%、14.2%、24.6%、33.7%、37.6%、46.6%、50.5%、57.6%和57.8%；农村18～44岁、45～59岁和60岁及以上成年女性的高血压患病率分别为6.3%、31.5%、52.4%。四类地区比较发现，贫困农村高血压患病率为最低（表4-19、表4-20）。

表 4-19 中国 18 岁及以上成年女性不同年龄、地区高血压患病率

年龄组/岁	城市小计 患病率/%	城市小计 95%CI	大城市 患病率/%	大城市 95%CI	中小城市 患病率/%	中小城市 95%CI	农村小计 患病率/%	农村小计 95%CI	普通农村 患病率/%	普通农村 95%CI	贫困农村 患病率/%	贫困农村 95%CI
合计	22.6	20.6~24.5	22.9	18.0~27.8	22.5	20.4~24.6	20.3	18.2~22.4	20.7	17.8~23.5	19.4	16.7~22.2
18~	2.3	0.0~5.3	0.9	0.0~2.5	2.4	0.0~6.0	1.0	0.0~2.2	0.7	0.0~2.2	1.7	0.0~3.9
20~	1.5	0.3~2.7	0.8	0.0~2.0	1.6	0.2~3.0	2.0	0.8~3.1	1.6	0.1~3.1	2.7	1.3~4.2
25~	2.8	1.4~4.2	2.9	0.1~5.7	2.8	1.2~4.4	3.7	1.8~5.6	3.3	1.0~5.6	4.5	0.7~8.2
30~	3.9	2.7~5.2	2.5	1.0~4.1	4.1	2.7~5.6	4.4	3.0~5.9	4.0	2.2~5.9	5.2	2.8~7.6
35~	8.2	6.6~9.8	6.6	4.4~8.8	8.4	6.6~10.3	7.8	6.4~9.2	7.2	5.4~8.9	9.1	6.9~11.3
40~	14.8	11.2~18.3	12.3	9.7~14.9	15.1	11.0~19.2	14.2	12.3~16.1	14.4	11.9~16.9	13.8	11.2~16.4
45~	23.4	20.3~26.6	20.8	18~23.6	23.9	20.1~27.7	24.6	22.5~26.7	25.1	22.4~27.9	23.3	19.8~26.9
50~	33.0	29.4~36.6	29.6	25.9~33.3	33.7	29.4~38.1	33.7	31.1~36.3	34.2	30.8~37.5	32.6	29.0~36.1
55~	38.5	36.0~41.0	33.4	28.6~38.2	39.6	36.7~42.5	37.6	34.6~40.6	37.6	33.8~41.5	37.6	32.6~42.6
60~	47.6	45.5~49.7	45.0	39.7~50.3	48.1	45.8~50.5	46.6	43.5~49.6	46.3	42.4~50.1	47.3	42.1~52.5
65~	55.8	52.2~59.4	53.2	49.5~56.8	56.4	52.0~60.7	50.5	46.4~54.6	52.9	48.4~57.3	45.4	37.8~53.1
70~	62.9	58.6~67.1	63.2	55.5~70.9	62.8	57.8~67.9	57.6	54.0~61.1	57.2	53.1~61.3	58.5	51.1~66.0
75~	67.4	63.0~71.8	68.0	63.2~72.9	67.3	61.9~72.7	57.8	52.7~63.0	61.4	56.2~66.7	48.5	38.2~58.9

表 4-20 中国 18 岁及以上成年女性不同年龄、地区高血压患病率

年龄组/岁	城市小计 患病率/%	城市小计 95%CI	大城市 患病率/%	大城市 95%CI	中小城市 患病率/%	中小城市 95%CI	农村小计 患病率/%	农村小计 95%CI	普通农村 患病率/%	普通农村 95%CI	贫困农村 患病率/%	贫困农村 95%CI
18~44	6.4	5.2~7.6	5.1	3.3~6.9	6.6	5.3~8.0	6.3	5.3~7.4	6.1	4.7~7.5	6.9	5.4~8.4
45~59	31.4	28.7~34.1	28.1	24.8~31.3	32.1	28.9~35.3	31.5	29.5~33.5	31.9	29.4~34.4	30.5	27.1~33.9
≥60	57.3	54.6~60.1	56.3	52.1~60.5	57.5	54.3~60.8	52.4	49.6~55.1	53.7	50.4~56.9	49.3	44.1~54.4

3. 不同家庭收入高血压患病率

2010—2013 年中国 18 岁及以上成人的家庭收入水平为<10 000 元、10 000～19 999 元、20 000～29 999 元、30 000～39 999 元、≥40 000 元者，其高血压患病率分别为 23.7%、22.1%、23.2%、20.1% 和 18.1%。不同家庭收入组成年男性的高血压患病率分别为 24.5%、23.7%、26.1%、22.1% 和 20.9%；成年女性分别为 22.9%、20.2%、20.0%、18.0% 和 14.8%。总的来看，不同家庭收入组内，高血压患病率为男性高于女性；高血压患病率随收入增高而升高，但是全国合计、成年男性家庭收入达到 30 000 元及以上时则有降低趋势（表 4-21）。

表 4-21 中国 18 岁及以上成人不同家庭收入、性别高血压患病率

收入组 / 元	合计		男		女	
	患病率 /%	95%CI	患病率 /%	95%CI	患病率 /%	95%CI
<10 000	23.7	22.1～25.4	24.5	22.5～26.5	22.9	21.3～24.5
10 000～	22.1	20.1～24.0	23.7	21.3～26.1	20.2	18.4～22.1
20 000～	23.2	21.1～25.4	26.1	23.2～28.9	20.0	18.1～22.0
30 000～	20.1	17.5～22.8	22.1	18.6～25.7	18.0	15.4～20.6
≥40 000	18.1	15.4～20.8	20.9	17.3～24.5	14.8	12.4～17.2

中国城市成人的家庭收入水平为<10 000 元、10 000～19 999 元、20 000～29 999 元、30 000～39 999 元、≥40 000 元者，其高血压患病率分别为 25.9%、24.3%、25.7%、21.3% 和 18.5%；农村分别为 22.4%、18.8%、17.4%、16.4% 和 16.5%。城市地区成人家庭收入水平达到 30 000 元及以上时，高血压患病率随收入增高而降低；农村地区成人的高血压患病率随收入增高而降低；在同一收入组内，贫困农村都低于其他地区（表 4-22）。

表 4-22 中国 18 岁及以上成人不同家庭收入、地区高血压患病率

收入组 / 元	城市小计		大城市		中小城市		农村小计		普通农村		贫困农村	
	患病率 /%	95%CI	患病率 /%	95%CI	患病率 /%	95%CI	患病率 /	95%CI	患病率 /%	95%CI	患病率 /%	95%CI
<10 000	25.9	23.6～28.3	23.1	18.8～27.4	26.2	23.6～28.8	22.4	20.2～24.6	23.7	20.7～26.6	20.0	16.8～23.2
10 000～	24.3	21.5～27.2	28.3	23.9～32.6	23.7	20.5～27.0	18.8	16.4～21.2	19.4	16.3～22.4	16.8	13.9～19.8
20 000～	25.7	23.1～28.3	26.8	20.4～33.2	25.4	22.5～28.3	17.4	14.6～20.1	17.4	14.4～20.5	17.2	10.5～23.8
30 000～	21.3	18.0～24.7	24.7	20.2～29.2	20.0	15.9～24.2	16.4	12.4～21.3	16.6	11.9～21.3	15.6	10.6～20.5
≥40 000	18.5	15.3～21.8	20.1	13.5～26.7	18.0	14.1～21.8	16.5	11.7～21.3	16.8	11.2～22.3	14.6	9.5～19.7

在不同家庭收入组内，中国城市男性、女性的高血压患病率均高于农村；大城市、中小城市、普通农村、贫困农村的成年男性、女性高血压患病率依次降低。城市男性高血压患病率随收入增高而升高，家庭收入水平达到 30 000 元及以上时反呈降低趋势；女性则随收入增高而降低（表 4-23、表 4-24）。

表4-23 中国18岁及以上成年男性不同家庭收入、地区高血压患病率

收入组/元	城市小计 患病率/%	95%CI	大城市 患病率/%	95%CI	中小城市 患病率/%	95%CI	农村小计 患病率/%	95%CI	普通农村 患病率/%	95%CI	贫困农村 患病率/%	95%CI
合计	26.4	23.7~29.2	27.2	21.8~32.6	26.3	23.2~29.4	21.8	19.5~24.1	23.0	19.9~26.2	19.1	16.0~22.2
<10 000	26.7	23.6~29.9	23.6	17.8~29.3	27.0	23.6~30.4	23.1	20.6~25.7	25.1	21.7~28.5	19.8	16.2~23.3
10 000~	26.7	23.1~30.4	30.0	25.2~34.8	26.2	22.0~30.4	19.6	17.0~22.2	20.4	17.2~23.5	16.9	13.0~20.8
20 000~	29.1	25.3~32.8	31.3	24.4~38.3	28.4	24.0~32.8	19.1	15.7~22.5	19.2	15.6~22.9	18.7	10.1~27.2
30 000~	23.8	19.2~28.3	26.5	21.6~31.4	22.7	16.8~28.6	17.4	12.0~22.7	18.4	12.3~24.5	11.2	3.6~18.7
≥40 000	21.6	17.2~25.9	22.0	14.7~29.4	21.4	16.0~26.7	18.6	12.5~24.7	19.6	12.4~26.8	12.0	6.4~17.6

表4-24 中国18岁及以上成年女性不同收入、地区高血压患病率

收入组/元	城市小计 百分比/%	95%CI	大城市 患病率/%	95%CI	中小城市 患病率/%	95%CI	农村小计 患病率/%	95%CI	普通农村 患病率/%	95%CI	贫困农村 患病率/%	95%CI
合计	22.6	20.6~24.5	22.9	18.0~27.8	22.5	20.4~24.6	20.3	18.2~22.4	20.7	17.8~23.5	19.4	16.7~22.2
<10 000	25.1	22.6~27.7	22.6	19.1~26.1	25.4	22.6~28.1	21.5	19.5~23.6	22.3	19.5~25.0	20.2	17.2~23.2
10 000~	21.8	19.3~24.4	26.5	22.3~30.8	21.1	18.2~23.9	17.9	14.9~20.9	18.2	14.4~22.0	16.7	13.5~19.9
20 000~	22.0	19.7~24.2	22.2	16.0~28.3	21.9	19.6~24.2	15.3	11.9~18.6	15.2	11.2~19.3	15.3	9.7~20.9
30 000~	18.8	15.6~22.1	22.7	17.5~27.9	17.3	13.4~21.2	15.3	11.5~19.2	14.4	10.3~18.5	21.1	12.4~29.8
≥40 000	15.0	12.1~17.9	17.9	12.0~23.8	14.0	10.5~17.4	13.9	9.6~18.1	13.3	8.7~17.9	18.0	6.3~29.8

（二）汞柱式血压值转换为电子血压值后的高血压患病率

将汞柱式血压值按系数调整为电子血压值后，中国18岁及以上成人的高血压患病率为25.2%，其中男性26.2%，女性24.1%。18~44岁、45~59岁和60岁及以上人群高血压患病率分别为10.6%、35.7%、58.9%，可见，男性高于女性，并随年龄增加而显著增高，45~59岁的中年人中超过三分之一者患有高血压，有一半以上的老年人患高血压（表4-25）。

表 4-25　中国 18 岁及以上成人不同年龄、性别高血压患病率（转换电子血压值）

年龄组/岁	合计		男		女	
	患病率/%	95%CI	患病率/%	95%CI	患病率/%	95%CI
合计	25.2	23.6～26.7	26.2	24.4～27.9	24.1	22.6～25.6
18～44	10.6	9.4～11.8	13.6	12.1～15.2	7.3	6.3～8.2
45～59	35.7	34.0～37.5	35.9	33.7～38.1	35.5	33.8～37.2
≥60	58.9	57.0～60.7	56.5	54.4～58.5	61.2	59.0～63.3

中国大城市、中小城市、普通农村、贫困农村成人的高血压患病率分别为 27.5%、26.6%、24.3% 和 21.6%，随地区而依次降低。城市 18～44 岁、45～59 岁和 60 岁及以上成年居民的高血压患病率分别为 11.3%、36.6% 和 60.6%，农村分别为 10.0%、34.7% 和 57.0%，不论城市、农村，成人高血压患病率均随年龄增加而升高（表 4-26）。

表 4-26　中国 18 岁及以上成人不同年龄、地区高血压患病率（转换电子血压值）

年龄组/岁	城市小计		大城市		中小城市		农村小计		普通农村		贫困农村	
	患病率/%	95%CI	患病率/%	95%CI	患病率/%	95%CI	患病率/%	95%CI	患病率/%	95%CI	患病率/%	95%CI
合计	26.8	24.7～28.8	27.5	21.9～33.1	26.6	24.4～28.9	23.5	21.2～25.8	24.3	21.2～27.5	21.6	18.8～24.4
18～44	11.3	9.3～13.2	9.6	7.3～11.9	11.5	9.3～13.7	10.0	8.7～11.3	10.2	8.4～11.9	9.6	7.6～11.6
45～59	36.6	33.8～39.3	34.9	30.9～39.0	36.9	33.6～40.2	34.7	32.8～36.7	35.5	33.0～38.0	32.8	29.9～35.8
≥60	60.6	58.4～62.7	60.7	56.4～65.0	60.6	58.0～63.1	57.0	53.9～60.1	59.1	55.4～62.8	52.1	48.6～55.7

中国城市 18～44 岁、45～59 岁和 60 岁及以上成年男性的高血压患病率分别为 14.6%、37.9% 和 57.6%；农村分别为 12.7%、33.6% 和 55.3%。城市 18～44 岁、45～59 岁和 60 岁及以上成年女性的高血压患病率分别为 7.6%、35.2% 和 63.4%；农村分别为 6.9%、35.9% 和 58.7%。城乡男性、女性高血压患病率均随年龄增加而升高（表 4-27、表 4-28）。

表 4-27　中国 18 岁及以上成年男性不同年龄、地区高血压患病率（转换电子血压值）

年龄组/岁	城市小计		大城市		中小城市		农村小计		普通农村		贫困农村	
	患病率/%	95%CI	患病率/%	95%CI	患病率/%	95%CI	患病率/%	95%CI	患病率/%	95%CI	患病率/%	95%CI
18～44	14.6	12.0～17.2	13.4	10.3～16.5	14.8	11.8～17.8	12.7	10.9～14.6	13.3	10.9～15.8	11.5	9.1～13.9
45～59	37.9	34.4～41.4	38.1	33.4～42.8	37.8	33.7～42.0	33.6	31.4～35.9	34.8	31.9～37.7	30.8	27.3～34.3
≥60	57.6	55.0～60.2	58.1	52.7～63.4	57.5	54.5～60.5	55.3	51.9～58.6	57.6	53.7～61.6	49.8	46.0～53.6

表 4-28　中国 18 岁及以上成年女性不同年龄、地区高血压患病率（转换电子血压值）

年龄组/岁	城市小计		大城市		中小城市		农村小计		普通农村		贫困农村	
	百分比/%	95%CI	患病率/%	95%CI	患病率/%	95%CI	患病率/%	95%CI	患病率/%	95%CI	患病率/%	95%CI
18~44	7.6	6.1~9.2	5.5	3.5~7.4	8.0	6.2~9.7	6.9	5.8~8.1	6.7	5.2~8.1	7.5	5.7~9.3
45~59	35.2	32.6~37.8	31.7	28.0~35.3	35.9	32.8~38.9	35.9	33.9~37.9	36.3	33.8~38.8	35.0	31.7~38.3
≥60	63.4	60.6~66.2	63.0	59.2~66.8	63.5	60.1~66.8	58.7	55.5~62.0	60.6	56.6~64.5	54.4	50.1~58.8

（三）高血压患病率的十年变化

与 2002 年中国居民营养与健康状况调查相比，2010—2013 年中国 18 岁及以上成人的全国合计高血压患病率依然在攀升，增加了 4%，增幅为 21.3%。按 2009 年国家统计局成年人口数计算，预计至少有 2.28 亿成年人患有高血压。

2010—2013 年中国城市、农村的成人高血压患病率较 2002 年城市、农村有所增高，分别增加了约 5% 和 2%，增幅分别为 26.9%、13.4%。成年男性、成年女性高血压患病率也比 2002 年分别增加了约 4% 和 3%。中国 18~44 岁、45~59 岁、60 岁及以上成人的高血压患病率随着年龄逐渐增高，与 2002 年比，青年组略微增加，中年、老年组都分别增加了约 3%（表 4-29）。

表 4-29　2002 年和 2010—2013 年中国 18 岁及以上成人高血压患病率/%

年龄/性别	2002			2010—2013		
	合计	城市	农村	合计	城市	农村
合计	18.8	19.3	18.6	22.8	24.5	21.1
男	20.2	21.8	19.6	24.1	26.4	21.8
女	18.0	17.9	18.0	21.4	22.6	20.3
18~44 岁						
小计	9.1	9.4	9.0	9.7	10.5	9.0
男	12.7	14.5	12.0	12.8	14.3	11.4
女	6.7	6.1	6.9	6.4	6.4	6.3
45~59 岁						
小计	29.3	32.8	28.0	32.7	33.8	31.3
男	28.6	33.1	26.9	33.8	36.1	31.0
女	30.0	32.6	29.1	31.5	31.4	31.5
≥60 岁						
小计	49.1	54.4	47.2	52.6	54.4	50.8
男	48.1	54.0	46.0	50.2	51.3	49.1
女	50.2	54.9	48.4	54.9	57.3	52.4

我国在 1959 年、1979—1980 年、1991 年都开展过全国高血压抽样调查,2002 年将全国营养调查与慢性病抽样调查结合在一起,实施了中国居民营养与健康状况调查。图 4-1 显示了历史数据的高血压患病标化率,数据均为 15 岁及以上人群;与 1959 年、1979—1980 年、1991 年、2002 年相比,2010—2013 年中国居民营养与健康状况监测中 15 岁及以上居民的高血压患病率显著增高。

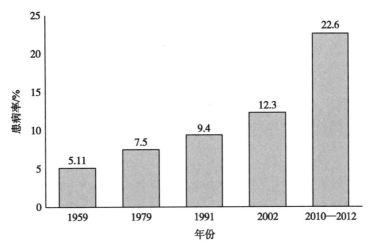

图 4-1　中国历次高血压调查患病率
注:1959 年、1997 年、1991 年、2002 年均为 15 岁及以上人群;
　　1997 年、1991 年、2002 年均按 1964 年标准人口标化;
　　2010—2012 年为 15 岁及以上人群,按 2009 年标准人口标化。

三、成人高血压知晓率、治疗率、控制率及治疗控制率

(一) 样本描述

2010—2013 年中国 18 岁及以上成人高血压知晓率、治疗率、控制率的计算样本为 38 605 人,其中男性 17 919 人(46.4%),女性 20 686 人(53.6%);18~44 岁、45~59 岁和 60 岁及以上居民分别为 4 397 人(11.4%)、14 742 人(38.2%)和 19 466 人(50.4%)。城市 18 岁及以上成年居民共 20 417 人(52.9%),农村共 18 188 人(47.1%)。

2010—2013 年中国 18 岁及以上成人高血压治疗控制率的计算样本共 15 855 人,其中男性 6 706 人(42.3%),女性 9 149 人(57.7%);18~44 岁、45~59 岁和 60 岁及以上人群分别为 743 人(4.7%)、5 605 人(35.3%)和 9 507 人(60.0%)。城市 18 岁及以上成年居民共 9 781 人(61.7%),农村 6 074 人(38.3%)。

(二) 高血压知晓率

1. 全国合计高血压知晓率

2010—2013 年中国 18 岁及以上成人的高血压知晓率为 46.5%,其中男性 43.0%,女性 49.5%;18~44 岁、45~59 岁和 60 岁及以上人群分别为 22.0%、44.2%、53.7%。可见,

女性高血压知晓率高于男性；全国合计、男性、女性的高血压知晓率均随年龄增加而升高（表4-30、表4-31）。

中国城市18岁及以上成人的高血压知晓率为52.7%，其中大城市为59.9%，中小城市为46.6%，大城市高于中小城市；城市合计、大城市、中小城市30岁及以上成人的知晓率均随年龄增长而稳步升高。中国农村成人高血压知晓率为39.5%，其中普通农村为41.4%，贫困农村为35.9%，普通农村高于贫困农村；农村合计、普通农村、贫困农村30岁及以上成人的知晓率均随年龄增长而升高（表4-30、表4-31）。

中国城乡成人的高血压知晓率为城市高于农村。在四类地区中，大城市成人高血压知晓率最高，大城市、中小城市、普通农村、贫困农村成人高血压知晓率逐步降低。

表4-30 中国18岁及以上成人不同年龄、性别、地区高血压知晓率/%

年龄组/岁	合计	男	女	城市小计	大城市	中小城市	农村小计	普通农村	贫困农村
合计	46.5	43.0	49.5	52.7	59.9	46.6	39.5	41.4	35.9
18~	11.5	11.1	12.5	8.3	16.7	—	14.3	14.3	14.3
20~	3.4	3.9	2.4	1.6	4.2	—	4.8	5.3	4.4
25~	8.8	10.4	6.3	14.5	19.8	9.5	3.1	5.2	—
30~	12.8	11.6	15.0	15.0	16.3	14.0	10.9	13.1	7.8
35~	18.1	16.9	19.8	22.2	24.9	20.7	14.5	13.9	15.4
40~	29.0	25.5	32.9	33.1	36.9	30.9	25.9	27.4	23.4
45~	36.8	32.6	40.4	41.9	49.4	37.7	32.4	33.1	31.1
50~	44.0	39.4	47.6	49.1	55.8	43.1	38.2	40.1	34.9
55~	48.9	45.2	51.7	54.1	61.6	47.9	43.1	44.0	41.2
60~	53.4	50.7	55.6	59.8	64.8	55.2	46.2	47.2	44.2
65~	53.1	50.5	55.4	59.0	67.5	52.0	46.1	48.0	42.5
70~	55.2	54.1	56.2	60.1	65.8	54.6	48.1	50.2	44.1
75~	53.3	53.1	53.6	60.0	66.6	53.0	43.3	47.6	33.9

表4-31 中国18岁及以上成人不同年龄、性别、地区高血压知晓率/%

年龄组/岁	合计	男	女	城市小计	大城市	中小城市	农村小计	普通农村	贫困农村
18~44	22.0	19.2	25.5	25.5	28.1	23.8	19.1	20.6	16.9
45~59	44.2	40.1	47.6	49.6	57.2	43.7	38.6	39.8	36.4
≥60	53.7	51.8	55.3	59.7	66.1	53.8	46.0	48.1	42.0

2. 不同性别、不同地区高血压知晓率

2010—2013年中国城市18岁及以上成年男性的高血压知晓率为50.0%，其中大城市为57.2%，中小城市为44.0%，大城市高于中小城市；城市18~44岁、45~59岁和60岁及以上成年男性高血压知晓率分别为22.8%、47.2%、58.3%；城市30岁及以上成年男性的高血压知晓率随年龄增长而升高，大城市、中小城市也是同样趋势。中国农村18岁及以上成年男性的高血压知晓率为35.3%，其中普通农村为36.9%，贫困农村为32.3%，普通农村高于贫困农村；农村18~44岁、45~59岁和60岁及以上男性分别为16.1%、32.4%、43.9%；农村

30 岁及以上成年男性的高血压知晓率随年龄增长而升高,普通农村、贫困农村也是同样趋势(表 4-32、表 4-33)。

表 4-32 中国 18 岁及以上成年男性不同年龄、地区高血压知晓率 /%

年龄组 / 岁	城市小计	大城市	中小城市	农村小计	普通农村	贫困农村
合计	50.0	57.2	44.0	35.3	36.9	32.3
18~	12.5	25.0	0.0	10.0	0.0	25.0
20~	2.1	5.3	0.0	5.4	6.9	3.7
25~	16.2	25.9	5.7	3.3	4.8	0.0
30~	14.5	14.9	14.1	8.9	9.6	7.7
35~	21.4	24.6	19.6	12.8	11.2	15.0
40~	29.6	33.1	27.8	22.3	22.0	22.8
45~	38.6	44.7	35.1	26.7	27.4	25.5
50~	46.9	53.2	41.2	31.0	32.2	28.7
55~	52.3	59.3	46.3	37.2	39.1	33.3
60~	57.3	62.5	52.5	43.5	44.4	41.4
65~	56.9	65.1	50.0	43.4	44.8	40.8
70~	59.3	65.9	53.9	46.8	48.4	43.6
75~	60.3	68.8	52.1	42.5	46.3	34.5

表 4-33 中国 18 岁及以上成年男性不同年龄、地区高血压知晓率 /%

年龄组 / 岁	城市小计	大城市	中小城市	农村小计	普通农村	贫困农村
18~44	22.8	25.7	21.0	16.1	16.0	16.4
45~59	47.2	54.2	41.6	32.4	33.9	29.6
≥60	58.3	65.3	52.1	43.9	45.6	40.5

中国城市 18 岁及以上成年女性的高血压知晓率为 55.0%,其中大城市为 62.0%,中小城市为 48.9%,大城市高于中小城市;城市 18~44 岁、45~59 岁和 60 岁及以上成年女性分别为 29.1%、51.6%、60.9%;城市 30 岁及以上成年女性的高血压知晓率随年龄增长而升高,大城市、中小城市也是同样趋势。中国农村 18 岁及以上成年女性的高血压知晓率为 43.2%,其中普通农村为 45.5%,贫困农村为 39.0%,普通农村高于贫困农村;农村 18~44 岁、45~59 岁和 60 岁及以上女性分别为 22.8%、43.4%、47.9%。农村 30 岁及以上成年女性的高血压知晓率随年龄增长而升高,普通农村、贫困农村也是同样趋势(表 4-34、表 4-35)。

四类地区比较可见,中国成年男性、成年女性的高血压知晓率均为大城市最高,中小城市、普通农村、贫困农村依次降低。

表 4-34 中国 18 岁及以上成年女性不同年龄、地区高血压知晓率 /%

年龄组 / 岁	城市小计	大城市	中小城市	农村小计	普通农村	贫困农村
合计	55.0	62.0	48.9	43.2	45.5	39.0
18~	0.0	0.0	0.0	25.0	100.0	0.0
20~	0.0	0.0	0.0	3.7	0.0	5.6

续表

年龄组/岁	城市小计	大城市	中小城市	农村小计	普通农村	贫困农村
25～	11.1	4.3	16.1	2.7	5.7	0.0
30～	16.2	20.0	13.6	14.2	19.6	8.0
35～	23.4	25.3	22.3	16.8	17.6	15.8
40～	37.1	40.7	34.8	29.9	33.5	24.1
45～	44.9	53.8	39.9	36.7	37.3	35.5
50～	50.8	57.9	44.6	44.0	46.6	39.4
55～	55.5	63.5	49.2	47.6	47.8	47.2
60～	61.8	66.6	57.4	48.5	49.6	46.4
65～	60.8	69.4	53.6	48.6	50.9	44.1
70～	60.8	65.7	55.2	49.2	52.1	44.6
75～	59.8	65.0	53.7	44.0	48.7	33.3

表 4-35　中国 18 岁及以上成年女性不同年龄、地区高血压知晓率 /%

年龄组/岁	城市小计	大城市	中小城市	农村小计	普通农村	贫困农村
18～44	29.1	31.5	27.7	22.8	26.8	17.5
45～59	51.6	59.7	45.4	43.4	44.4	41.5
≥60	60.9	66.7	55.2	47.9	50.2	43.2

3. 不同家庭收入高血压知晓率

2010—2013 年中国 18 岁及以上成人家庭收入水平为 <10 000 元、10 000～19 999 元、20 000～29 999 元、30 000～39 999 元、≥40 000 元者，其高血压知晓率分别为 42.4%、47.5%、54.7%、56.5% 和 59.4%；不同收入组成年男性分别为 38.4%、44.3%、51.3%、54.0% 和 54.7%；不同收入组成年女性分别为 45.6%、50.4%、57.9%、58.9% 和 64.3%。城乡合计、成年男性、成年女性的高血压知晓率均随收入增高而增高（表 4-36）。

中国城市成人不同家庭收入组的高血压知晓率分别为 47.2%、53.2%、58.6%、58.4% 和 62.2%；大城市高于中小城市。中国农村分别为 39.7%、37.5%、40.3%、48.0% 和 47.4%；普通农村高于贫困农村。不同家庭收入组内，城市成人高血压知晓率高于农村，大城市、中小城市、普通农村、贫困农村依次降低（表 4-36）。

表 4-36　中国 18 岁及以上成人不同家庭收入、性别、地区高血压知晓率 /%

收入组/元	合计	男	女	城市小计	大城市	中小城市	农村小计	普通农村	贫困农村
<10 000	42.4	38.4	45.6	47.2	54.6	44.0	39.7	41.6	36.7
10 000～	47.5	44.3	50.4	53.2	59.8	46.9	37.5	39.5	31.4
20 000～	54.7	51.3	57.9	58.6	63.2	52.3	40.3	44.5	25.8
30 000～	56.5	54.0	58.9	58.4	61.3	52.7	48.0	50.0	35.3
≥40 000	59.4	54.7	64.3	62.2	68.3	52.8	47.4	48.1	41.7

中国城市成年男性不同家庭收入组的高血压知晓率分别为 43.8%、50.5%、55.5%、57.7% 和 58.5%；农村成年男性分别为 35.6%、34.0%、35.7%、37.8% 和 38.5%。中国城市成

年女性不同家庭收入组的高血压知晓率分别为 49.8%、55.6%、61.6%、59.0% 和 66.1%；农村
成年女性分别为 43.1%、40.9%、44.7%、58.4% 和 56.7%。总的来说，成年男性、成年女性在
不同家庭收入组内，高血压知晓率均为城市高于农村；大城市、中小城市、普通农村、贫困
农村依次降低（表 4-37、表 4-38）。

表 4-37　中国 18 岁及以上成年男性不同家庭收入、地区高血压知晓率 /%

收入组 / 元	城市小计	大城市	中小城市	农村小计	普通农村	贫困农村
合计	50.0	57.2	44.0	35.3	36.9	32.3
<10 000	43.8	49.6	41.5	35.6	37.5	32.5
10 000~	50.5	57.9	43.7	34.0	35.2	30.0
20 000~	55.5	60.8	48.6	35.7	39.2	25.0
30 000~	57.7	60.1	53.5	37.8	38.9	28.6
≥40 000	58.5	65.8	48.5	38.5	37.4	50.0

表 4-38　中国 18 岁及以上成年女性不同家庭收入、地区高血压知晓率 /%

收入组 / 元	城市小计	大城市	中小城市	农村小计	普通农村	贫困农村
合计	55.0	62.0	48.9	43.2	45.5	39.0
<10 000	49.8	58.2	46.1	43.1	45.1	40.2
10 000~	55.6	61.2	49.8	40.9	43.5	32.8
20 000~	61.6	65.5	56.2	44.7	49.1	26.7
30 000~	59.0	62.5	51.9	58.4	61.9	40.0
≥40 000	66.1	70.6	58.0	56.7	60.0	35.7

4. 高血压知晓率的十年变化

与 2002 年中国居民营养与健康状况调查相比，2010—2013 年中国成人的全国合计、城
乡、不同性别高血压知晓率均有较大幅度升高，增长了约 11%～17%（表 4-39）。

表 4-39　2002 年和 2010—2013 年中国成人高血压知晓率 /%

年龄 / 性别	2002			2010—2013		
	合计	城市	农村	合计	城市	农村
合计	30.2	41.1	22.5	46.5	52.7	39.5
男	27.2	37.9	19.5	43.0	50.0	35.3
女	33.1	44.1	25.3	49.5	55.0	43.2
18～44 岁						
小计	13.6	17.8	11.6	22.0	25.5	19.1
男	11.1	16.3	8.4	19.2	22.8	16.1
女	16.8	20.2	15.4	25.5	29.1	22.8
45～59 岁						
小计	31.0	40.8	25.1	44.2	49.6	38.6
男	26.8	36.5	20.9	40.1	47.2	32.4
女	34.4	44.3	28.4	47.6	51.6	43.4

续表

年龄/性别	2002			2010—2013		
	合计	城市	农村	合计	城市	农村
≥60岁						
小计	37.6	48.5	26.8	53.7	59.7	46.0
男	36.8	47.5	26.3	51.8	58.3	43.9
女	38.4	49.5	27.2	55.3	60.9	47.9

（三）高血压治疗率

1. 全国合计高血压治疗率

2010—2013 年中国 18 岁及以上成人的高血压治疗率为 41.1%，其中男性 37.4%，女性 44.2%；18～44 岁、45～59 岁和 60 岁及以上人群的高血压治疗率分别为 16.9%、38.0%、48.8%。中国成年女性的高血压治疗率高于男性；全国合计、男性、女性均随年龄增加而升高（表 4-40、表 4-41）。

中国城市 18 岁及以上成人的高血压治疗率为 47.9%，其中大城市为 55.6%，中小城市为 41.5%，大城市高于中小城市；总体来看，城市合计、大城市、中小城市中 30 岁及以上成人的治疗率均随年龄增长而升高。中国农村成人高血压治疗率为 33.4%，其中普通农村为 35.4%，贫困农村为 29.6%，普通农村高于贫困农村；农村合计、普通农村、贫困农村 30 岁及以上成人的治疗率均随年龄增长而升高（表 4-40、表 4-41）。

中国城乡成人的高血压治疗率为城市高于农村。在四类地区中，大城市成人高血压治疗率最高，大城市、中小城市、普通农村、贫困农村成人高血压治疗率逐步降低。

表 4-40　中国 18 岁及以上成人不同年龄、性别、地区高血压治疗率/%

年龄组/岁	合计	男	女	城市小计	大城市	中小城市	农村小计	普通农村	贫困农村
合计	41.1	37.4	44.2	47.9	55.6	41.5	33.4	35.4	29.6
18～	7.7	5.6	12.5	8.3	16.7	—	7.1	14.3	—
20～	2.1	1.9	2.4	1.6	4.2	—	2.4	—	4.4
25～	6.1	6.5	5.5	9.7	11.1	8.3	2.5	4.1	—
30～	9.4	8.5	11.1	11.6	11.5	11.6	7.6	9.4	5.2
35～	13.9	12.1	16.3	17.6	18.7	17.0	10.6	10.2	11.0
40～	22.6	19.2	26.4	26.6	30.8	24.2	19.5	20.7	17.6
45～	30.2	26.2	33.5	35.1	42.6	30.8	26.0	26.8	24.4
50～	37.5	32.2	41.6	43.0	50.5	36.4	31.2	32.3	29.3
55～	43.1	39.3	46.0	48.9	56.5	42.6	36.8	38.0	34.3
60～	48.1	44.9	50.8	55.7	61.4	50.4	39.7	41.2	36.7
65～	48.6	46.0	50.9	55.6	64.8	47.9	40.3	42.7	35.7
70～	50.4	49.1	51.6	56.3	62.2	50.5	41.8	44.6	36.6
75～	48.6	47.9	49.2	55.8	62.9	48.2	37.8	41.9	28.7

表 4-41 中国 18 岁及以上成人不同年龄、性别、地区高血压治疗率 /%

年龄组 / 岁	合计	男	女	城市小计	大城市	中小城市	农村小计	普通农村	贫困农村
18~44	16.9	14.1	20.5	20.2	22.2	19.0	14.2	15.4	12.4
45~59	38.0	33.7	41.5	43.7	52.0	37.5	32.1	33.2	29.9
≥60	48.8	46.7	50.7	55.8	62.9	49.3	39.9	42.4	35.1

2. 不同性别、不同地区高血压治疗率

2010—2013 年中国城市 18 岁及以上成年男性的高血压治疗率为 44.7%，其中大城市为 52.6%，中小城市为 38.3%，大城市高于中小城市；城市 18~44 岁、45~59 岁和 60 岁及以上成年男性分别为 14.1%、33.7%、46.7%；总的来看，城市 30 岁及以上成年男性的高血压治疗率随年龄增长而升高，大城市、中小城市也是同样趋势。中国农村成年男性的高血压治疗率为 29.3%，其中普通农村为 31.3%，贫困农村为 25.6%，普通农村高于贫困农村；农村 18~44 岁、45~59 岁和 60 岁及以上成年男性分别为 16.4%、34.7%、46.9%；总的来看，农村 30 岁及以上成年男性的高血压治疗率随年龄增长而升高，普通农村、贫困农村也是同样趋势（表 4-42、表 4-43）。

表 4-42 中国 18 岁及以上成年男性不同年龄、地区高血压治疗率 /%

年龄组 / 岁	城市小计	大城市	中小城市	农村小计	普通农村	贫困农村
合计	44.7	52.6	38.3	29.3	31.3	25.6
18~	12.5	25.0	—	—	—	—
20~	2.1	5.3	—	1.8	—	3.7
25~	9.9	13.8	5.7	2.2	3.2	—
30~	10.1	9.5	10.6	7.1	8.7	4.6
35~	16.2	18.4	14.9	8.3	8.2	8.6
40~	23.0	24.7	22.1	16.2	16.3	16.0
45~	31.3	38.1	27.5	21.3	22.0	19.9
50~	39.6	46.8	33.1	23.9	24.7	22.3
55~	46.7	53.7	40.7	31.1	33.4	26.5
60~	52.3	58.7	46.4	36.8	38.1	34.0
65~	53.6	63.4	45.4	37.6	39.5	34.2
70~	55.1	62.3	49.2	40.8	43.3	35.6
75~	55.7	65.2	46.5	36.5	41.4	26.2

表 4-43 中国 18 岁及以上成年男性不同年龄、地区高血压治疗率 /%

年龄组 / 元	城市小计	大城市	中小城市	农村小计	普通农村	贫困农村
18~44	14.1	17.2	18.6	16.4	11.4	11.8
45~59	33.7	40.6	48.3	34.7	26.2	27.7
≥60	46.7	54.0	62.1	46.9	37.8	40.1

中国城市 18 岁及以上成年女性的高血压治疗率为 50.7%，其中大城市为 58.0%，中小城市为 44.3%，大城市高于中小城市；城市 18~44 岁、45~59 岁和 60 岁及以上成年女性分

别为 20.5%、41.5%、50.7%；总的来看，城市 30 岁及以上成年女性的高血压治疗率随年龄增长而升高，大城市、中小城市也是同样趋势。中国农村成年女性的高血压治疗率为 36.9%，其中普通农村为 39.1%，贫困农村为 33.0%，普通农村高于贫困农村；农村 18~44 岁、45~59 岁和 60 岁及以上成年女性分别为 22.7%、39.8%、51.3%。总的来说，农村 30 岁及以上成年女性的高血压治疗率随年龄增长而升高，普通农村、贫困农村也是同样趋势（表 4-44、表 4-45）。

四类地区比较可见，中国成年男性、成年女性的高血压治疗率均为大城市最高，中小城市、普通农村、贫困农村依次降低。

表4-44　中国 18 岁及以上成年女性不同年龄、地区高血压治疗率 /%

年龄组 / 岁	城市小计	大城市	中小城市	农村小计	普通农村	贫困农村
合计	50.7	58.0	44.3	36.9	39.1	33.0
18~	—	—	—	25.0	100	—
20~	—	—	—	3.7	—	5.6
25~	9.3	4.3	12.9	2.7	5.7	—
30~	14.9	16.7	13.6	8.5	10.7	6.0
35~	19.6	19.0	20.0	13.6	13.2	14.0
40~	30.8	36.8	27.0	23.1	25.7	19.1
45~	38.5	46.8	33.8	29.5	30.3	27.9
50~	45.6	53.4	38.8	37.0	38.6	34.3
55~	50.6	58.8	44.0	41.1	41.5	40.3
60~	58.4	63.6	53.5	42.2	43.9	38.8
65~	57.2	66.1	49.8	42.8	45.6	37.3
70~	57.3	62.1	51.7	42.7	46.0	37.5
75~	55.9	61.2	49.7	38.9	42.4	31.0

表4-45　中国 18 岁及以上成年女性不同年龄、地区高血压治疗率 /%

年龄组 / 岁	城市小计	大城市	中小城市	农村小计	普通农村	贫困农村
18~44	20.5	24.4	27.3	22.7	17.6	20.2
45~59	41.5	46.2	55.1	39.8	36.6	37.5
≥60	50.7	57.3	63.4	51.3	41.8	44.4

3. 不同家庭收入高血压治疗率

2010—2013 年中国 18 岁及以上成人家庭收入水平为 <10 000 元、10 000~19 999 元、20 000~29 999 元、30 000~39 999 元、≥40 000 元者，其高血压治疗率分别为 36.6%、42.3%、50.0%、52.4% 和 54.3%；成年男性分别为 32.5%、38.7%、46.5%、50.8% 和 49.4%；成年女性分别为 59.9%、54.6%、46.7%、46.1% 和 40.6%；城乡合计、成年男性的高血压治疗率均收入增高而增高（表 4-46）。

中国城市成人不同家庭收入水平为 <10 000 元、10 000~19 999 元、20 000~29 999 元、30 000~39 999 元、≥40 000 元者，其高血压治疗率分别为 42.1%、48.3%、54.3%、54.8% 和

57.3%；大城市高于中小城市。中国农村成人不同家庭收入组高血压治疗率分别为33.5%、31.6%、34.1%、41.7%和41.8%；普通农村高于贫困农村。不同收入组内，城市成人的高血压治疗率高于农村，大城市、中小城市、普通农村、贫困农村依次降低（表4-46）。

表4-46　中国18岁及以上成人不同家庭收入、性别、地区高血压治疗率/%

收入组/元	合计	男	女	城市小计	大城市	中小城市	农村小计	普通农村	贫困农村
<10 000	36.6	32.5	59.9	42.1	49.8	38.9	33.5	35.6	30.4
10 000～	42.3	38.7	54.6	48.3	55.2	41.6	31.6	33.6	25.4
20 000～	50.0	46.5	46.7	54.3	59.3	47.6	34.1	37.8	21.0
30 000～	52.4	50.8	46.1	54.8	58.9	46.8	41.7	43.1	32.4
≥40 000	54.3	49.4	40.6	57.3	63.6	47.5	41.8	42.9	33.3

中国城市成年男性不同家庭收入组的高血压治疗率分别为38.2%、44.9%、51.1%、54.3%和44.7%；农村成年男性分别为29.4%、28.4%、29.6%、35.4%和33.9%。中国城市成年女性不同收入组分别为45.2%、51.2%、57.5%、55.2%和61.6%；农村成年女性分别为37.0%、34.7%、38.4%、48.0%和50.0%。总的来说，成年男性、成年女性的不同家庭收入组内，高血压治疗率均为城市高于农村；大城市、中小城市、普通农村、贫困农村依次降低（表4-47、表4-48）。

表4-47　中国18岁及以上成年男性不同家庭收入、地区高血压治疗率/%

收入组/元	城市小计	大城市	中小城市	农村小计	普通农村	贫困农村
合计	44.7	52.6	38.3	29.3	31.3	25.6
<10 000	38.2	44.4	35.8	29.4	31.6	26.0
10 000～	44.9	52.7	37.8	28.4	29.9	23.6
20 000～	51.1	56.8	43.5	29.6	33.3	18.0
30 000～	54.3	57.3	49.0	35.4	36.3	28.6
≥40 000	44.7	61.7	41.2	33.9	33.3	40.0

表4-48　中国18岁及以上成年女性不同家庭收入、地区高血压治疗率/%

收入组/元	城市小计	大城市	中小城市	农村小计	普通农村	贫困农村
合计	50.7	58.0	44.3	36.9	39.1	33.0
<10 000	45.2	53.6	41.5	37.0	39.1	34.0
10 000～	51.2	57.2	45.0	34.7	37.2	27.1
20 000～	57.5	61.6	51.8	38.4	41.9	24.4
30 000～	55.2	60.4	44.4	48.0	50.5	35.0
≥40 000	61.6	65.4	54.9	50.0	53.3	28.6

4. 高血压治疗率的十年变化

与2002年中国居民营养与健康状况调查相比，2010—2013年中国成人的全国合计、城乡、不同性别高血压治疗率均有较大幅度升高，增长了约13%～17%（表4-49）。

表4-49　2002年和2010—2013年中国成人高血压知晓率/%

年龄/性别	2002			2010—2013		
	合计	城市	农村	合计	城市	农村
合计	24.7	35.1	17.4	41.1	47.9	33.4
男	21.6	31.2	14.7	37.4	44.7	29.3
女	27.7	38.8	19.8	44.2	50.7	36.9
18～44岁						
小计	9.1	11.8	7.9	16.9	20.2	14.2
男	6.9	9.7	5.4	14.1	17.2	11.4
女	12.0	15.0	10.8	20.5	24.4	17.6
45～59岁						
小计	25.0	34.1	19.4	38.0	43.7	32.1
男	20.6	28.6	15.7	33.7	40.6	26.2
女	28.5	38.5	22.3	41.5	46.2	36.6
≥60岁						
小计	32.2	43.1	21.3	48.8	55.8	39.9
男	31.0	41.5	20.7	46.7	54.0	37.8
女	33.3	44.7	21.9	50.7	57.3	41.8

（四）高血压控制率

1. 全国合计高血压控制率

2010—2013年中国18岁及以上成人的高血压控制率为12.9%，其中男性14.6%，女性13.8%；18～44岁、45～59岁和60岁及以上人群分别为6.3%、13.1%、16.1%。成年男性高血压控制率高于女性；总体上来看，全国合计、男性、女性的高血压控制率均随年龄增加而升高（表4-50、表4-51）。

中国城市18岁及以上成人的高血压控制率为17.9%，其中大城市为22.5%，中小城市为14.0%，大城市高于中小城市；总体来看，城市合计、大城市、中小城市的30岁及以上成人高血压控制率均随年龄增长而升高。中国农村成人高血压控制率为9.2%，其中普通农村为9.9%，贫困农村为8.0%，普通农村略高于贫困农村。总体来看，农村合计、普通农村、贫困农村的30岁及以上成人高血压控制率均随年龄增长而升高（表4-50、表4-51）。

中国城乡成人的高血压控制率为城市高于农村。在四类地区中，大城市成人高血压控制率最高，大城市、中小城市、普通农村、贫困农村成人高血压控制率逐步降低。

表4-50　中国18岁及以上成人不同年龄、性别、地区高血压控制率/%

年龄组/岁	合计	男	女	城市小计	大城市	中小城市	农村小计	普通农村	贫困农村
合计	12.9	14.6	13.8	17.9	22.5	14.0	9.2	9.9	8.0
18～	—	—	—	—	—	—	—	—	—
20～	1.9	2.4	2.1	1.6	4.2	—	2.4	—	4.4
25～	3.0	3.1	3.0	4.8	6.2	3.6	1.2	2.1	—

续表

年龄组/岁	合计	男	女	城市小计	大城市	中小城市	农村小计	普通农村	贫困农村
30～	3.0	5.0	3.7	4.7	5.8	3.9	2.9	3.8	1.7
35～	4.0	7.4	5.4	6.8	6.7	6.8	4.3	3.3	5.5
40～	6.4	9.8	8.0	10.4	12.8	9.0	6.2	6.2	6.1
45～	8.0	11.1	9.7	13.2	17.6	10.7	6.6	7.0	5.9
50～	12.2	13.9	13.1	17.3	22.1	13.1	8.4	8.5	8.2
55～	14.1	15.8	15.0	19.8	25.0	15.5	9.8	10.0	9.4
60～	15.3	17.4	16.5	21.4	26.4	16.8	11.0	12.2	8.5
65～	14.9	16.0	15.5	19.1	24.6	14.5	11.2	12.1	9.5
70～	16.7	16.7	16.7	20	21.7	18.4	11.7	12.1	10.9
75～	17.5	13.8	15.5	19	23.8	13.8	10.3	11.8	6.9

表 4-51　中国 18 岁及以上成人不同年龄、性别、地区高血压控制率 /%

年龄组/岁	合计	男	女	城市小计	大城市	中小城市	农村小计	普通农村	贫困农村
18～44	6.3	4.9	8.1	8.0	9.3	7.2	4.8	4.8	4.9
45～59	13.1	11.9	14.0	17.4	22.8	13.4	8.5	8.7	8.0
≥60	16.1	15.9	16.2	20.0	24.4	15.9	11.1	12.1	9.0

2. 不同性别、不同地区高血压控制率

2010—2013 年中国城市 18 岁及以上成年男性的高血压控制率为 17.1%，其中大城市为 21.4%，中小城市为 13.5%，大城市高于中小城市；18～44 岁、45～59 岁和 60 岁及以上成年男性分别为 6.4%、16.3%、20.1%；总的来看，城市 30 岁及以上成年男性的高血压控制率随年龄增长而升高，大城市、中小城市也是同样趋势。中国农村 18 岁及以上成年男性的高血压控制率为 8.3%，其中普通农村为 9.3%，贫困农村为 6.5%，普通农村略高于贫困农村；农村 18～44 岁、45～59 岁和 60 岁及以上成年男性分别为 3.5%、7.1%、10.9%。总的来看，农村 30 岁及以上成年男性的高血压控制率随年龄增长而升高，普通农村、贫困农村也是同样趋势（表 4-52、表 4-53）。

中国城市 18 岁及以上成年女性的高血压控制率为 18.6%，其中大城市为 23.4%，中小城市为 14.4%，大城市高于中小城市；城市 18～44 岁、45～59 岁和 60 岁及以上女性分别为 10.2%、18.3%、19.9%；总的来看，城市 30 岁及以上成年女性的高血压控制率随年龄增长而升高，大城市、中小城市也是同样趋势。中国农村 18 岁及以上成年女性的高血压控制率为 10.0%，其中普通农村为 10.4%，贫困农村为 9.3%；农村 18～44 岁、45～59 岁和 60 岁及以上成年女性分别为 6.5%、9.5%、11.3%。总的来说，农村 30 岁及以上成年女性的高血压控制率随年龄增长而升高（表 4-54、表 4-55）。

四类地区比较可见，成年男性、成年女性的高血压控制率均为大城市最高，中小城市、普通农村、贫困农村依次降低。

表 4-52　中国 18 岁及以上成年男性不同年龄、地区高血压控制率 /%

年龄组 / 岁	城市小计	大城市	中小城市	农村小计	普通农村	贫困农村
合计	17.1	21.4	13.5	8.3	9.3	6.5
18～	—	—	—	—	—	—
20～	2.1	5.3	—	1.8	—	3.7
25～	4.5	6.9	1.9	1.1	1.6	—
30～	3.1	2.7	3.5	3.0	4.8	—
35～	5.8	5.3	6.2	2.4	1.0	4.3
40～	8.5	6.2	9.7	4.8	4.6	5.1
45～	11.1	12.9	10.0	5.1	5.6	4.3
50～	16.9	21.5	12.8	6.9	7.5	5.7
55～	19.0	23.6	15.0	8.6	9.8	6.3
60～	20.4	24.8	16.3	9.8	11.0	7.2
65～	18.2	25.5	12.1	11.3	12.2	9.7
70～	20.6	22.0	19.5	11.1	12.1	9.1
75～	21.3	27.5	15.3	12.0	14.4	7.0

表 4-53　中国 18 岁及以上成年男性不同年龄、地区高血压控制率 /%

年龄组 / 岁	城市小计	大城市	中小城市	农村小计	普通农村	贫困农村
18～44	6.4	5.5	6.9	3.5	3.4	3.8
45～59	16.3	20.9	12.8	7.1	7.9	5.5
≥60	20.1	25.0	15.7	10.9	12.1	8.3

表 4-54　中国 18 岁及以上成年女性不同年龄、地区高血压控制率 /%

年龄组 / 岁	城市小计	大城市	中小城市	农村小计	普通农村	贫困农村
合计	18.6	23.4	14.4	10.0	10.4	9.3
18～	—	—	—	—	—	—
20～	—	—	—	3.7	—	5.6
25～	5.6	4.3	6.5	1.4	2.9	—
30～	8.1	13.3	4.5	2.8	1.8	4.0
35～	8.1	8.9	7.7	6.8	6.6	7.0
40～	12.5	19.2	8.2	7.7	8.1	7.1
45～	15.2	22.0	11.4	7.8	8.1	7.1
50～	17.6	22.6	13.2	9.6	9.4	10.0
55～	20.4	26.2	15.8	10.7	10.2	11.7
60～	22.2	27.6	17.1	12.0	13.3	9.6
65～	19.7	23.8	16.3	11.2	12.1	9.4
70～	19.5	21.5	17.2	12.3	12.2	12.4
75～	17.1	21.1	12.4	8.7	9.6	6.7

表 4-55　中国 18 岁及以上成年女性不同年龄、地区高血压控制率 /%

年龄组 / 岁	城市小计	大城市	中小城市	农村小计	普通农村	贫困农村
18~44	10.2	14.7	7.7	6.5	6.8	6.0
45~59	18.3	24.5	13.9	9.5	9.4	9.9
≥60	19.9	23.9	16.0	11.3	12.1	9.7

3．不同家庭收入高血压控制率

2010—2013 年中国 18 岁及以上成人家庭收入水平为<10 000 元、10 000~19 999 元、20 000~29 999 元、30 000~39 999 元、≥40 000 元者，其高血压控制率分别为 10.8%、14.3%、19.9%、22.4% 和 24.2%；成年男性分别为 9.9%、13.0%、19.2%、22.3% 和 22.1%；成年女性分别为 11.5%、15.5%、20.7%、22.5% 和 26.3%；城乡合计、成年男性、成年女性的高血压控制率均收入增高而增高（表 4-56）。

中国城市成人不同家庭收入组的高血压控制率分别为 13.8%、17.3%、22.4%、24.6% 和 26.9%；大城市高于中小城市。中国农村成年居民不同家庭收入组的高血压控制率分别为 9.1%、9.1%、11.1%、12.3% 和 12.7%；普通农村高于贫困农村。不同家庭收入组内，城市成人的高血压控制率高于农村，大城市、中小城市、普通农村、贫困农村依次降低（表 4-56）。

表 4-56　中国 18 岁及以上成人不同家庭收入、性别、地区高血压控制率 /%

收入组 / 元	合计	男	女	城市小计	大城市	中小城市	农村小计	普通农村	贫困农村
<10 000	10.8	9.9	11.5	13.8	19.2	11.6	9.1	9.8	8.0
10 000~	14.3	13.0	15.5	17.3	20.3	14.3	9.1	9.5	8.0
20 000~	19.9	19.2	20.7	22.4	26.3	17.0	11.1	11.7	9.1
30 000~	22.4	22.3	22.5	24.6	25.8	22.2	12.3	13.3	5.9
≥40 000	24.2	22.1	26.3	26.9	29.2	23.3	12.7	13.8	4.2

中国城市成年男性不同家庭收入组的高血压控制率分别为 13.5%、15.5%、21.4%、25.2% 和 25.2%；农村成年男性分别为 8.0%、8.8%、10.8%、9.4% 和 9.2%。中国城市成年女性不同收入水平的高血压控制率分别为 14.1%、18.8%、23.3%、24.0% 和 28.6%；农村成年女性分别为 10.0%、9.4%、11.4%、15.2% 和 16.3%。总的来说，成年男性、成年女性的高血压控制率随收入增高升高；不同家庭收入组内，高血压控制率均为城市高于农村；大城市、中小城市、普通农村、贫困农村依次降低（表 4-57、表 4-58）。

表 4-57　中国 18 岁及以上成年男性不同家庭收入、地区高血压控制率 /%

收入组 / 元	城市小计	大城市	中小城市	农村小计	普通农村	贫困农村
合计	17.1	21.4	13.5	8.3	9.3	6.5
<10 000	13.5	18.6	11.6	8.0	9.1	6.4
10 000~	15.5	18.1	13.0	8.8	9.5	6.6
20 000~	21.4	26.3	15.0	10.8	11.4	9.0
30 000~	25.2	25.7	24.2	9.4	9.7	7.1
≥40 000	25.2	27.8	21.6	9.2	10.1	—

表 4-58　中国 18 岁及以上成年女性不同家庭收入、地区高血压控制率 /%

收入组 / 元	城市小计	大城市	中小城市	农村小计	普通农村	贫困农村
合计	18.6	23.4	14.4	10.0	10.4	9.3
<10 000	14.1	19.7	11.6	10.0	10.5	9.3
10 000～	18.8	22.1	15.4	9.4	9.5	9.3
20 000～	23.3	26.3	19.0	11.4	11.9	9.3
30 000～	24.0	26.0	20.1	15.2	17.1	5.0
≥40 000	28.6	30.4	25.3	16.3	17.8	7.1

4. 高血压控制率的十年变化

与 2002 年中国居民营养与健康状况调查相比，2010—2013 年中国成人的全国合计、城乡、不同性别高血压控制率均有较大幅度升高，增长了约 6%～8%（表 4-59）。

表 4-59　2002 年和 2010—2013 年中国成人高血压控制率 /%

年龄 / 性别	2002			2010—2013		
	合计	城市	农村	合计	城市	农村
合计	6.1	9.7	3.5	13.8	17.9	9.2
男	5.6	8.8	3.3	12.9	17.1	8.3
女	6.5	10.6	3.6	14.6	18.6	10.0
18～44 岁						
小计	2.7	4.2	2.1	6.3	8.0	4.8
男	1.9	2.7	1.5	4.9	6.4	3.5
女	3.8	6.5	2.8	8.1	10.2	6.5
45～59 岁						
小计	6.2	10.0	3.8	13.1	17.4	8.5
男	5.3	8.2	3.6	11.9	16.3	7.1
女	6.8	11.4	4.0	14.0	18.3	9.5
≥60 岁						
小计	7.6	11.3	3.9	16.1	20.0	11.1
男	7.8	11.6	4.3	15.9	20.1	10.9
女	7.3	11.0	3.6	16.2	19.9	11.3

（五）高血压治疗控制率

1. 全国合计高血压治疗控制率

2010—2013 年中国 18 岁及以上成人的高血压治疗控制率为 33.6%，其中男性 34.5%，女性 32.9%；18～44 岁、45～59 岁、60 岁及以上人群分别为 37.0%、34.3%、32.9%。治疗控制率为男性高于女性；全国合计、男性、女性的高血压治疗控制率均随年龄增加而降低（表 4-60、表 4-61）。

中国城市 18 岁及以上成人的高血压治疗控制率为 37.3%，其中大城市为 40.4%，中小城市为 33.8%，大城市高于中小城市；城市合计、大城市、中小城市 30 岁及以上成人的治疗

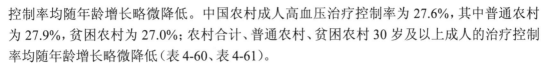

控制率均随年龄增长略微降低。中国农村成人高血压治疗控制率为27.6%,其中普通农村为27.9%,贫困农村为27.0%;农村合计、普通农村、贫困农村30岁及以上成人的治疗控制率均随年龄增长略微降低(表4-60、表4-61)。

总的来说,中国城乡成人的高血压治疗控制率为城市高于农村。在四类地区中,大城市成人高血压治疗控制率最高,大城市、中小城市、普通农村、贫困农村成人高血压治疗控制率逐步降低。

表 4-60　中国 18 岁及以上成人不同年龄、性别、地区高血压治疗控制率 /%

年龄组 / 岁	合计	男	女	城市小计	大城市	中小城市	农村小计	普通农村	贫困农村
合计	33.6	34.5	32.9	37.3	40.4	33.8	27.6	27.9	27.0
18～	—	—	—	—	—	—	—	—	—
20～	100.0	100.0	100.0	100.0	100.0	—	100.0	—	100.0
25～	50.0	46.2	57.1	50.0	55.6	42.9	50.0	50.0	—
30～	39.6	35.7	45.0	40.7	50.0	33.3	38.1	40.0	33.3
35～	39.2	33.3	45.3	38.5	36.1	40.0	40.3	32.4	50.0
40～	35.4	33.5	36.9	39.0	41.4	37.3	31.6	30.2	34.5
45～	32.1	30.7	33.1	37.7	41.3	34.8	25.5	26.2	24.2
50～	35.1	37.9	33.3	40.3	43.9	35.9	26.9	26.5	27.9
55～	34.9	35.8	34.2	40.5	44.3	36.4	26.6	26.3	27.4
60～	34.2	34.1	34.3	38.4	42.9	33.3	27.7	29.6	23.3
65～	31.9	32.4	31.4	34.3	37.9	30.2	27.9	28.4	26.7
70～	33.1	33.9	32.3	35.6	34.9	36.4	28.0	27.2	29.8
75～	31.9	36.6	28.1	34.1	37.9	28.7	27.2	28.2	23.9

表 4-61　中国 18 岁及以上成人不同年龄、性别、地区高血压治疗控制率 /%

年龄组 / 岁	合计	男	女	城市小计	大城市	中小城市	农村小计	普通农村	贫困农村
18～44	37.0	34.4	39.4	39.5	41.7	38.0	34.1	31.4	39.2
45～59	34.3	35.3	33.7	39.9	43.9	35.7	26.5	26.3	26.7
≥60	32.9	34.1	31.9	35.8	38.8	32.2	27.7	28.6	25.7

2. 不同性别、不同地区高血压治疗控制率

2010—2013 年中国城市 18 岁及以上成年男性的高血压治疗控制率为38.2%,其中大城市为40.7%,中小城市为35.4%,大城市高于中小城市;城市 18～44 岁、45～59 岁和 60 岁及以上成年男性分别为37.0%、40.2%、37.2%,45～59 岁组男性最高。中国农村成年男性的高血压治疗控制率为 28.4%,其中普通农村为29.6%,贫困农村为25.4%,普通农村高于贫困农村;农村 18～44 岁、45～59 岁和 60 岁及以上男性分别为30.9%、27.2%、28.8%,农村 30 岁及以上成年男性随年龄增长而下降(表4-62、表4-63)。

表 4-62　中国 18 岁及以上成年男性不同年龄、地区高血压治疗控制率 /%

年龄组 / 岁	城市小计	大城市	中小城市	农村小计	普通农村	贫困农村
合计	38.2	40.7	35.4	28.4	29.6	25.4
18～	—	—	—	—	—	—
20～	100.0	100.0	—	100.0	—	100.0
25～	45.5	50.0	33.3	50.0	50.0	—
30～	31.3	28.6	33.3	41.7	55.6	—
35～	36.0	28.6	41.4	28.6	12.5	50.0
40～	37.2	25.0	44.2	29.4	28.2	31.6
45～	35.3	33.9	36.4	24.1	25.2	21.9
50～	42.8	46.0	38.6	28.8	30.4	25.4
55～	40.7	43.9	37.0	27.8	29.2	23.9
60～	38.9	42.2	35.1	26.6	28.9	21.1
65～	34.0	40.2	26.6	30.0	30.8	28.3
70～	37.5	35.4	39.7	27.2	27.8	25.5
75～	38.3	42.2	32.9	33.0	34.8	26.7

表 4-63　中国 18 岁及以上成年男性不同年龄、地区高血压治疗控制率 /%

年龄组 / 岁	城市小计	大城市	中小城市	农村小计	普通农村	贫困农村
18～44	37.0	29.6	42.0	30.9	28.6	35.2
45～59	40.2	43.3	36.9	27.2	28.6	23.8
≥60	37.2	40.3	33.6	28.8	30.3	25.1

中国城市 18 岁及以上成年女性的高血压治疗控制率为 36.7%，其中大城市为 40.3%，中小城市为 32.6%，大城市高于中小城市；城市 18～44 岁、45～59 岁和 60 岁及以上女性分别为 42.0%、39.6%、34.7%；总的来看，城市 30 岁及以上成年女性的高血压治疗控制率随年龄增长而降低，大城市、中小城市也是同样趋势。中国农村 18 岁及以上成年女性的高血压治疗控制率为 27.1%，其中普通农村为 26.6%，贫困农村为 28.1%；农村 18～44 岁、45～59 岁和 60 岁及以上女性分别为 36.6%、26.1%、26.9%。总的来说，农村 30 岁及以上成年女性的高血压治疗控制率也随年龄增长而降低，普通农村、贫困农村也是同样趋势（表 4-64、表 4-65）。

四类地区比较可见，总体上成年男性、成年女性的高血压治疗控制率均为大城市最高，中小城市、普通农村、贫困农村依次降低。

表 4-64　中国 18 岁及以上成年女性不同年龄、地区高血压治疗控制率 /%

年龄组 / 岁	城市小计	大城市	中小城市	农村小计	普通农村	贫困农村
合计	36.7	40.3	32.6	27.1	26.6	28.1
18～	—	—	—	—	—	—
20～	—	—	—	100.0	—	100.0
25～	60.0	100.0	50.0	50.0	50.0	—
30～	54.5	80.0	33.3	33.3	16.7	66.7

续表

年龄组/岁	城市小计	大城市	中小城市	农村小计	普通农村	贫困农村
35～	41.5	46.7	38.5	50.0	50.0	50.0
40～	40.6	52.2	30.3	33.3	31.6	37.0
45～	39.5	46.9	33.7	26.3	26.7	25.4
50～	38.6	42.4	34.1	26.0	24.4	29.1
55～	40.4	44.6	35.9	26.0	24.5	29.1
60～	38.0	43.4	32.0	28.5	30.2	24.8
65～	34.5	36.0	32.8	26.2	26.6	25.3
70～	34.1	34.6	33.3	28.7	26.6	33.1
75～	30.6	34.4	25.0	22.5	22.7	21.8

表 4-65　中国 18 岁及以上成年女性不同年龄、地区高血压治疗控制率 /%

年龄组/岁	城市小计	大城市	中小城市	农村小计	普通农村	贫困农村
18～44	42.0	53.7	33.9	36.6	33.6	42.4
45～59	39.6	44.4	34.8	26.1	25.0	28.2
≥60	34.7	37.7	31.1	26.9	27.2	26.3

3. 不同家庭收入高血压治疗控制率

2010—2013 年中国 18 岁及以上成人家庭收入水平为 <10 000 元、10 000～19 999 元、20 000～29 999 元、30 000～39 999 元、≥40 000 元者，其高血压治疗控制率为 29.5%、33.9%、39.9%、42.7% 和 44.5%；成年男性分别为 30.6%、33.5%、41.3%、43.8% 和 44.8%；成年女性分别为 28.7%、34.2%、38.7%、41.7% 和 44.2%；城乡合计、成年男性、成年女性的高血压治疗控制率均随家庭收入增高而升高（表 4-66）。

中国城市成人不同家庭收入组的高血压治疗控制率分别为 32.9%、35.8%、41.2%、44.9% 和 46.9%；大城市高于中小城市。中国农村成人各家庭收入组分别为 27.1%、28.8%、32.6%、29.5% 和 30.3%。不同家庭收入组内，城市成人的高血压治疗控制率高于农村，大城市、中小城市、普通农村、贫困农村依次降低（表 4-66）。

表 4-66　中国 18 岁及以上成人不同家庭收入、性别、地区高血压治疗治疗控制率 /%

收入组/元	合计	男	女	城市小计	大城市	中小城市	农村小计	普通农村	贫困农村
<10 000	29.5	30.6	28.7	32.9	38.6	29.8	27.1	27.6	26.2
10 000～	33.9	33.5	34.2	35.8	36.9	34.3	28.8	28.2	31.5
20 000～	39.9	41.3	38.7	41.2	44.4	35.8	32.6	30.9	43.6
30 000～	42.7	43.8	41.7	44.9	43.9	47.5	29.5	30.9	18.2
≥40 000	44.5	44.8	44.2	46.9	45.9	49.1	30.3	32.1	12.5

中国城市成年男性不同家庭收入组的高血压治疗控制率分别为 35.5%、34.5%、42.0%、46.4% 和 47.5%；农村成年男性分别为 27.2%、31.0%、36.7%、26.7% 和 27.0%。中国城市成年女性不同家庭收入组的高血压治疗控制率分别为 31.1%、36.7%、40.4%、43.6% 和 46.4%；农村成年女性分别为 27.0%、27.2%、29.7%、31.7% 和 32.7%。总的来说，成年男性、成年女

性的高血压治疗控制率均为城市高于农村（表4-67、表4-68）。

表4-67 中国18岁及以上成年男性不同家庭收入、地区高血压治疗控制率/%

收入组/元	城市小计	大城市	中小城市	农村小计	普通农村	贫困农村
合计	38.2	41.9	32.4	28.4	28.7	24.4
<10 000	35.5	34.4	34.5	27.2	31.7	28.0
10 000～	34.5	46.3	34.6	31.0	34.3	50.0
20 000～	42.0	44.9	49.5	36.7	26.8	25.0
30 000～	46.4	45.1	52.5	26.7	30.3	—
≥40 000	47.5	40.7	35.4	27.0	29.6	25.4

表4-68 中国18岁及以上成年女性不同家庭收入、地区高血压治疗控制率/%

收入组/元	城市小计	大城市	中小城市	农村小计	普通农村	贫困农村
合计	36.7	40.3	32.6	27.1	26.6	28.1
<10 000	31.1	36.7	27.9	27.0	26.8	27.3
10 000～	36.7	38.7	34.2	27.2	25.4	34.3
20 000～	40.4	42.6	36.7	29.7	28.5	38.1
30 000～	43.6	43.0	45.2	31.7	34.0	14.3
≥40 000	46.4	46.5	46.1	32.7	33.3	25.0

4. 高血压治疗控制率的十年变化

与2002年中国居民营养与健康状况调查相比，2010—2013年中国成人的全国合计、城乡、不同性别高血压治疗控制率均有较大幅度升高，增长了约7%～9%（表4-69）。

表4-69 2002年和2010—2013年中国成人高血压治疗控制率/%

年龄/性别	2002			2010—2013		
	合计	城市	农村	合计	城市	农村
合计	25.0	28.2	20.4	33.6	37.3	27.6
男	26.2	28.5	22.8	34.5	38.2	28.4
女	24.1	27.9	18.8	32.9	36.7	27.1
18～44岁						
小计	30.7	36.3	26.8	37.0	39.5	34.1
男	27.9	28.0	27.8	34.4	37.0	30.9
女	32.8	44.7	26.2	39.4	42.0	36.6
45～59岁						
小计	25.2	29.7	20.2	34.3	39.9	26.5
男	26.4	29.1	23.4	35.3	40.2	27.2
女	24.4	30.1	18.4	33.7	39.6	26.1
≥60岁						
小计	24.1	26.6	19.1	32.9	35.8	27.7
男	25.9	28.3	21.3	34.1	37.2	28.8
女	22.5	25.1	17.2	31.9	34.7	26.9

第五章

中国 18 岁及以上成人单纯性收缩期高血压

一、单纯性收缩期高血压与健康的关系

单纯性收缩期高血压（isolated systolic hypertension，ISH）的定义为收缩压（SBP）≥140mmHg 且舒张压（DBP）<90mmHg（此定义参考《中国高血压防治指南 2018 年》）。

作为一种常见心血管疾病，ISH 可引起眩晕、头痛、心悸气短等症状。循证医学的实践表明，ISH 是发生高血压并发症的主要决定因素，是心脑血管事件危险的独立预测因子；ISH 较舒张期高血压或收缩、舒张双期高血压对心脑血管具有更大的危险性。

作为老年患者较常见的血压异常类型，ISH 较多受到人们关注。美国国家健康和营养调查研究显示，60 岁及以上所有高血压患者中，老年 ISH 患者占 65%。ISH 患者的脉压每增加 10mmHg，其总死亡率、心血管病死率和靶器官损害的相对危险度分别增加 38%、48% 和 64%。我国老年人的 ISH 发病率逐年增高，是临床重大的公共卫生问题。近年来，越来越多的流行病学调查及临床研究证实，ISH 已成为老年人群心脑血管病发病、死亡最重要的预测因子。老年人脉压与总病死率和心血管事件呈显著正相关；收缩压升高能够明显增加脑卒中、冠心病以及终末期肾病的危险性，尤其对于年龄≥65 岁的人群危险性更大。积极控制 ISH，有助于降低患者不良心血管事件风险。

青年 ISH 对心血管危害的结论不一。研究表明，某些青年人，特别是身材高大者，由于大动脉弹性好，导致脉压大和左心室搏出量大，临床表现出 ISH 但常不伴随中心动脉收缩压升高、靶器官受损及心血管事件发生。然而，一项对 27 081 名 18～49 岁受试者长达 31 年的随访研究显示，ISH 组发生心血管病、冠心病死亡的风险较正常血压组增高 23% 和 28%，因此认为青年 ISH 患者的并发症死亡风险明显增高。

二、单纯性收缩期高血压患病率

（一）全国合计单纯性收缩期高血压患病率

2010—2013 年中国 18 岁及以上成人的 ISH 患病率为 7.1%，其中男性为 6.3%，女性为 7.8%，男性低于女性（表 5-1、表 5-2）。

中国城市 18 岁及以上成人的 ISH 患病率为 7.6%，农村为 6.5%，城市高于农村；从四类地区来看，大城市患病率为 7.7%，中小城市为 7.6%，普通农村为 7.0%，贫困农村为 5.4%，呈现逐渐降低的趋势（表 5-3、表 5-4）。

全国合计、成年男性、成年女性、城乡和四类地区成人的 ISH 患病率都随着年龄的增加呈现上升趋势,而且到了 55 岁以后,ISH 患病率出现大幅度增高趋势(表 5-1 至表 5-4)。

表 5-1　中国 18 岁及以上成人不同年龄、性别 ISH 患病率

年龄组 / 岁	合计		男		女	
	患病率 /%	95%CI	患病率 /%	95%CI	患病率 /%	95%CI
合计	7.1	6.4～7.7	6.3	5.7～7.0	7.8	7.1～8.5
18～	1.4	0.2～2.5	2.5	0.2～4.7	0.1	0.0～0.1
20～	0.7	0.3～1.1	1.0	0.4～1.6	0.3	0.0～0.7
25～	1.4	0.6～2.2	1.8	0.7～2.8	1.0	0.3～1.6
30～	1.1	0.7～1.5	1.2	0.6～1.8	1.0	0.5～1.4
35～	1.9	1.5～2.4	2.3	1.7～2.8	1.6	1.1～2.1
40～	2.9	2.4～3.5	2.7	1.9～3.5	3.1	2.4～3.9
45～	4.9	4.3～5.6	4.3	3.5～5.0	5.6	4.7～6.5
50～	7.3	6.6～8.1	6.4	5.4～7.4	8.4	7.5～9.3
55～	11.9	11.0～12.8	10.5	9.5～11.5	13.3	12.1～14.5
60～	16.9	15.5～18.4	15.2	13.3～17.1	18.7	17.1～20.3
65～	24.0	22.2～25.8	22.7	20.4～25.0	25.3	23.1～27.5
70～	28.6	26.4～30.8	26.8	24.6～28.9	30.4	27.4～33.3
75～	34.3	31.9～36.7	30.3	27.7～32.8	37.4	33.8～41.1

表 5-2　中国 18 岁及以上成人不同年龄、性别 ISH 患病率

年龄组 / 岁	合计		男		女	
	患病率 /%	95%CI	患病率 /%	95%CI	患病率 /%	95%CI
18～44	1.6	1.3～1.9	1.9	1.5～2.2	1.4	1.1～1.7
45～59	7.9	7.3～8.5	6.9	6.2～7.6	8.9	8.3～9.6
≥60	24.8	23.4～26.2	22.3	20.9～23.7	27.1	25.3～28.9

表 5-3　中国 18 岁及以上成人不同年龄、地区 ISH 患病率

年龄组 / 岁	城市小计		大城市		中小城市		农村小计		普通农村		贫困农村	
	患病率 /%	95%CI	患病率 /%	95%CI	患病率 /%	95%CI	患病率 /%	95%CI	患病率 /%	95%CI	患病率 /%	95%CI
合计	7.6	6.7～8.5	7.7	5.9～9.5	7.6	6.6～8.6	6.5	5.6～7.5	7.0	5.7～8.3	5.4	4.4～6.5
18～	0.5	0.0～1.1	1.3	0.0～3.0	0.3	0.0～1.0	2.1	0.1～4.2	2.5	0.0～5.4	1.3	0.0～3.3
20～	0.9	0.2～1.6	1.2	0.0～2.3	0.9	0.1～1.7	0.5	0.1～0.8	0.6	0.1～1.1	0.3	0.0～0.6
25～	1.2	0.0～2.5	1.9	0.3～3.5	1.1	0.0～2.6	1.6	0.7～2.5	1.9	0.7～3.1	1.0	0.2～1.8

续表

年龄组/岁	城市小计 患病率/%	95%CI	大城市 患病率/%	95%CI	中小城市 患病率/%	95%CI	农村小计 患病率/%	95%CI	普通农村 患病率/%	95%CI	贫困农村 患病率/%	95%CI
30~	0.9	0.4~1.5	1.3	0.6~1.9	0.9	0.3~1.5	1.2	0.7~1.7	1.1	0.4~1.8	1.5	0.8~2.1
35~	2.0	1.2~2.8	1.7	0.7~2.7	2.0	1.1~2.9	1.9	1.4~2.4	1.9	1.3~2.5	1.9	1.1~2.7
40~	2.6	1.8~3.3	2.0	1.5~2.5	2.7	1.8~3.5	3.2	2.4~4.0	3.4	2.3~4.5	2.8	1.7~3.8
45~	4.9	4.0~5.9	4.0	2.9~5.1	5.1	4.0~6.2	4.9	4.1~5.8	5.2	4.1~6.2	4.5	3.1~5.8
50~	7.6	6.6~8.7	7.1	5.6~8.6	7.8	6.5~9.1	6.9	5.8~8.1	6.9	5.4~8.4	7.2	5.7~8.6
55~	12.2	11.1~13.2	9.2	7.3~11.2	12.8	11.5~14.0	11.6	10.0~13.1	12.6	10.7~14.5	9.0	6.7~11.3
60~	16.7	14.9~18.4	15.5	13.0~18.0	16.9	14.8~19.0	17.2	14.8~19.6	17.9	14.7~21.1	15.6	12.9~18.2
65~	26.4	23.9~28.9	23.4	20.9~25.8	26.9	23.9~29.9	21.6	19.1~24.0	23.1	20.2~25.9	18.3	14.4~22.2
70~	31.5	29.0~34.0	32.0	28.0~36.1	31.4	28.4~34.3	25.6	22.3~28.8	27.4	23.1~31.6	21.4	17.1~25.7
75~	38.0	35.5~40.5	35.5	31.4~39.6	38.5	35.6~41.4	30.3	26.7~33.9	32.5	27.9~37.0	24.8	20.8~28.8

表5-4 中国18岁及以上成人不同年龄、地区ISH患病率

年龄组/岁	城市小计 患病率/%	95%CI	大城市 患病率/%	95%CI	中小城市 患病率/%	95%CI	农村小计 患病率/%	95%CI	普通农村 患病率/%	95%CI	贫困农村 患病率/%	95%CI
18~44	1.5	1.1~1.9	1.6	0.9~2.3	1.5	1.0~2.0	1.7	1.3~2.2	1.9	1.3~2.4	1.5	1.0~2.0
45~59	8.1	7.4~8.8	6.8	5.6~7.9	8.4	7.5~9.2	7.6	6.7~8.6	8.0	6.8~9.2	6.7	5.4~8.0
≥60	26.6	24.9~28.4	25.4	22.9~27.9	26.9	24.8~29.0	22.8	20.7~24.9	24.2	21.6~26.9	19.3	16.5~22.1

（二）不同性别单纯性收缩期高血压患病率

中国18岁及以上城市成年男性的ISH患病率为6.7%，农村患病率为6.0%，城市高于农村；ISH患病率随年龄增加而上升。比较四类地区，大城市成年男性的ISH患病率为6.9%，中小城市为6.7%，普通农村为6.3%，贫困农村为5.2%，贫困农村最低（表5-5、表5-6）。

表 5-5　中国 18 岁及以上成年男性不同年龄、地区 ISH 患病率

年龄组/岁	城市小计		大城市		中小城市		农村小计		普通农村		贫困农村	
	患病率/%	95%CI	患病率/%	95%CI	患病率/%	95%CI	患病率/%	95%CI	患病率/%	95%CI	患病率/%	95%CI
合计	6.7	5.8~7.7	6.9	5.2~8.7	6.7	5.6~7.8	6.0	5.1~6.9	6.3	5.1~7.5	5.2	4.1~6.3
18~	0.7	0.0~1.9	1.6	0.0~4.5	0.6	0.0~1.9	3.9	0.1~7.6	4.6	0.0~10.0	2.3	0.0~6.0
20~	1.3	0.2~2.5	1.7	0.0~3.6	1.3	0.0~2.6	0.7	0.1~1.3	0.9	0.1~1.8	0.3	0.0~0.9
25~	1.6	0.0~3.4	2.5	0.2~4.7	1.4	0.0~3.6	1.9	0.9~2.9	2.4	1.0~3.7	1.0	0.0~2.3
30~	1.0	0.2~1.8	2.0	0.9~3.1	0.8	0.0~1.8	1.4	0.6~2.2	1.0	0.0~2.0	2.2	1.0~3.4
35~	2.2	1.2~3.1	1.6	0.2~3.1	2.3	1.2~3.3	2.4	1.6~3.1	2.4	1.5~3.2	2.3	0.9~3.7
40~	2.1	1.0~3.1	2.2	1.1~3.2	2.1	0.8~3.3	3.3	2.1~4.5	3.5	1.9~5.2	2.7	1.4~4.1
45~	4.3	3.2~5.4	3.9	2.2~5.6	4.4	3.1~5.7	4.2	3.2~5.2	4.1	2.9~5.4	4.3	2.6~5.9
50~	6.8	5.4~8.3	6.9	4.5~9.2	6.8	5.1~8.5	5.8	4.4~7.1	5.6	3.9~7.2	6.3	4.1~8.5
55~	10.7	9.5~12.0	8.8	5.5~12.0	11.1	9.7~12.5	10.3	8.7~11.8	10.9	8.9~12.9	8.8	6.6~10.9
60~	14.1	12.3~15.9	12.8	10.9~14.8	14.3	12.2~16.5	16.4	13.2~19.6	17.7	13.5~21.9	13.4	9.9~16.8
65~	24.9	21.3~28.4	20.3	17.6~22.9	25.7	21.5~30	20.5	17.7~23.3	21.8	18.2~25.4	17.6	14.3~20.8
70~	29.3	26.4~32.1	29.1	23.9~34.3	29.3	26.0~32.6	24.2	21.1~27.3	25.9	21.9~29.9	20.2	16.3~24.2
75~	34.5	31.3~37.6	31.2	26.0~36.4	35.2	31.5~38.9	25.7	22.3~29.0	25.2	20.8~29.5	26.9	22.3~31.4

表 5-6　中国 18 岁及以上成年男性不同年龄、地区 ISH 患病率

年龄组/岁	城市小计		大城市		中小城市		农村小计		普通农村		贫困农村	
	患病率/%	95%CI	患病率/%	95%CI	患病率/%	95%CI	患病率/%	95%CI	患病率/%	95%CI	患病率/%	95%CI
18~44	1.6	1.1~2.1	2.0	1.0~2.9	1.5	0.9~2.1	2.1	1.5~2.7	2.3	1.5~3.0	1.7	1.0~2.4
45~59	7.2	6.1~8.2	6.5	4.8~8.2	7.3	6.1~8.5	6.6	5.6~7.6	6.7	5.4~8.0	6.3	4.8~7.7
≥60	23.8	22~25.6	22.0	19.8~24.2	24.2	22.0~26.4	20.8	18.7~22.8	21.8	19.2~24.5	18.4	15.8~21.0

中国 18 岁及以上城市成年女性的 ISH 患病率为 8.5%，农村患病率为 7.1%，城市高于农村；ISH 患病率随年龄增加而上升。比较四类地区，大城市成年女性的 ISH 患病率为 8.6%，中小城市为 8.5%，普通农村为 7.7%，贫困农村为 5.7%，贫困农村最低（表 5-7、表 5-8）。

表 5-7　中国 18 岁及以上成年女性不同年龄、地区 ISH 患病率

年龄组/岁	城市小计		大城市		中小城市		农村小计		普通农村		贫困农村	
	患病率/%	95%CI	患病率/%	95%CI	患病率/%	95%CI	患病率/%	95%CI	患病率/%	95%CI	患病率/%	95%CI
合计	8.5	7.5~9.5	8.6	6.6~10.6	8.5	7.4~9.6	7.1	6.0~8.2	7.7	6.2~9.1	5.7	4.6~6.9
18~	0.1	0.0~0.3	0.9	0.0~2.5	—		—		—		—	
20~	0.5	0.0~1.2	0.5	0.0~1.6	0.5	0.0~1.3	0.2	0.0~0.5	0.2	0.0~0.6	0.3	0.0~0.6
25~	0.8	0.0~1.5	1.3	0.0~3.1	0.7	0.0~1.5	1.2	0.2~2.3	1.3	0.0~2.8	1.1	0.2~1.9
30~	0.9	0.3~1.4	0.5	0.0~1.0	0.9	0.3~1.6	1.1	0.4~1.7	1.2	0.3~2.1	0.7	0.0~1.4
35~	1.8	1.0~2.6	1.8	0.7~2.9	1.8	0.8~2.8	1.4	0.9~1.9	1.4	0.7~2.1	1.4	0.7~2.2
40~	3.1	1.7~4.4	1.8	1.0~2.6	3.3	1.7~4.8	3.2	2.4~4.0	3.3	2.2~4.4	2.8	1.8~3.8
45~	5.5	4.2~6.9	4.1	2.9~5.2	5.8	4.2~7.4	5.7	4.6~6.9	6.2	4.7~7.6	4.7	3.1~6.2
50~	8.5	7.3~9.7	7.3	5.5~9.1	8.8	7.3~10.2	8.2	6.8~9.6	8.2	6.5~10.0	8.1	5.9~10.3
55~	13.7	12.2~15.2	9.7	8.2~11.3	14.5	12.6~16.4	12.9	11.0~14.8	14.3	12.0~16.6	9.2	6.3~12.1
60~	19.3	17.0~21.7	18.0	14.2~21.9	19.6	16.8~22.4	18.0	15.7~20.3	18.1	15.1~21.0	17.8	14.2~21.5
65~	27.8	24.7~31.0	26.2	22.4~30.1	28.1	24.3~31.9	22.7	19.9~25.4	24.3	21.3~27.4	19.0	14.0~24.0
70~	33.6	30.1~37.0	34.6	30.3~38.9	33.3	29.2~37.5	26.9	22.5~31.2	28.8	22.9~34.6	22.5	16.4~28.6
75~	40.7	36.4~45.1	39.1	33.5~44.7	41.1	35.9~46.2	33.9	28.2~39.5	38.0	31.1~44.9	23.1	18.0~28.3

表5-8 中国18岁及以上成年女性不同年龄、地区ISH患病率

年龄组/岁	城市小计		大城市		中小城市		农村小计		普通农村		贫困农村	
	患病率/%	95%CI	患病率/%	95%CI	患病率/%	95%CI	患病率/%	95%CI	患病率/%	95%CI	患病率/%	95%CI
18~44	1.4	0.9~1.9	1.2	0.5~2.0	1.4	0.9~2.0	1.4	1.0~1.7	1.4	0.9~2.0	1.2	0.8~1.6
45~59	9.1	8.3~9.9	7.1	6.2~7.9	9.5	8.5~10.5	8.7	7.6~9.8	9.4	8.0~10.7	7.1	5.7~8.5
≥60	29.3	26.9~31.8	28.5	25.4~31.6	29.5	26.5~32.4	24.7	22.2~27.2	26.6	23.5~29.7	20.3	16.8~23.7

（三）不同家庭收入单纯性收缩期高血压患病率

中国18岁及以上成人的家庭收入水平为<10 000元、10 000~19 999元、20 000~29 999元、30 000~39 999元、≥40 000元者，其ISH患病率分别为7.5%、6.7%、7.1%、5.1%、4.9%，随着收入的升高呈现出下降的趋势（表5-9）。

表5-9 中国18岁及以上成人不同家庭收入、性别ISH患病率

收入组/元	合计		男		女	
	患病率/%	95%CI	患病率/%	95%CI	患病率/%	95%CI
<10 000	7.5	6.7~8.2	6.7	6.0~7.4	8.2	7.4~9.0
10 000~	6.7	5.9~7.5	6.2	5.3~7.1	7.3	6.4~8.3
20 000~	7.1	6.2~8.1	6.6	5.3~7.9	7.7	6.7~8.7
30 000~	5.1	4.2~6.1	4.1	3.1~5.2	6.2	4.9~7.6
≥40 000	4.9	3.9~6.0	4.1	2.8~5.4	5.9	4.7~7.2

中国城市成人的家庭收入水平为<10 000元、10 000~19 999元、20 000~29 999元、30 000~39 999元、≥40 000元者，其ISH患病率分别为8.4%、7.4%、7.9%、5.2%、5.1%；总体来看，大城市、中小城市成人的ISH患病率随着收入的升高呈现出下降的趋势。中国农村成人的家庭收入水平为<10 000元、10 000~19 999元、20 000~29 999元、30 000~39 999元、≥40 000元者，其ISH患病率分别为6.9%、5.8%、5.3%、4.9%、4.3%；总体来看，普通农村、贫困农村成人的ISH患病率也随着收入的升高呈现出下降的趋势（表5-10）。

表5-10 中国18岁及以上成人不同家庭收入、地区ISH患病率

收入组/元	城市小计		大城市		中小城市		农村小计		普通农村		贫困农村	
	患病率/%	95%CI	患病率/%	95%CI	患病率/%	95%CI	患病率/%	95%CI	患病率/%	95%CI	患病率/%	95%CI
<10 000	8.4	7.0~9.8	6.8	5.4~8.2	8.5	7~10.1	6.9	6.0~7.7	7.4	6.2~8.6	5.9	4.8~7.1
10 000~	7.4	6.5~8.3	8.9	7.2~10.7	7.2	6.2~8.2	5.8	4.2~7.3	6.3	4.4~8.3	3.7	2.5~4.9
20 000~	7.9	6.7~9.1	8.3	5.9~10.7	7.8	6.3~9.2	5.3	3.9~6.7	5.6	4.0~7.3	4.0	1.6~6.5

续表

收入组/元	城市小计 患病率/%	城市小计 95%CI	大城市 患病率/%	大城市 95%CI	中小城市 患病率/%	中小城市 95%CI	农村小计 患病率/%	农村小计 95%CI	普通农村 患病率/%	普通农村 95%CI	贫困农村 患病率/%	贫困农村 95%CI
30 000~	5.2	4.0~6.4	7.1	5.6~8.5	4.5	3.0~6.0	4.9	3.6~6.3	5.2	3.8~6.5	3.5	0.0~8.1
≥40 000	5.1	3.8~6.4	6.5	3.9~9.1	4.6	3.0~6.2	4.3	2.7~6.0	4.5	2.6~6.5	2.7	0.9~4.5

中国成年男性不同家庭收入组的 ISH 患病率分别为 6.7%、6.2%、6.6%、4.1%、4.1%；成年女性分别为 8.2%、7.3%、7.7%、6.2%、5.9%。同一收入组内，女性高于男性；不同地区成年男性、成年女性的 ISH 患病率均随收入升高而下降（表 5-9、表 5-11、表 5-12）。

表 5-11　中国 18 岁及以上成年男性不同家庭收入、地区 ISH 患病率

收入组/元	城市小计 患病率/%	城市小计 95%CI	大城市 患病率/%	大城市 95%CI	中小城市 患病率/%	中小城市 95%CI	农村小计 患病率/%	农村小计 95%CI	普通农村 患病率/%	普通农村 95%CI	贫困农村 患病率/%	贫困农村 95%CI
<10 000	7.3	6.0~8.5	5.4	3.8~7.0	7.4	6.1~8.8	6.4	5.5~7.3	6.8	5.5~8.0	5.7	4.5~6.9
10 000~	6.9	5.8~8.0	8.0	6.0~10.0	6.7	5.4~8.0	5.2	3.9~6.6	5.7	4.1~7.4	3.5	2.1~4.8
20 000~	7.3	5.6~9.0	8.2	5.8~10.6	7.0	5.0~9.1	4.9	3.0~6.8	5.2	2.8~7.5	4.0	1.0~7.1
30 000~	4.1	2.8~5.4	6.2	4.4~8.0	3.2	1.7~4.8	4.4	2.6~6.1	4.7	2.8~6.6	2.7	0.0~7.0
≥40 000	4.2	2.6~5.8	6.2	3.5~8.9	3.5	1.7~5.3	3.8	1.8~5.7	4.3	2.0~6.5	0.5	0.0~1.6

表 5-12　中国 18 岁及以上成年女性不同家庭收入、地区 ISH 患病率

收入组/元	城市小计 患病率/%	城市小计 95%CI	大城市 患病率/%	大城市 95%CI	中小城市 患病率/%	中小城市 95%CI	农村小计 患病率/%	农村小计 95%CI	普通农村 患病率/%	普通农村 95%CI	贫困农村 患病率/%	贫困农村 95%CI
<10 000	9.6	7.9~11.2	8.3	6.8~9.8	9.7	7.9~11.4	7.4	6.5~8.2	8.0	6.8~9.2	6.2	5.0~7.3
10 000~	8.0	7.1~8.9	9.8	8.1~11.6	7.7	6.6~8.7	6.3	4.4~8.3	7.0	4.5~9.5	4.0	2.5~5.5
20 000~	8.6	7.3~9.8	8.5	5.7~11.2	8.6	7.2~9.9	5.7	4.3~7.2	6.2	4.5~7.9	4.0	1.1~7.0
30 000~	6.4	4.8~8.1	8.0	5.6~10.3	5.8	3.7~7.9	5.6	3.6~7.6	5.8	3.6~7.9	4.6	0.0~11.3
≥40 000	6.2	4.7~7.6	6.8	4.1~9.6	5.9	4.1~7.7	5.0	2.7~7.2	4.9	2.4~7.4	5.6	2.3~8.9

第六章
中国18岁及以上成人低血压患病率

一、低血压的健康影响与现状

当前,低血压的定义有多个版本。WHO在1978年将低血压定义为非同日3次测量血压收缩压低于90mmHg和/或舒张压60mmHg,同时排除器质性病变引起的继发性低血压和直立性低血压。德国医学界认为收缩压低于100mmHg,舒张压低于60mmHg就是低血压。我国目前相关研究对低血压的定义大多沿袭了1991年全国第三次血压抽样调查的标准,即收缩压≤98mmHg且舒张压≤60mmHg,但此诊断标准,目前仅限于流行病学调查,临床很少应用。在其他的流行病学以及临床研究中多采用WHO标准。为了与既往研究结果比较,本书采用全国第三次血压抽样调查的标准。

国外关于低血压的相关研究发现,德国在1978年用于低血压治疗的药费高达380万马克,并导致950万工作日的丢失。1980—1981年西德Munich血压的研究中发现,30~69岁男性低血压患病率为1.8%,女性为5.8%。Pemberton(1989)研究指出,男性低血压患病率在1.6%~2.7%之间,女性低血压患病率在0.3%~3.6%之间。Akahoshi(2006)调查显示,男性低血压患病率为0.2%,女性低血压患病率为1.0%。Akahoshi的研究和Donner-Banzhoff(1994)的研究都提出,低血压患病率女性比男性高,且青年女性的患病率更高。

国内关于低血压的相关研究,根据全国第三次血压抽样调查的低血压诊断标准,1991年全国第三次血压抽样调查得到的15岁及以上居民低血压患病率为5.2%,其中男性为2.7%、女性为7.4%。2004年我国慢性病及其危险因素监测的资料分析显示,18岁及以上居民低血压患病率为1.9%,其中男性为1.1%、女性为2.6%。根据国内区域性相关研究,以及低血压诊断标准不同而导致被调查人群中低血压的患病率也不同,国内其他地区报道的低血压患病率为1.9%~14.6%不等。1985年福建省调查15岁及以上居民低血压患病率为14.6%,其中男性为14.3%,女性为14.9%;2001年哈尔滨市调查20~74岁常住居民低血压患病率为2.8%,标化率为3.9%。根据2002年中国居民营养与健康状况调查,上海市15岁及以上居民低血压患病率为1.9%,其中男性为0.9%,女性为2.7%;广东省15岁及以上居民低血压标化患病率为5.7%,其中男性为3.4%,女性为7.3%;2004年河北省18岁及以上居民低血压患病率标化率为5.3%,其中男性为2.0%、女性4.0%;湖南省16岁及以上居民低血压总患病率为5.8%,其中女性为7.7%,男性为3.7%。2009年新疆16~53岁女军人的低血压患病率为9.4%。

国内外研究发现,低血压患病率女性明显高于男性。国内相关研究提示,低血压的患病率随年龄增加呈下降趋势;体重指数越低,低血压患病率越高;低血压的患病率地区分布上呈南高北低形势;不同民族人群低血压患病率差异较大,民族分布与低血压的地理分布互相印证。性别、年龄、体重指数、地理分布、民族等是低血压的主要影响因素。

研究表明,低血压与眩晕、疲劳、较低的生活质量、精神和心理障碍等现象相关,与人群的全死因死亡率、心脑血管病、抑郁症及痴呆等疾患密切相关。低血压也是造成老年人卒中、摔倒、骨折及死亡的诱因,老年人的死亡率和血压呈现"J"型或"U"型关系,低血压人群死亡率较正常人群高。说明低血压与人体健康密切相关,低血压的防治需要进一步研究。

二、18 岁及以上成人低血压患病率

1. 全国合计低血压患病率

2010—2013 年中国 18 岁及以上成人的低血压患病率为 2.1%,其中男性为 1.1%,女性为 3.2%,女性高于男性。随着年龄的增加,成年男性、成年女性的低血压患病率均呈下降趋势;55 岁之后不同性别基本一致。中国 18～44 岁、45～59 岁和 60 岁及以上成人的低血压患病率分别为 3.1%、0.9% 和 0.6%,全国合计、男性、女性的低血压患病率都随年龄增高而下降,也均为 18～44 岁年龄组的低血压患病率最高(表 6-1、表 6-2)。

表 6-1　中国 18 岁及以上成人不同年龄、性别低血压患病率

年龄组 / 岁	合计		男		女	
	患病率 /%	95%CI	患病率 /%	95%CI	患病率 /%	95%CI
合计	2.1	1.8～2.4	1.1	0.9～1.3	3.2	2.6～3.7
18～	4.3	2.1～6.4	1.2	0.0～2.4	7.9	3.6～12.1
20～	4.9	3.8～6.0	2.1	1.2～3.0	8.4	6.4～10.3
25～	3.1	2.3～3.9	1.0	0.5～1.5	5.5	3.9～7.0
30～	3.1	2.4～3.9	1.4	0.6～2.2	5.0	3.8～6.1
35～	2.2	1.7～2.7	1.2	0.7～1.8	3.2	2.4～4.0
40～	1.6	1.3～1.9	0.9	0.6～1.3	2.3	1.8～2.8
45～	1.0	0.8～1.3	0.6	0.4～0.8	1.5	1.1～1.9
50～	0.8	0.6～1.1	0.7	0.4～1.0	1.0	0.7～1.3
55～	0.8	0.5～1.2	0.9	0.4～1.5	0.7	0.4～1.0
60～	0.5	0.3～0.7	0.5	0.2～0.7	0.6	0.3～0.8
65～	0.5	0.3～0.7	0.5	0.2～0.8	0.5	0.3～0.7
70～	0.7	0.4～1.0	0.5	0.2～0.9	0.9	0.4～1.3
75～	0.8	0.5～1.0	1.0	0.5～1.4	0.6	0.2～1.0

中国城市、农村 18 岁及以上成人的低血压患病率分别为 1.9% 和 2.2%,大城市、中小城市、普通农村和贫困农村的低血压患病率分别为 2.0%、1.9%、2.3% 和 2.0%。可见,城市略微低于农村。不同地区人群的低血压患病率均随着年龄的增加呈下降趋势;城乡、四类地区均为 18～44 岁年龄组的低血压患病率最高(表 6-3、表 6-4)。

表6-2 中国18岁及以上成人不同年龄、性别低血压患病率

年龄组/岁	合计		男		女	
	患病率/%	95%CI	患病率/%	95%CI	患病率/%	95%CI
18～44	3.1	2.6～3.5	1.3	1.0～1.6	5.0	4.1～5.8
45～59	0.9	0.7～1.1	0.7	0.5～1.0	1.1	0.8～1.3
≥60	0.6	0.5～0.7	0.6	0.5～0.7	0.6	0.5～0.8

表6-3 中国18岁及以上成人不同年龄、地区低血压患病率

年龄组/岁	城市小计		大城市		中小城市		农村小计		普通农村		贫困农村	
	患病率/%	95%CI	患病率/%	95%CI	患病率/%	95%CI	患病率/%	95%CI	患病率/%	95%CI	患病率/%	95%CI
合计	1.9	1.5～2.4	2.0	1.3～2.6	1.9	1.4～2.5	2.2	1.8～2.6	2.3	1.8～2.8	2.0	1.3～2.8
18～	4.6	0.9～8.3	3.4	0.1～6.6	4.8	0.6～9.0	4.0	1.6～6.4	3.5	1.0～6.0	4.9	0.0～9.9
20～	4.5	2.9～6.2	3.6	1.0～6.2	4.7	2.8～6.5	5.2	3.8～6.7	5.8	3.9～7.7	4.1	2.2～6.1
25～	3.4	2.0～4.9	4.4	3.1～5.8	3.2	1.6～4.9	2.7	1.9～3.6	2.7	1.7～3.7	2.8	1.4～4.3
30～	2.7	1.7～3.6	2.5	1.3～3.6	2.7	1.6～3.8	3.6	2.5～4.7	4.3	2.8～5.7	2.2	1.3～3.1
35～	2.5	1.8～3.2	2.8	1.4～4.2	2.5	1.7～3.3	1.9	1.2～2.6	2.0	1.1～2.9	1.7	0.7～2.7
40～	1.6	1.1～2.1	2.7	1.5～3.9	1.4	0.9～1.9	1.6	1.3～2.0	1.6	1.2～2.0	1.7	1.0～2.4
45～	0.9	0.6～1.2	1.1	0.5～1.8	0.8	0.5～1.2	1.2	0.8～1.6	1.2	0.7～1.7	1.1	0.6～1.6
50～	0.7	0.5～1.0	0.9	0.5～1.4	0.7	0.4～1.0	1.0	0.6～1.4	1.0	0.5～1.6	0.9	0.4～1.4
55～	0.9	0.3～1.5	0.9	0.5～1.2	0.9	0.1～1.6	0.7	0.4～1.0	0.7	0.4～1.0	0.9	0.1～1.6
60～	0.3	0.1～0.5	0.4	0.1～0.7	0.3	0.1～0.6	0.7	0.4～1.0	0.8	0.4～1.1	0.6	0.2～1.0
65～	0.4	0.2～0.6	0.3	0.1～0.5	0.4	0.1～0.7	0.6	0.3～0.8	0.6	0.3～0.9	0.6	0.1～1.0
70～	0.3	0.1～0.5	0.2	0.0～0.4	0.3	0.1～0.6	1.2	0.7～1.6	1.1	0.6～1.5	1.4	0.6～2.3
75～	0.6	0.2～1.0	0.7	0.0～1.4	0.6	0.2～1.1	0.9	0.5～1.3	1.0	0.5～1.5	0.9	0.2～1.5

表6-4 中国 18 岁及以上成人不同年龄、地区低血压患病率

年龄组/岁	城市小计		大城市		中小城市		农村小计		普通农村		贫困农村	
	患病率/%	95%CI	患病率/%	95%CI	患病率/%	95%CI	患病率/%	95%CI	患病率/%	95%CI	患病率/%	95%CI
18~44	3.0	2.3~3.7	3.2	2.3~4.1	3.0	2.2~3.8	3.1	2.6~3.7	3.3	2.7~3.9	2.7	1.7~3.8
45~59	0.8	0.5~1.1	1.0	0.6~1.4	0.8	0.4~1.2	1.0	0.7~1.3	1.0	0.6~1.3	1.0	0.5~1.5
≥60	0.4	0.3~0.6	0.4	0.1~0.7	0.4	0.2~0.6	0.8	0.6~1.0	0.8	0.6~1.0	0.8	0.5~1.1

2. 不同性别低血压患病率

中国 18 岁及以上城市男性的低血压患病率为 0.8%，其中大城市和中小城市均为 0.8%；农村男性的低血压患病率为 1.4%，其中普通农村为 1.4%，贫困农村为 1.3%（表 6-5）。随着年龄组的增加，城市合计、农村合计、大城市、中小城市、普通农村和贫困农村成年男性的低血压患病率逐渐降低；城市地区男性最低（表 6-6）。

表6-5 中国 18 岁及以上成年男性不同年龄、地区低血压患病率

年龄组/岁	城市小计		大城市		中小城市		农村小计		普通农村		贫困农村	
	患病率/%	95%CI	患病率/%	95%CI	患病率/%	95%CI	患病率/%	95%CI	患病率/%	95%CI	患病率/%	95%CI
合计	0.8	0.6~1.0	0.8	0.5~1.2	0.8	0.5~1.0	1.4	1.0~1.7	1.4	0.9~1.8	1.3	0.8~1.9
18~	0.8	0.0~2.0	1.8	0.0~5.6	0.6	0.0~1.9	1.6	0.0~3.4	0.5	0.0~1.4	3.7	0.0~8.4
20~	1.3	0.0~2.5	1.2	0.0~2.8	1.3	0.0~2.7	2.7	1.4~4.0	2.8	1.0~4.6	2.6	1.1~4.0
25~	0.8	0.2~1.5	1.9	0.8~2.9	0.6	0.0~1.3	1.2	0.4~2.0	1.4	0.3~2.5	0.7	0.0~1.4
30~	0.9	0.3~1.5	1.2	0.3~2.1	0.8	0.1~1.5	1.9	0.6~3.3	2.5	0.6~4.4	0.8	0.0~1.6
35~	1.4	0.6~2.2	1.1	0.0~2.2	1.4	0.6~2.3	1.1	0.4~1.8	1.0	0.0~2.0	1.3	0.4~2.1
40~	0.6	0.2~1.1	0.5	0.1~0.9	0.6	0.2~1.1	1.2	0.7~1.8	1.2	0.5~1.9	1.3	0.6~2.0
45~	0.3	0.1~0.5	0.5	0.0~1.0	0.2	0.0~0.4	0.9	0.5~1.3	0.9	0.4~1.4	0.9	0.3~1.4
50~	0.5	0.2~0.9	0.5	0.1~1.0	0.6	0.1~1.0	0.9	0.4~1.5	1.0	0.3~1.7	0.7	0.0~1.4
55~	1.0	0.0~1.9	0.6	0.2~1.1	1.1	0.0~2.2	0.8	0.4~1.2	0.8	0.4~1.2	0.9	0.1~1.8
60~	0.3	0.0~0.6	0.1	0.0~0.2	0.4	0.0~0.7	0.6	0.2~1.0	0.6	0.1~1.1	0.7	0.1~1.2

续表

年龄组/岁	城市小计		大城市		中小城市		农村小计		普通农村		贫困农村	
	患病率/%	95%CI	患病率/%	95%CI	患病率/%	95%CI	患病率/%	95%CI	患病率/%	95%CI	患病率/%	95%CI
65～	0.4	0.0～0.9	0.4	0.0～0.8	0.5	0.0～1.0	0.5	0.2～0.9	0.5	0.1～1.0	0.5	0.0～1.1
70～	0.2	0.0～0.4	0.1	0.0～0.3	0.2	0.0～0.5	1.0	0.4～1.7	0.6	0.1～1.1	2.0	0.7～3.3
75～	0.5	0.1～0.9	0.4	0.0～0.9	0.5	0.0～1.1	1.5	0.7～2.3	1.8	0.7～2.9	0.8	0.1～1.5

表6-6 中国18岁及以上成年男性不同年龄、地区低血压患病率

年龄组/岁	城市小计		大城市		中小城市		农村小计		普通农村		贫困农村	
	患病率/%	95%CI	患病率/%	95%CI	患病率/%	95%CI	患病率/%	95%CI	患病率/%	95%CI	患病率/%	95%CI
18～44	1.0	0.7～1.3	1.2	0.7～1.7	1.0	0.6～1.3	1.7	1.2～2.1	1.7	1.1～2.3	1.6	0.8～2.4
45～59	0.6	0.2～1.0	0.5	0.2～0.9	0.6	0.2～1.0	0.9	0.6～1.2	0.9	0.5～1.3	0.8	0.3～1.3
≥60	0.4	0.2～0.5	0.2	0.0～0.4	0.4	0.2～0.6	0.9	0.6～1.1	0.8	0.6～1.1	0.9	0.6～1.3

中国18岁及以上城市女性的低血压患病率为3.2%，其中大城市为3.1%，中小城市为3.2% 农村女性的低血压患病率为3.2%，其中普通农村为3.3%，贫困农村为0.8%（表6-7）。随着年龄组的增加，城市合计、农村合计、大城市、中小城市、普通农村和贫困农村成年女性的低血压患病率逐渐降低；贫困农村成年女性最低（表6-8）。

表6-7 中国18岁及以上成年女性不同年龄、地区低血压患病率

年龄组/岁	城市小计		大城市		中小城市		农村小计		普通农村		贫困农村	
	患病率/%	95%CI	患病率/%	95%CI	患病率/%	95%CI	患病率/%	95%CI	患病率/%	95%CI	患病率/%	95%CI
合计	3.2	2.4～4.0	3.1	1.9～4.3	3.2	2.3～4.1	3.2	2.5～3.8	3.3	2.5～4.2	0.8	0.5～1.2
18～	9.0	1.4～16.6	5.1	0.1～10.2	9.6	1.0～18.1	6.9	2.7～11.0	7.1	1.9～12.3	6.4	0.0～13.2
20～	8.4	5.3～11.5	6.3	2.6～10.0	8.6	5.2～12.1	8.3	5.8～10.8	9.4	6.1～12.6	6.1	2.8～9.4
25～	6.3	3.7～8.8	7.3	4.9～9.8	6.1	3.1～9.0	4.6	3.0～6.2	4.2	2.4～6.0	5.5	2.3～8.7
30～	4.6	3.0～6.1	3.9	1.8～6.0	4.7	2.9～6.4	5.3	3.7～7.0	6.1	3.9～8.4	3.7	2.3～5.2
35～	3.7	2.4～4.9	4.6	2.3～6.8	3.5	2.1～5.0	2.8	1.8～3.8	3.1	1.9～4.3	2.2	0.6～3.8

续表

年龄组/岁	城市小计 患病率/%	城市小计 95%CI	大城市 患病率/%	大城市 95%CI	中小城市 患病率/%	中小城市 95%CI	农村小计 患病率/%	农村小计 95%CI	普通农村 患病率/%	普通农村 95%CI	贫困农村 患病率/%	贫困农村 95%CI
40～	2.5	1.7～3.4	4.9	2.5～7.4	2.2	1.3～3.0	2.0	1.5～2.6	2.0	1.4～2.6	2.1	1.2～3.1
45～	1.5	1.0～2.0	1.8	0.7～3.0	1.4	0.8～2.0	1.5	0.9～2.0	1.5	0.8～2.2	1.3	0.6～2.1
50～	0.9	0.5～1.3	1.4	0.6～2.1	0.8	0.4～1.3	1.1	0.6～1.5	1.0	0.5～1.6	1.1	0.4～1.8
55～	0.7	0.3～1.1	1.1	0.4～1.7	0.7	0.2～1.1	0.7	0.4～1.0	0.6	0.3～0.9	0.8	0.1～1.5
60～	0.4	0.1～0.6	0.8	0.2～1.3	0.3	0.0～0.5	0.8	0.4～1.2	0.9	0.3～1.5	0.5	0.1～0.9
65～	0.4	0.1～0.6	0.2	0.0～0.5	0.4	0.1～0.7	0.6	0.3～1.0	0.6	0.2～1.1	0.6	0.1～1.0
70～	0.4	0.1～0.8	0.3	0.0～0.6	0.5	0.0～0.9	1.3	0.6～2.0	1.5	0.6～2.4	0.8	0.1～1.6
75～	0.7	0.1～1.4	0.9	0.0～2.1	0.7	0.0～1.5	0.5	0.1～0.8	0.3	0.0～0.7	0.9	0.1～1.7

表 6-8　中国 18 岁及以上成年女性不同年龄、地区低血压患病率

年龄组/岁	城市小计 患病率/%	城市小计 95%CI	大城市 患病率/%	大城市 95%CI	中小城市 患病率/%	中小城市 95%CI	农村小计 患病率/%	农村小计 95%CI	普通农村 患病率/%	普通农村 95%CI	贫困农村 患病率/%	贫困农村 95%CI
18～44	5.2	3.8～6.5	5.4	3.9～6.9	5.2	3.6～6.7	4.7	3.7～5.7	5.0	3.8～6.3	4.0	2.4～5.7
45～59	1.1	0.7～1.4	1.4	0.8～2.1	1.0	0.6～1.4	1.1	0.7～1.4	1.1	0.7～1.5	1.1	0.5～1.7
≥60	0.5	0.3～0.7	0.6	0.1～1.1	0.4	0.2～0.7	0.8	0.6～1.0	0.8	0.5～1.1	0.7	0.4～1.0

3. 不同家庭收入低血压患病率

2010—2013 年中国 18 岁及以上成人的家庭收入水平为 <10 000 元、10 000～19 999 元、20 000～29 999 元、30 000～39 999 元、≥40 000 元，其低血压患病率为 1.9%、2.3%、2.0%、2.7% 和 2.0%。不同家庭收入组成年男性的低血压患病率分别为 1.1%、1.0%、1.2%、0.5% 和 0.3%；女性分别为 2.8%、3.6%、3.0%、5.0% 和 4.0%。总的来看，不同家庭收入组内，成人低血压患病率为女性高于男性；低血压患病率随家庭收入的增高逐渐升高，但是全国合计、成年男性和女性的家庭收入 ≥40 000 元时则略下降（表 6-9）。

中国城市成人不同家庭收入水平为 <10 000 元、10 000～19 999 元、20 000～29 999 元、30 000～39 999 元、≥40 000 元者，其低血压患病率分别为 1.6%、2.2%、1.8%、2.4% 和 2.1%；农村分别为 2.1%、2.3%、2.7%、3.4% 和 1.5%（表 6-10）。

表 6-9　中国 18 岁及以上成人不同家庭收入、性别低血压患病率

收入组 / 元	合计		男		女	
	患病率 /%	95%CI	患病率 /%	95%CI	患病率 /%	95%CI
<10 000	1.9	1.6~2.2	1.1	0.8~1.4	2.8	2.3~3.3
10 000~	2.3	1.7~2.9	1.0	0.7~1.3	3.6	2.6~4.7
20 000~	2.0	1.5~2.6	1.2	0.5~1.9	3.0	2.1~3.9
30 000~	2.7	1.7~3.6	0.5	0.1~0.9	5.0	3.1~6.9
≥40 000	2.0	1.1~2.9	0.3	0.0~0.5	4.0	2.1~6.0

表 6-10　中国 18 岁及以上成人不同家庭收入、地区低血压患病率

收入组 / 元	城市小计		大城市		中小城市		农村小计		普通农村		贫困农村	
	患病率 /%	95%CI	患病率 /%	95%CI	患病率 /%	95%CI	患病率 /%	95%CI	患病率 /%	95%CI	患病率 /%	95%CI
<10 000	1.6	1.2~2.0	2.4	1.4~3.4	1.5	1.1~1.9	2.1	1.7~2.6	2.3	1.8~.92	1.8	1.1~2.5
10 000~	2.2	1.4~3.1	1.4	0.9~1.9	2.4	1.4~3.4	2.3	1.7~2.9	2.3	1.6~3.1	2.2	0.9~3.6
20 000~	1.8	1.2~2.3	1.9	0.8~3.0	1.7	1.1~2.4	2.7	1.3~4.1	2.6	1.0~4.1	3.0	0.1~6.0
30 000~	2.4	1.5~3.3	2.2	0.9~3.5	2.5	1.3~3.7	3.4	1.0~5.9	4.0	1.3~6.8	—	—
≥40 000	2.1	1.0~3.3	2.6	1.0~4.3	2.0	0.6~3.4	1.5	0.3~2.8	1.6	0.2~3.0	1.1	0.0~3.0

中国城市男性的低血压患病率随家庭收入增加而逐渐降低。家庭收入为 30 000~39 999 元的城市女性、农村女性的低血压患病率最高，分别为 4.3% 和 7.3%（表 6-11、表 6-12）。

表 6-11　中国 18 岁及以上成年男性不同家庭收入、地区低血压患病率

收入组 / 元	城市小计		大城市		中小城市		农村小计		普通农村		贫困农村	
	百分比 /%	95%CI	百分比 /%	95%CI	百分比 /%	95%CI	百分比 /%	95%CI	百分比 /%	95%CI	百分比 /%	95%CI
<10 000	0.8	0.5~1.1	1.3	0.4~2.2	0.7	0.4~1.0	1.3	0.9~1.7	1.4	0.8~2.0	1.1	0.6~1.6
10 000~	0.8	0.5~1.2	0.5	0.1~0.9	0.9	0.5~1.3	1.3	0.7~1.8	1.2	0.6~1.7	1.7	0.2~3.3
20 000~	0.6	0.0~1.2	0.6	0.1~1.1	0.6	0.0~1.3	2.5	0.6~4.5	2.3	0.2~4.4	3.5	0.0~8.2
30 000~	0.6	0.1~1.1	0.7	0.1~1.3	0.5	0.0~1.2	0.1	0.0~0.4	0.2	0.0~0.5	—	—
≥40 000	0.4	0.0~0.7	0.2	0.0~0.5	0.4	0.0~0.8	—	—				

表 6-12　中国 18 岁及以上成年女性不同家庭收入、地区低血压患病率

收入组/元	城市小计		大城市		中小城市		农村小计		普通农村		贫困农村	
	患病率/%	95%CI	患病率/%	95%CI	患病率/%	95%CI	患病率/%	95%CI	患病率/%	95%CI	患病率/%	95%CI
<10 000	2.4	1.7~3.1	3.7	2.2~5.2	2.3	1.5~3.0	3.0	2.3~3.7	3.2	2.3~4.1	2.6	1.6~3.6
10 000~	3.7	2.1~5.4	2.3	1.4~3.2	4.0	2.0~5.9	3.5	2.5~4.5	3.7	2.4~4.9	2.8	1.5~4.2
20 000~	3.0	1.9~4.2	3.2	1.1~5.4	3.0	1.6~4.4	2.8	1.5~4.2	2.9	1.4~4.5	2.6	0.4~4.7
30 000~	4.3	2.5~6.1	3.7	1.2~6.2	4.5	2.2~6.9	7.3	2.2~12.5	8.5	2.7~14.2	—	—
≥40 000	4.2	1.8~6.6	5.5	2.0~8.9	3.8	0.9~6.7	3.4	0.6~6.2	3.5	0.4~6.6	2.5	0.0~6.4

4. 低血压患病率的十年变化

与 2002 年中国居民营养与健康状况调查相比，2010—2013 年中国 18 岁及以上成人的低血压患病率下降了 0.9%，降幅为 30%。

2010—2013 年中国城市、农村的成人低血压患病率较 2002 年城市、农村有所降低，分别降低了 0.8% 和 1.1%，降幅分别为 29.6% 和 33.3%；成年男性、女性低血压患病率也比 2002 年分别减低了 0.8% 和 0.9%。中国 18~44 岁、45~59 岁、60 岁及以上居民的低血压患病率随着年龄的增长逐渐降低，与 2002 年比，青年组、中年组、老年组分别降低了 1.2%、0.6%、0.3%（表 6-13）。

表 6-13　2002 年和 2010—2013 年中国成人低血压患病率/%

年龄/性别	2002			2010—2013		
	合计	城市	农村	合计	城市	农村
合计	3.0	2.7	3.3	2.1	1.9	2.2
男	1.9	1.6	2.3	1.1	0.8	1.4
女	4.1	3.9	4.3	3.2	3.2	3.2
18~44 岁						
小计	4.3	4.1	4.4	3.1	3.0	3.1
男	2.5	2.2	2.8	1.3	1.0	1.7
女	6.2	6.2	6.1	5.0	5.2	4.7
45~59 岁						
小计	1.5	1.3	1.7	0.9	0.8	1.0
男	1.2	1.0	1.5	0.7	0.6	0.9
女	1.7	1.6	1.9	1.1	1.1	1.1
≥60 岁						
小计	0.9	0.7	1.2	0.6	0.4	0.8
男	1.0	0.7	1.3	0.6	0.4	0.9
女	0.9	0.7	1.1	0.6	0.5	0.8

第七章

中国居民血压测量行为

一、样本量描述

2010—2013 年中国 15 岁及以上居民血压测量行为分析的有效样本为 128 626 人，其中男性 56 640 人（44.0%），女性 71 986 人（56.0%）；城市 64 375 人（50.0%），农村 64 251 人（50.0%）；大城市 29 214 人（22.7%），中小城市 35 161 人（27.3%），普通农村 39 845 人（31.0%），贫困农村 24 406 人（19.0%）（表 7-1、表 7-2、表 7-3）。

中国 18 岁及以上高血压患者参加血压测量行为分析的有效样本为 38 605 人，其中男性为 17 919 人（46.4%），女性为 20 686 人（53.6%）；城市 20 417 人（52.9%），农村 18 188 人（47.1%）；大城市 9 341 人（24.2%），中小城市 11 076 人（28.7%），普通农村 11 891 人（30.8%），贫困农村 6 297 人（16.3%）（表 7-4、表 7-5、表 7-6）。

表 7-1 中国 15 岁及以上居民血压测量行为样本分布

年龄组/岁	合计 N	合计 百分比/%	城市小计 N	城市小计 百分比/%	大城市 N	大城市 百分比/%	中小城市 N	中小城市 百分比/%	农村小计 N	农村小计 百分比/%	普通农村 N	普通农村 百分比/%	贫困农村 N	贫困农村 百分比/%
合计	128 626	100.0	64 375	50.0	29 214	22.7	35 161	27.3	64 251	50.0	39 845	31.0	24 406	19.0
15～	2 978	2.3	1 473	1.2	661	0.5	812	0.6	1 505	1.2	869	0.7	636	0.5
16～	2 752	2.1	1 408	1.1	651	0.5	757	0.6	1 344	1.0	840	0.7	504	0.4
17～	2 469	1.9	1 280	1.0	550	0.4	730	0.6	1 189	0.9	764	0.6	425	0.3
18～	755	0.6	314	0.2	150	0.1	164	0.1	441	0.3	249	0.2	192	0.2
20～	3 795	3.0	1 708	1.3	813	0.6	895	0.7	2 087	1.6	1 107	0.9	980	0.8
25～	5 154	4.0	2 467	1.9	1 249	1.0	1 218	1.0	2 687	2.1	1 503	1.2	1 184	0.9
30～	6 689	5.2	3 306	2.6	1 548	1.2	1 758	1.4	3 383	2.6	1 906	1.5	1 477	1.2
35～	9 493	7.4	4 617	3.6	1 943	1.5	2 674	2.1	4 876	3.8	2 728	2.1	2 148	1.7
40～	12 716	9.9	5 502	4.3	2 127	1.7	3 375	2.6	7 214	5.6	4 367	3.4	2 847	2.2
45～	15 193	11.8	6 812	5.3	2 641	2.1	4 171	3.2	8 381	6.5	5 268	4.1	3 113	2.4
50～	13 151	10.2	6 997	5.4	3 378	2.6	3 619	2.8	6 154	4.8	3 941	3.1	2 213	1.7
55～	16 631	12.9	8 605	6.7	3 950	3.1	4 655	3.6	8 026	6.2	5 305	4.1	2 721	2.1
60～	13 762	10.7	7 102	5.5	3 368	2.6	3 734	2.9	6 660	5.2	4 396	3.4	2 264	1.8
65～	9 678	7.5	5 129	4.0	2 338	1.8	2 791	2.2	4 549	3.5	2 874	2.2	1 675	1.3
70～	7 036	5.5	3 993	3.1	1 975	1.5	2 018	1.6	3 043	2.4	1 929	1.5	1 114	0.9
75～	6 374	5.0	3 662	2.9	1 872	1.5	1 790	1.4	2 712	2.1	1 799	1.4	913	0.7

表 7-2 中国 15 岁及以上男性居民血压测量行为样本分布

年龄组/岁	合计 N	合计 百分比/%	城市小计 N	城市小计 百分比/%	大城市 N	大城市 百分比/%	中小城市 N	中小城市 百分比/%	农村小计 N	农村小计 百分比/%	普通农村 N	普通农村 百分比/%	贫困农村 N	贫困农村 百分比/%
合计	56 640	44.0	27 553	21.4	12 137	9.4	15 416	12.0	29 087	22.6	17 977	14.0	11 110	8.6
15～	1 530	1.2	767	0.6	342	0.3	425	0.3	763	0.6	449	0.4	314	0.2
16～	1 360	1.1	694	0.5	308	0.2	386	0.3	666	0.5	413	0.3	253	0.2
17～	1 251	1.0	636	0.5	271	0.2	365	0.3	615	0.5	387	0.3	228	0.2
18～	346	0.3	159	0.1	74	0.1	85	0.1	187	0.2	101	0.1	86	0.1
20～	1 628	1.3	717	0.6	329	0.3	388	0.3	911	0.7	491	0.4	420	0.3
25～	2 048	1.6	965	0.8	479	0.4	486	0.4	1 083	0.8	590	0.5	493	0.4
30～	2 698	2.1	1 290	1.0	600	0.5	690	0.5	1 408	1.1	751	0.6	657	0.5
35～	3 957	3.1	1 853	1.4	778	0.6	1 075	0.8	2 104	1.6	1 173	0.9	931	0.7
40～	5 295	4.1	2 217	1.7	825	0.6	1 392	1.1	3 078	2.4	1 860	1.5	1 218	1.0
45～	6 266	4.9	2 699	2.1	1 023	0.8	1 676	1.3	3 567	2.8	2 219	1.7	1 348	1.1
50～	5 649	4.4	2 863	2.2	1 338	1.0	1 525	1.2	2 786	2.2	1 768	1.4	1 018	0.8
55～	7 156	5.6	3 531	2.8	1 561	1.2	1 970	1.5	3 625	2.8	2 397	1.9	1 228	1.0
60～	6 316	4.9	3 172	2.5	1 455	1.1	1 717	1.3	3 144	2.4	2 074	1.6	1 070	0.8
65～	4 555	3.5	2 295	1.8	1 012	0.8	1 283	1.0	2 260	1.8	1 409	1.1	851	0.7
70～	3 466	2.7	1 912	1.5	876	0.7	1 036	0.8	1 554	1.2	1 004	0.8	550	0.4
75～	3 119	2.4	1 783	1.4	866	0.7	917	0.7	1 336	1.0	891	0.7	445	0.4

表 7-3 中国 15 岁及以上女性居民血压测量行为样本分布

年龄组/岁	合计 N	合计 百分比/%	城市小计 N	城市小计 百分比/%	大城市 N	大城市 百分比/%	中小城市 N	中小城市 百分比/%	农村小计 N	农村小计 百分比/%	普通农村 N	普通农村 百分比/%	贫困农村 N	贫困农村 百分比/%
合计	71 986	56.0	36 822	28.6	17 077	13.3	19 745	15.4	35 164	27.3	21 868	17.0	13 296	10.3
15～	1 448	1.1	706	0.6	319	0.3	387	0.3	742	0.6	420	0.3	322	0.3
16～	1 392	1.1	714	0.6	343	0.3	371	0.3	678	0.5	427	0.3	251	0.2
17～	1 218	1.0	644	0.5	279	0.2	365	0.3	574	0.5	377	0.3	197	0.2
18～	409	0.3	155	0.1	76	0.1	79	0.1	254	0.2	148	0.1	106	0.1
20～	2 167	1.7	991	0.8	484	0.4	507	0.4	1 176	0.9	616	0.5	560	0.4
25～	3 106	2.4	1 502	1.2	770	0.6	732	0.6	1 604	1.3	913	0.7	691	0.5
30～	3 991	3.1	2 016	1.6	948	0.7	1 068	0.8	1 975	1.5	1 155	0.9	820	0.6
35～	5 536	4.3	2 764	2.2	1 165	0.9	1 599	1.2	2 772	2.2	1 555	1.2	1 217	1.0
40～	7 421	5.8	3 285	2.6	1 302	1.0	1 983	1.5	4 136	3.2	2 507	2.0	1 629	1.3
45～	8 927	6.9	4 113	3.2	1 618	1.3	2 495	1.9	4 814	3.7	3 049	2.4	1 765	1.4
50～	7 502	5.8	4 134	3.2	2 040	1.6	2 094	1.6	3 368	2.6	2 173	1.7	1 195	0.9
55～	9 475	7.4	5 074	3.9	2 389	1.9	2 685	2.1	4 401	3.4	2 908	2.3	1 493	1.2
60～	7 446	5.8	3 930	3.1	1 913	1.5	2 017	1.6	3 516	2.7	2 322	1.8	1 194	0.9
65～	5 123	4.0	2 834	2.2	1 326	1.0	1 508	1.2	2 289	1.8	1 465	1.1	824	0.6
70～	3 570	2.8	2 081	1.6	1 099	0.9	982	0.8	1 489	1.2	925	0.7	564	0.4
75～	3 255	2.5	1 879	1.5	1 006	0.8	873	0.7	1 376	1.1	908	0.7	468	0.4

表 7-4 中国 18 岁及以上成人高血压患者的血压测量行为样本分布

年龄组/岁	合计 N	合计 百分比/%	城市小计 N	城市小计 百分比/%	大城市 N	大城市 百分比/%	中小城市 N	中小城市 百分比/%	农村小计 N	农村小计 百分比/%	普通农村 N	普通农村 百分比/%	贫困农村 N	贫困农村 百分比/%
合计	38 605	100.0	20 417	52.9	9 341	24.2	11 076	28.7	18 188	47.1	11 891	30.8	6 297	16.3
18～	26	0.1	12	0.0	6	0.0	6	0.0	14	0.0	7	0.0	7	0.0
20～	145	0.4	62	0.2	24	0.1	38	0.1	83	0.2	38	0.1	45	0.1
25～	328	0.9	165	0.4	81	0.2	84	0.2	163	0.4	97	0.3	66	0.2
30～	508	1.3	233	0.6	104	0.3	129	0.3	275	0.7	160	0.4	115	0.3
35～	1 103	2.9	517	1.3	193	0.5	324	0.8	586	1.5	332	0.9	254	0.7
40～	2 287	5.9	991	2.6	360	0.9	631	1.6	1 296	3.4	818	2.1	478	1.2
45～	3 914	10.1	1 830	4.7	664	1.7	1 166	3.0	2 084	5.4	1 354	3.5	730	1.9
50～	4 340	11.2	2 306	6.0	1 080	2.8	1 226	3.2	2 034	5.3	1 323	3.4	711	1.8
55～	6 488	16.8	3 395	8.8	1 534	4.0	1 861	4.8	3 093	8.0	2 071	5.4	1 022	2.7
60～	6 382	16.5	3 359	8.7	1 616	4.2	1 743	4.5	3 023	7.8	2 039	5.3	984	2.6
65～	5 175	13.4	2 818	7.3	1 283	3.3	1 535	4.0	2 357	6.1	1 540	4.0	817	2.1
70～	4 062	10.5	2 420	6.3	1 201	3.1	1 219	3.2	1 642	4.3	1 055	2.7	587	1.5
75～	3 847	10.0	2 309	6.0	1 195	3.1	1 114	2.9	1 538	4.0	1 057	2.7	481	1.3

表 7-5 中国 18 岁及以上成年男性高血压患者的血压测量行为样本分布

年龄组/岁	合计 N	合计 百分比/%	城市小计 N	城市小计 百分比/%	大城市 N	大城市 百分比/%	中小城市 N	中小城市 百分比/%	农村小计 N	农村小计 百分比/%	普通农村 N	普通农村 百分比/%	贫困农村 N	贫困农村 百分比/%
合计	17 919	46.4	9 428	24.4	4 234	11.0	5 194	13.5	8 491	22.0	5 597	14.5	2 894	7.5
18～	18	0.1	8	0.0	4	0.0	4	0.0	10	0.0	6	0.0	4	0.0
20～	103	0.3	47	0.1	19	0.1	28	0.1	56	0.2	29	0.1	27	0.1
25～	201	0.5	111	0.3	58	0.2	53	0.1	90	0.2	62	0.2	28	0.1
30～	328	0.9	159	0.4	74	0.2	85	0.2	169	0.4	104	0.3	65	0.2
35～	644	1.7	308	0.8	114	0.3	194	0.5	336	0.9	196	0.5	140	0.4
40～	1 200	3.1	527	1.4	178	0.5	349	0.9	673	1.7	436	1.1	237	0.6
45～	1 766	4.6	868	2.3	318	0.8	550	1.4	898	2.3	576	1.5	322	0.8
50～	1 910	5.0	1 010	2.6	479	1.2	531	1.4	900	2.3	600	1.6	300	0.8
55～	2 839	7.4	1 495	3.9	691	1.8	804	2.1	1 344	3.5	902	2.3	442	1.1
60～	2 860	7.4	1 483	3.8	710	1.8	773	2.0	1 377	3.6	945	2.5	432	1.1
65～	2 379	6.2	1 251	3.2	573	1.5	678	1.8	1 128	2.9	724	1.9	404	1.1
70～	1 909	4.9	1 114	2.9	504	1.3	610	1.6	795	2.1	531	1.4	264	0.7
75～	1 762	4.6	1 047	2.7	512	1.3	535	1.4	715	1.9	486	1.3	229	0.6

表 7-6　中国 18 岁及以上成年女性高血压患者的血压测量行为样本分布

年龄组/岁	合计		城市小计		大城市		中小城市		农村小计		普通农村		贫困农村	
	N	百分比/%	N	百分比/%	N	百分比/%	N	百分比/%	N	百分比/%	N	百分比/%	N	百分比/%
合计	20 686	53.6	10 989	28.5	5 107	13.2	5 882	15.2	9 697	25.1	6 294	16.3	3 403	8.8
18~	8	0.0	4	0.0	2	0.0	2	0.0	4	0.0	1	0.0	3	0.0
20~	42	0.1	15	0.0	5	0.0	10	0.0	27	0.1	9	0.0	18	0.1
25~	127	0.3	54	0.1	23	0.1	31	0.1	73	0.2	35	0.1	38	0.1
30~	180	0.5	74	0.2	30	0.1	44	0.1	106	0.3	56	0.2	50	0.1
35~	459	1.2	209	0.5	79	0.2	130	0.3	250	0.7	136	0.4	114	0.3
40~	1 087	2.8	464	1.2	182	0.5	282	0.7	623	1.6	382	1.0	241	0.6
45~	2 148	5.6	962	2.5	346	0.9	616	1.6	1 186	3.1	778	2.0	408	1.1
50~	2 430	6.3	1 296	3.4	601	1.6	695	1.8	1 134	2.9	723	1.9	411	1.1
55~	3 649	9.5	1 900	4.9	843	2.2	1 057	2.7	1 749	4.5	1 169	3.0	580	1.5
60~	3 522	9.1	1 876	4.9	906	2.4	970	2.5	1 646	4.3	1 094	2.8	552	1.4
65~	2 796	7.2	1 567	4.1	710	1.8	857	2.2	1 229	3.2	816	2.1	413	1.1
70~	2 153	5.6	1 306	3.4	697	1.8	609	1.6	847	2.2	524	1.4	323	0.8
75~	2 085	5.4	1 262	3.3	683	1.8	579	1.5	823	2.1	571	1.5	252	0.7

二、中国居民血压测量行为

（一）15 岁及以上居民血压测量行为

15 岁及以上居民血压测量行为详见附表 7-1 至附表 7-6。

中国 15 岁及以上居民的血压测量行为中，不测量、每月一次、3 个月一次、半年一次、1 年一次所占比例分别为 36.6%、14.3%、10.4%、13.2%、18.0%；其中男性分别为 38.5%、13.7%、9.5%、12.4%、18.1%，女性分别为 35.2%、14.7%、11.1%、13.8%、17.8%。

中国城市居民不测量、每月一次、3 个月一次、半年一次、1 年一次所占比例分别为 27.7%、20.5%、11.5%、13.3%、17.8%，农村分别为 45.6%、8.1%、9.3%、13.1%、18.1%，城市居民测量行为的频率高于农村。从大城市、中小城市、普通农村和贫困农村四类地区看，不测量行为依次升高，大城市最低（20.9%），贫困农村最高（57.8%）；每月测量一次、3 个月测量一次的行为随着四类地区依次下降。从年龄分布看，血压测量基本呈现随年龄的增长而越频繁。从家庭收入水平看，总体上随着收入水平的升高，测量行为越频繁。

（二）18 岁及以上居民血压测量行为

18 岁及以上居民血压测量行为详见附表 7-7 至附表 7-10。

中国 18 岁及以上成人的血压测量行为中，不测量、每月一次、3 个月一次、半年一次、1 年一次所占比例分别为 36.4%、15.2%、11.0%、13.6%、18.0%；其中男性分别为 38.3%、14.8%、10.2%、12.8%、18.2%，女性分别为 34.9%、15.6%、11.6%、14.3%、17.8%。

中国城市成人分别为 28.2%、21.9%、12.2%、13.8%、17.9%，农村分别为 44.6%、8.6%、9.8%、13.4%、18.1%，城市居民测量频率高于农村。大城市、中小城市、普通农村和贫困农村四类地区比较，成人不测量行为依次升高，大城市最低（21.7%），贫困农村最高（56.9%）；每月测量一次、3 个月测量一次的行为随四类地区依次下降。测量行为年龄越大越频繁，家庭收入越高越频繁。

（三）18 岁及以上高血压患者血压测量行为

18 岁及以上高血压患者血压测量行为详见附表 7-11 至附表 7-16。

中国 18 岁及以上成人高血压患者中，血压测量行为为不测量、每月一次、3 个月一次、半年一次、1 年一次所占比例分别为 23.5%、30.4%、14.8%、12.6%、12.8%；其中男性分别为 25.7%、28.9%、13.9%、12.3%、13.6%，女性分别为 21.6%、31.8%、15.6%、12.9%、12.1%。

中国城市 18 岁及以上高血压患者中，不测量、每月一次、3 个月一次、半年一次、1 年一次所占比例分别为 17.1%、40.3%、14.4%、11.1%、11.2%，农村分别为 30.7%、19.4%、15.2%、14.3%、14.7%，城市居民高于农村。比较大城市、中小城市、普通农村和贫困农村四类地区，成人的不测量行为依次升高，大城市最低（11.2%），贫困农村最高（41.5%）；每月测量一次、3 个月测量一次的行为随四类地区依次下降。随着年龄的增长则血压测量频繁，总体上测量行为频率随家庭收入水平升高而增加。

三、18 岁及以上高血压患者自报控制或治疗措施

中国 18 岁及以上成人高血压患者中，自报通过服用药物控制或治疗高血压的百分比为 86.1%，其中城市为 88.1%，农村为 83.3%，城市高于农村；大城市、中小城市、普通农村、贫困农村分别为 89.6%、86.4%、84.3%、81.1%，依次降低；随着年龄增加，服用药物控制或治疗高血压者有上升趋势（表 7-7）。

表 7-7　中国 18 岁及以上成人高血压患者不同年龄、地区自报服用药物百分比 /%

年龄组 / 岁	合计	城市小计	大城市	中小城市	农村小计	普通农村	贫困农村
合计	86.1	88.1	89.6	86.4	83.3	84.3	81.1
18～	66.7	100.0	100.0	—	50.0	100.0	—
20～	27.3	20.0	50.0	—	33.3	—	66.7
25～	59.0	60.0	57.9	63.6	55.6	83.3	—
30～	55.0	51.0	58.3	44.4	60.0	53.6	75.0
35～	65.4	68.1	65.6	70.0	62.0	63.5	60.0
40～	71.8	72.7	75.3	70.9	70.9	72.4	67.9
45～	78.8	79.8	81.2	78.7	77.7	78.8	75.6
50～	83.3	85.1	87.4	82.5	80.7	81.2	79.6
55～	86.8	87.6	88.3	87.0	85.6	85.3	86.2
60～	88.9	90.6	91.8	89.3	86.4	87.1	84.7
65～	89.6	92.0	93.6	90.3	86.0	87.5	83.0
70～	89.3	91.4	92.0	90.7	85.3	88.0	79.9
75～	90.6	92.4	93.5	90.9	86.9	87.2	86.2

中国 18 岁及以上成人高血压患者中，自报通过饮食控制高血压的百分比为 50.5%，其中城市为 55.7%，农村为 42.9%，城市高于农村；大城市、中小城市、普通农村、贫困农村分别为 61.7%、49.3%、45.2%、38.0%，依次降低；随着年龄增加，通过饮食来控制血压者有小幅上升趋势（表 7-8）。

表 7-8 中国 18 岁及以上成人高血压患者不同年龄、地区自报饮食控制百分比 /%

年龄组 / 岁	合计	城市小计	大城市	中小城市	农村小计	普通农村	贫困农村
合计	50.5	55.7	61.7	49.3	42.9	45.2	38.0
18～	—	—	—	—	—	—	—
20～	27.3	60.0	50.0	66.7	—	—	—
25～	48.7	56.7	68.4	36.4	22.2	33.3	—
30～	47.3	43.1	58.3	29.6	52.5	50.0	58.3
35～	44.9	48.2	47.5	48.8	40.7	44.4	36.0
40～	45.7	51.6	55.2	49.1	40.1	44.4	31.3
45～	47.3	52.9	58.0	48.9	41.1	44.3	35.0
50～	49.8	53.0	60.5	44.5	45.1	46.5	42.2
55～	50.0	54.4	59.9	48.6	43.9	46.8	37.6
60～	51.4	56.7	62.5	50.3	43.9	44.9	41.7
65～	52.7	59.7	66.2	52.5	42.1	45.6	34.6
70～	52.6	57.6	63.6	50.4	43.4	46.1	38.1
75～	50.7	55.5	60.6	48.8	40.9	41.1	40.2

18 岁及以上高血压患者中，自报通过身体活动控制或治疗高血压的百分比为 39.9%，其中城市为 47.2%，农村为 29.2%，城市高于农村；大城市、中小城市、普通农村、贫困农村分别为 54.5%、39.4%、29.8%、27.8%，依次降低；随年龄增长无明显变化（表 7-9）。

表 7-9 中国 18 岁及以上成人高血压患者不同年龄、地区自报身体活动百分比 /%

年龄组 / 岁	合计	城市小计	大城市	中小城市	农村小计	普通农村	贫困农村
合计	39.9	47.2	54.5	39.4	29.2	29.8	27.8
18～	33.3	—	—	—	50.0	100.0	—
20～	18.2	40.0	50.0	33.3	—	—	—
25～	53.9	56.7	68.4	36.4	44.4	50.0	33.3
30～	31.9	35.3	37.5	33.3	27.5	28.6	25.0
35～	27.6	31.2	32.8	30.0	23.0	19.1	28.0
40～	36.5	43.6	50.7	38.6	29.8	31.7	26.0
45～	36.0	42.0	51.1	34.9	29.3	30.6	26.8
50～	38.4	45.7	54.9	35.2	28.0	27.0	30.0
55～	42.1	48.7	55.7	41.3	32.9	33.3	32.0
60～	41.7	51.4	59.0	43.1	27.8	28.2	27.1
65～	42.4	50.9	59.4	41.5	29.5	30.6	27.2
70～	41.6	47.8	54.1	40.3	30.3	32.6	25.6
75～	35.9	41.3	45.6	35.5	25.0	25.2	24.1

中国 18 岁及以上成人高血压患者中,不同收入组自报服用药物、饮食控制控制或治疗高血压的百分比随着收入增加无显著的变化,通过身体活动控制或治疗高血压的百分比随着收入增加呈上升趋势(表 7-10、表 7-11、表 7-12)。

表 7-10 中国 18 岁及以上高血压患者不同家庭收入、地区自报服用药物控制或治疗高血压百分比 /%

收入组 / 元	合计	城市小计	大城市	中小城市	农村小计	普通农村	贫困农村
合计	86.1	88.1	89.6	86.4	83.3	84.3	81.1
<10 000	84.9	86.7	87.9	86	83.7	84.7	82.1
10 000~	86.6	88.1	89.4	86.6	82.9	84.2	78.1
20 000~	87.8	89.4	90.2	88.1	79.9	81.3	71.7
30 000~	90.3	90.4	92.7	85.3	89.8	88.6	100.0
≥40 000	88.4	89.3	90.4	87.1	83.3	84.5	72.7

表 7-11 中国 18 岁及以上高血压患者不同家庭收入、地区自报饮食控制控制或治疗高血压百分比 /%

收入组(元)	合计	城市小计	大城市	中小城市	农村小计	普通农村	贫困农村
合计	50.5	55.7	61.7	49.3	42.9	45.2	38.0
<10 000	44.2	49.9	58.5	45.3	40.4	41.4	38.7
10 000~	54.5	56.9	61.4	51.5	48.3	51.3	36.7
20 000~	58.8	59.9	64.1	53.1	52.7	55.9	34.0
30 000~	63.1	63.8	67.0	56.7	59.1	59.7	53.9
≥40 000	59.8	61.7	64.6	56.2	49.1	50.5	36.4

表 7-12 中国 18 岁及以上高血压患者不同家庭收入、地区自报身体活动控制或治疗高血压百分比 /%

收入组(元)	合计	城市小计	大城市	中小城市	农村小计	普通农村	贫困农村
合计	39.9	47.2	54.5	39.4	29.2	29.8	27.8
<10 000	32.4	39.2	49.9	33.6	28.0	27.9	28.1
10 000~	43.3	47.9	54.0	40.4	31.9	32.6	29.2
20 000~	49.8	53.1	56.6	47.3	33.4	34.3	28.3
30 000~	53.0	56.1	58.7	50.2	36.2	36.8	30.8
≥40 000	55.5	58.2	61.0	52.7	40.7	41.2	36.4

第八章

高血压防治政策和措施

一、国内外高血压防治指南最新进展及摘要

（一）中国

1.《中国高血压防治指南 2018 年修订版》

2019 年 2 月，《中国高血压防治指南》修订委员会在《心脑血管病防治》上发布了《中国高血压防治指南 2018 年修订版》。2018 年中国高血压防治指南的修订参考了世界卫生组织、中华医学会指南制订流程，对指南重要内容、证据级别及推荐类型进行了评估。在借鉴国际先进经验的基础上，结合我国高血压防治工作实践，充分应用中国证据，形成具有中国特色的高血压预防干预、诊断评估、分类分层、治疗管理指南。现摘录部分要点如下：

（1）我国人群高血压流行情况：中国人群高血压的患病率仍呈升高趋势，高血压流行有两个比较显著的特点：从南方到北方，高血压患病率递增；不同民族之间高血压患病率存在差异。中国高血压患者的知晓率、治疗率和控制率（粗率）近年来有明显提高，但总体仍处于较低的水平。高钠、低钾膳食，超重和肥胖是中国人群重要的高血压危险因素。

（2）高血压与心血管风险：血压水平与心血管风险呈连续、独立、直接的正相关关系。脑卒中仍是目前我国高血压人群最主要的并发症，冠心病事件也有明显上升，其他并发症包括心力衰竭、左心室肥厚、心房颤动、终末期肾病。

（3）诊室血压测量步骤

1）要求受试者安静休息至少 5 分钟后开始测量坐位上臂血压，上臂应置于心脏水平。

2）推荐使用经过验证的上臂式医用电子血压计，水银柱血压计将逐步被淘汰。

3）使用标准规格的袖带（气囊长 22～26cm、宽 12cm），肥胖者或臂围大者（>32cm）应使用大规格气囊袖带。

4）首诊时应测量两上臂血压，以血压读数较高的一侧作为测量的上臂。

5）测量血压时，应相隔 1～2 分钟重复测量，取 2 次读数的平均值记录。如果 SBP 或 DBP 的 2 次读数相差 5mmHg 以上，应再次测量，取 3 次读数的平均值记录。

6）老年人、糖尿病患者及出现体位性低血压情况者，应该加测站立位血压。站立位血压在卧位改为站立位后 1 分钟和 3 分钟时测量。

7）在测量血压的同时，应测定脉率。

（4）高血压分类与分层：高血压定义：在未使用降压药物的情况下，诊室收缩压（SBP）≥140mmHg 和 / 或舒张压（DBP）≥90mmHg。根据血压升高水平，将高血压分为 1 级、2 级

和 3 级。根据血压水平、心血管危险因素、靶器官损害、临床并发症和糖尿病进行心血管风险分层，分为低危、中危、高危和很高危 4 个层次。

（5）高血压的治疗目标

1）高血压治疗的根本目标是降低发生心脑肾及血管并发症和死亡的总危险。

2）降压治疗的获益主要来自血压降低本身。

3）在改善生活方式的基础上，应根据高血压患者的总体风险水平决定给予降压药物，同时干预可纠正的危险因素、靶器官损害和并存的临床疾病。

4）在条件允许的情况下，应采取强化降压的治疗策略，以取得最大的心血管获益。

5）降压目标：一般高血压患者应降至<140/90mmHg；能耐受者和部分高危及以上的患者可进一步降至<130/80mmHg。

（6）生活方式干预：生活方式干预在任何时候对任何高血压患者（包括正常高值者和需要药物治疗的高血压患者）都是合理、有效的治疗，其目的是降低血压、控制其他危险因素和临床情况。

生活方式干预对降低血压和心血管危险的作用应当给予肯定，所有患者都应采用，主要措施包括：减少钠盐摄入，每人每日食盐摄入量逐步降至<6g，增加钾摄入；合理膳食，平衡膳食；控制体重，使 BMI<24kg/m²；腰围：男性<90cm；女性<85cm；不吸烟，彻底戒烟，避免被动吸烟；不饮或限制饮酒；增加运动，中等强度；每周 4～7 次；每次持续 30～60 分钟；减轻精神压力，保持心理平衡。

（7）高血压防治对策和策略：将高血压防治纳入当地医疗卫生服务系统中并制定相应政策，包括监督考核制度、资源分配与人事安排方案等。社区高血压防治应采用"全人群"和"高危人群"相结合的策略。高血压需要终生管理。有条件的地方应采用现代信息技术（互联网＋及电子数字技术）辅助疾病管理及专家咨询。

（8）高血压的社区规范化管理：及时检出高血压是防治的第一步。如无条件进行人群筛查可建立"首诊测血压"机制及提供其他机会性测血压的条件。将高血压的管理融入全科医生的日常医疗工作中，建立以全科医生为主体的高血压分级诊治体系并保持双向转诊通畅。有条件的地方应逐步建立网络化的信息管理系统。采用多种方式提高患者的防病知识和自我保健意识。在有条件的地方，正确推广使用家庭血压测量技术。

2.《中国老年高血压管理指南 2019》

2019 年 2 月，中国第一部专门针对老年人高血压防治的指南——《中国老年高血压管理指南 2019》发布，针对老年人血压测量、降压目标、特定人群的治疗、血压波动、多重用药、血压管理等问题作了详细阐述。这是一部具有鲜明特色、紧密结合临床、证据与实践相结合的指导性文件，尤其适合我国老年高血压患者。现摘录指南部分要点如下：

（1）老年高血压的定义与分级：年龄≥65 岁，在未使用降压药物的情况下，非同日 3 次测量血压，收缩压（SBP）≥140mmHg 和 / 或舒张压（DBP）≥90mmHg，可诊断为老年高血压。曾明确诊断高血压且正在接受降压药物治疗的老年人，虽然血压<140/90mmHg，也应诊断为老年高血压。老年高血压的分级方法与一般成年人相同。

（2）推荐起始药物治疗的血压值和降压目标值

1）年龄≥65 岁，血压≥140/90mmHg，在生活方式干预的同时启动降压药物治疗，将血压降至<140/90mmHg（Ⅰ，A）。

2）年龄≥80岁，血压≥150/90mmHg，即启动降压药物治疗，首先应将血压降至<150/90mmHg，若耐受性良好，则进一步将血压降至<140/90mmHg（Ⅱa，B）。

3）经评估确定为衰弱的高龄高血压患者，血压≥160/90mmHg，应考虑启动降压药物治疗，收缩压控制目标为<150mmHg，但尽量不低于130mmHg（Ⅱa，C）。

4）如果患者对降压治疗耐受性良好，不应停止降压治疗（Ⅲ，A）。

（3）社区支持和远程管理

1）随访支持：老年高血压患者需要系统、长期的随访和管理，需要依靠社区来完成。社区随访可采用多种方式，如入户随访、家庭监测和远程服务。

2）健康教育：大部分高血压患者在基层医疗机构就诊，社区卫生服务中心（站）、乡镇卫生院、村卫生所、保健院、健康教育所等在内的基层医疗或健康管理机构和基层医务人员是高血压教育的主要力量。

3）环境支持：打造有利的社区环境促进老年高血压患者采纳健康生活方式，鼓励活动能力较好的老年人到社区卫生服务中心定期复诊、接受健康教育，在患者发生心梗、卒中等心脑血管意外时便于及时送医。

4）人文关怀：老年人由于社会角色发生急剧变化，容易产生不良心理变化，并且出现功能衰退、活动受限、情感孤独等问题。如缺乏相应关怀，高血压管理也不能达到理想效果。可针对老年人的特点，进行心理疏导。对于空巢老人，居委会和医疗机构应定期访问，提供情感支持和居家医疗服务。

高血压远程管理的内容主要包括及时监测数据与风险评估、优化治疗、生活方式干预、丰富健康教育内容，以及老年人情绪问题处理等。

3.《国家基层高血压防治管理指南2017》

《国家基层高血压防治管理指南2017》主要内容包括基层高血压管理的基本要求、管理流程、诊断和评估、治疗方案及长期管理要求等。本指南可操作性强，适用于基层医疗卫生机构的医务工作者。摘录部分要点如下：

（1）基层高血压管理基本要求：组建高血压管理团队，配置基本设备（血压计等其他设备）；保障基本药物（血管紧张素转换酶抑制剂（ACEI）和血管紧张素Ⅱ受体拮抗剂（ARB）。ACEI与ARB降压作用机制相似，应至少具备一种；β受体阻滞剂；钙通道阻滞剂（CCB），二氢吡啶类钙拮抗剂常用于降压；利尿剂，噻嗪类利尿剂常用于降压。

（2）管理流程：基层医疗卫生机构应承担原发性高血压的诊断、治疗及长期随访管理工作，识别出不适合在基层诊治的高血压患者并及时转诊。

（3）诊疗关键点

1）血压测量"三要点"：安静放松，位置规范，读数精准；

2）诊断要点：诊室血压为主，140/90mmHg（1mmHg=0.133kPa）为界，非同日三次超标确诊；

3）健康生活方式"六部曲"：限盐减重多运动，戒烟限酒心态平；

4）治疗"三原则"：达标、平稳、综合管理；

5）基层高血压转诊四类人群：起病急、症状重、疑继发、难控制。

（4）降压目标：高血压患者的降压目标是收缩压<140mmHg且舒张压<90mmHg。年龄≥80岁且未合并糖尿病或慢性肾脏疾病的患者，降压目标为收缩压<150mmHg且舒张压

<90mmHg。

（5）高血压长期随访管理

1）未达标患者

随访频率：每2～4周，直至血压达标。

随访内容：查体（血压、心率、心律），生活方式评估及建议，服药情况，调整治疗。

2）已达标患者

随访频率：每3个月1次。

随访内容：有无再住院的新发并发症，查体（血压、心率、心律，超重或肥胖者应监测体重及腰围），生活方式评估及建议，了解服药情况，必要时调整治疗。

3）年度评估

内容：除上述每3个月随访事项外，还需再次测量体重、腰围，并进行必要的辅助检查，同初诊评估，即血常规、尿常规、生化（肌酐、尿酸、谷丙转氨酶、血钾、血糖、血脂）、心电图。有条件者可选做：动态血压监测、超声心动图、颈动脉超声、尿白蛋白/肌酐、X线胸片、眼底检查等。

（二）国外

1. 欧洲《2018版动脉高血压管理指南》

2018年6月，欧洲心脏病学会与欧洲高血压协会（ESC/ESH）在西班牙巴塞罗那举办的ESH欧洲高血压年会现场联合发布了《2018版动脉高血压管理指南》，并于8月25日正式发表，新版指南延续了2013版指南的严谨沉稳、全面精细的特点，又在多方面进行了更新，尤其是降压目标的分层、细化以及起始A+A或A+D的联合治疗方案成为亮点。此外，在风险评估与管理、正常高值高危患者的治疗、高血压合并脑卒中、糖尿病、冠心病、慢性肾脏病、心力衰竭等方面均有更新和补充。指南部分要点如下：

（1）坚持原有高血压诊断标准，非诊室血压测量得到了进一步的推荐，特别是家庭自测血压（HBPM）：继续沿用140/90mmHg（1mmHg=0.133kPa）作为高血压的诊断界值，并仍将血压分为理想血压、正常血压、正常高值和Ⅰ～Ⅲ级高血压，强调高血压通常缺乏症状，应加强筛查。

（2）强调心血管疾病危险因素评估，重视靶器官损伤（HMOD）检测：心血管疾病危险因素的干预是防治高血压的基石，推荐使用系统性冠状动脉风险评估（systematic coronary risk evaluation，SCORE）。

（3）重视生活方式干预，药物治疗启动时机前移：指南强调生活方式干预推迟降压药启用时间或增加降压效果。生活方式干预包括限制钠盐、酒精摄入、健康饮食、规律锻炼、体重控制和戒烟等。相较于2013版ESH指南，新指南中变化的有：①盐摄入量<5g/d；②男性饮酒每周不超过14单位（1单位=125ml红酒或250ml啤酒），女性不超过8单位，且避免一次性大量饮酒；③BMI控制上，避免肥胖（BMI>30kg/m²，腰围男性>102cm，女性>88cm），维持健康的体质量（BMI为20～25kg/m²）及腰围（男性<94cm，女性<80cm）。

2. 加拿大《2018年版成人与儿童高血压诊断、风险评估、预防与治疗指南》

2018年5月1日，加拿大高血压教育计划（CHEP，Canadian Hypertension Education Program）更新并颁布了《2018年版成人与儿童高血压诊断、风险评估、预防与治疗指南》。

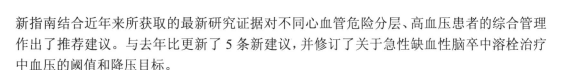

新指南结合近年来所获取的最新研究证据对不同心血管危险分层、高血压患者的综合管理作出了推荐建议。与去年比更新了 5 条新建议，并修订了关于急性缺血性脑卒中溶栓治疗中血压的阈值和降压目标。

（1）成人高血压的测量：2018 年，加拿大高血压指南推荐无论使用何种血压计，除特殊情况外，均应首选电子血压计（震荡法）测量上肢血压，并认为该方法优于听诊法血压测量技术。且新提出对于上臂尺寸较大的患者，标准的上臂测量方法无法使用时，可以使用经过验证的腕式设备（使用时手臂和腕部与心脏水平保持一致）进行评估血压。针对测量环境与测量方式的不同，高血压的评估方法与诊断标准也存在差异。

1）在诊室测量血压时首选自动化诊室血压测量（AOBP），AOBP 时收缩压≥135mmHg（1mmHg=0.133kPa）或舒张压≥85mmHg 即可诊断为高血压。

2）使用非 AOBP（non-AOBP）时，收缩压≥140mmHg 或舒张压≥90mmHg 即可诊断为高血压。当收缩压在 130～139mmHg 和 / 或舒张压 85～89mmHg，诊断为正常血压高值。

3）应用动态血压监测血压时，觉醒时收缩压≥135mmHg 或舒张压≥85mmHg，或 24 小时收缩压≥130mmHg，或舒张压≥80mmHg 即可诊断为高血压。

4）患者在家自测血压时，收缩压≥135mmHg 或舒张压≥85mmHg 即可诊断为高血压。如诊室测量血压增高，而家庭测量的血压<135/85mmHg，需重复测量家庭血压以证实血压<135/85mmHg，或行 24 小时动态血压监测确认 24 小时血压<130/80mmHg，觉醒时段平均血压<135/85mmHg，符合上述条件者可诊断为白大衣性高血压。

（2）成人高血压的预防和非药物治疗：2018 年加拿大高血压指南提出医生通过与个体进行健康宣教形式，引起个体重视从而降低血压，充分说明了健康宣教的重要性。建议通过改善健康行为（如促进健康饮食、控制体质量和适当活动）的健康咨询来降低血压。

改善生活方式，如增加运动，减轻体质量，限制饮酒（限制酒精摄入可预防高血压并降低高血压患者血压水平，每天饮酒≤2 标准杯，男性饮酒不应超过 14 标准杯 / 周，女性不超过 9 标准杯 / 周），规律饮食，控制食盐摄入，补充钙镁摄入，增加钾盐摄入，缓解精神紧张作为高血压的预防和非药物治疗。生活方式干预是防治高血压的基石，积极有效的生活方式干预完全可能使血压轻度升高的个体血压恢复到正常水平。对于血压明显升高者，生活方式干预则有助于减少降压药物的种类与剂量。

3．美国《2017 年成人高血压预防、检测、评估和管理指南》

2017 年 11 月，美国心脏病学会（ACC）、美国心脏协会（AHA）等学术机构联合更新了《2017 年成人高血压预防、诊断、评估和管理指南》。指南重新定义了高血压及其分类，降低了治疗阈值和目标值，强调基于风险的管理策略并对药物治疗等作出了最新推荐。

（1）高血压的定义和分类：2017ACC/AHA 高血压指南将高血压定义为血压≥130/80mmHg，取代了之前 140/90mmHg 的高血压标准；此外，删除了高血压前期（120～139/80～89mmHg）的分类。根据诊室血压分为正常血压、血压升高、高血压 1 级、高血压 2 级。根据最新分类，血压 120～129/<80mmHg 为血压升高，而 130～139/80～89mmHg 为高血压 1 级，≥140/90mmHg 则被列为高血压 2 级。

（2）血压的测量：2017 年美国高血压指南推荐使用诊室外血压测量并结合远程医疗咨询对高血压患者进行管理。指南强调了家庭血压监测的重要性，以帮助识别"隐蔽性高血压"和"白大衣性高血压"。诊室血压 140/90mmHg 相当于家庭血压 135/85mmHg，诊室血压

160/100mmHg 相当于家庭血压 145/90mmHg，而诊室血压 130/80mmHg 则与家庭血压相同。建议诊室外血压测量用于确诊高血压和降压药物调整的依据。在家庭血压测量方面，指南提出在早上服药前和晚餐前应至少测量 2 次血压，间隔 1 分钟，取平均数。如果更换降压药物，应在换药 2 周后获取 1 周的血压值，由医生评估血压控制情况。

（3）高血压患者的非药物治疗：2017 年美国高血压指南更加强调以生活方式干预为主的非药物治疗措施在防控高血压中的重要地位。建议超重或肥胖的血压升高者或高血压患者，均应通过控制饮食和增加运动以减轻体质量，降低钠盐摄入并增加高钾饮食，男性每天饮酒不超过 2 标准杯，女性每天不超过 1 标准杯（1 标准杯大约相当于 14g 乙醇）。生活方式干预是防治高血压的基石，积极有效的生活方式干预完全可能使血压轻度升高的患者血压恢复到正常水平。对于血压明显升高者，生活方式干预则有助于减少降压药物的种类与剂量。此外，健康的生活方式还具有降低血糖与血脂的作用，进而降低高血压患者整体心血管危险水平。

4. 美国《2017 年 ACP/AAFP 临床实践指南：60 岁及以上人群》

2017 年 1 月，针对≥60 岁的高血压病人治疗中较高和较低降压目标的利弊，美国医师协会（ACP）联合美国家庭医师学会（AAFP）共同发布了≥60 岁成人高血压的药物治疗指南，为临床治疗提供证据及治疗建议。指南依据于已发表的主要疗效指标的随机对照试验以及针对危害的观察性研究的系统性评价，指南的目标使用者为所有临床医师，目标病人人群包括所有年龄≥60 岁的高血压病人，部分摘录指南要点如下：

（1）降压治疗与降压目标：≥60 岁的收缩压持续在或超过 150mmHg 的病人进行降压治疗，控制收缩压<150mmHg，以降低死亡、脑卒中和心脏事件风险（等级：强力推荐，高质量证据）。对于≥60 岁病人，ACP 和 AAFP 建议临床医生定期与病人讨论特定血压控制目标的利弊，从而选择合适的降压目标。

（2）治疗策略：指南并未针对性地比较高血压药物与非药物治疗，但是提出几种可考虑的非药物治疗策略。有效降压的非药物方法包括改变生活方式减少体重、采用如 DASH（食疗控制高血压）饮食以及增加身体活动。与药物治疗相比，非药物疗法通常具有较少的副作用，而且可带来其他好处。因此，对于大多数高血压病人而言，最理想的治疗策略是将非药物方法列为首选疗法或结合药物治疗。有效的药物治疗包括应用抗高血压药物，如噻嗪类利尿剂、血管紧张素转换酶抑制剂类、血管紧张素受体阻滞剂类、钙通道阻滞剂和 β- 受体阻滞剂类。

5. 2017 年《美国儿科学会临床实践指南：儿童和青少年》

2017 年 8 月，美国儿科学会（AAP）颁布了一项儿童和青少年高血压的筛查、管理指南，以取代美国国家心肺血液研究所在 2004 年颁布的儿科高血压指南。新指南的主要内容涉及了新的规范血压表格、筛查方案修订和启动药物降压治疗的推荐，此外指南还对儿童血压筛查时间及动态血压监测进行了推荐。

（1）血压诊断标准：以舒张压和舒张压的第 90 百分位数作为筛查阳性标准，需要进一步开展听诊器袖套方法确诊。

1）正常血压：血压 < 年龄别、性别、身高别第 90 百分位数，13 岁以上儿童低于 120/80mmHg。

2）血压偏高：血压≥年龄别、性别、身高别第 90 百分位数、<第 95 百分位数；13 岁以上

儿童处于（120～129）/80mmHg。

3）高血压：血压≥年龄别、性别、身高别第95百分位数；13岁以上儿童≥130/80mmHg。

Ⅰ期高血压：血压≥年龄别、性别、身高别第95百分位数、<第95百分位值+12mmHg；13岁以上儿童处于（130～139）/（80～89）mmHg。

Ⅱ期高血压：血压≥年龄别、性别、身高别第95百分位数+12mmHg；13岁以上儿童≥140/90mmHg。

（2）部分建议

1）≥3岁的儿童/青少年应每年测量血压。

2）≥3岁的儿童/青少年，若有肥胖、正服用降压药、患肾脏疾病、有主动脉弓阻塞或狭窄病史、患糖尿病，在每一次就诊时都应测量血压。

3）当儿童/青少年在三次不同时间的就诊中，诊室里的专业医生听诊均确认血压≥第95百分位数，应诊断为高血压。

4）医疗机构如果使用电子健康档案，应该考虑纳入血压值异常的提示，不管是录入数据还是查看数据时。

5）电子血压计或许可用于儿童/青少年的血压筛查。使用电子血压计时，应使用在儿童中经过验证的设备。如果根据电子血压计怀疑血压升高，应通过听诊法来进一步确认。

6）诊断为高血压的儿童/青少年，药物或非药物治疗的目标是收缩压和舒张压降低至<第90百分位数；对于≥13岁的青少年，血压应降低至<130/80mmHg。

7）儿童/青少年诊断为血压升高或高血压时，医生应该提供有关DASH饮食方案的建议，并推荐每周至少进行3～5天的中度及以上的锻炼（每次30～60分钟）来帮助降低血压。

6. 澳大利亚《2016年成人高血压诊疗指南》

2016年，澳大利亚国家心脏基金会（NHFA）对2008年成人高血压评估与管理指南进行了更新，主要建议内容涉及高血压的定义和分级、血压测量、治疗阈值和质量目标。摘录部分流行病学相关要点如下：

（1）血压分为7级：

理想血压是收缩压<120mmHg和舒张压<80mmHg；

正常血压是收缩压在（120～129）mmHg和/或舒张压在（80～84）mmHg；

正常高限血压是收缩压在（130～139）mmHg和/或舒张压在（85～89）mmHg；

1级高血压是收缩压在（140～159）mmHg和/或舒张压在（90～99）mmHg；

2级高血压是收缩压在（160～179）mmHg和/或舒张压在（100～109）mmHg；

3级高血压是收缩压≥180mmHg和/或舒张压≥110mmHg；

单纯性收缩期高血压是收缩压>140mmHg和舒张压<90mmHg。

（2）推荐使用经过验证的非汞柱血压计进行血压测量。自动化诊室血压监测（AOBP）提供的测量结果与家庭和动态血压监测效果相似，其测量值通常低于传统门诊血压测量值。

（3）推荐全部患者改善自身生活方式，包括不吸烟、营养饮食并保持充足运动。

7. 日本《2014年日本高血压学会高血压管理指南》

（1）高血压的诊断：对高血压定义仍为≥140/90mmHg。指南推荐3种血压测量方法，诊室血压测量、家庭自测血压和24小时动态血压监测，血压测量强调1～2分钟后重复测量2次，如果差别<5mmHg则可取平均值作为此次测量的血压值。诊室血压、家庭自测血压和

24 小时动态血压监测均可作为高血压诊断标准,后两者尤其适用于诊断白大衣性高血压和隐匿性高血压。

指南强调家庭自测血压的重要性,当诊室血压和家庭自测血压诊断不一致时,优先考虑家庭自测血压。高血压诊断标准:诊室血压≥140/90mmHg,家庭自测血压≥135/85mmHg,24 小时平均血压≥130/80mmHg。当诊室血压≥140/90mmHg 及无法进行家庭血压监测或家庭血压≥135/85mmHg 为高血压;当诊室血压≥140/90mmHg 及家庭血压<135/85mmHg 为白大衣性高血压;当诊室血压<140/90mmHg 及家庭血压≥135/85mmHg 为隐蔽性高血压。

(2)高血压的治疗:生活方式改变是高血压控制中重要的方法之一,应贯穿于抗高血压治疗的始终。①限盐:盐摄入量<6g/d;②优化膳食模式:增加水果/蔬菜摄入量,减少胆固醇和饱和脂肪酸的摄入,增加鱼(鱼油)摄入;③减重:体质量指数目标为<25kg/m^2,如果难以达到这个目标,至少减少 4kg;④运动,减少酒精摄入,戒烟;⑤其他:如避免寒冷环境中及神经紧张刺激等。

二、居民盐、钠的推荐摄入量

减少盐或钠的摄入量,不仅有助于预防高血压,也可降低脑卒中、冠心病等发病风险。世界各个国家或组织对于减盐、钠摄入量的目标各不相同。

(一)中国

1.《中国居民膳食指南(2016)》

《中国居民膳食指南(2016)》推荐 2~3 岁幼儿每日食盐摄入量不超过 2g,4~6 岁幼儿不超过 3g,7~10 岁儿童少年不超过 4g,11~17 岁儿童少年及 18~64 岁成人不超过 6g,65 岁及以上成人不超过 5g。

指南中关于食盐减量的建议:①选用新鲜食材、巧用替代方法。如通过醋、花椒、八角、辣椒、葱、姜、蒜等来调味。②合理运用烹调方法。如烹调时等到快出锅时再加入盐能够在保持同样咸度的情况下,减少食盐用量。在菜肴中加入糖能够掩盖盐的咸味,容易在不知不觉中摄入更多的盐。③做好总量控制。除了食盐中含有钠,黄酱、酱油等调味品中也含有钠,需要注意钠的总摄入量。④注意隐性钠问题、少吃高盐(钠)食品。这一点需要特别注意,一些加工食品吃起来虽然没有咸味,但在加工过程中都添加了食盐,如面条、面包、饼干等,在购买时需要查看营养标签,注意其钠含量。酱油、酱类、咸菜、鸡精、味精等含钠量均较高,应注意少吃。⑤选用碘盐。

2.《中国高血压防治指南 2018 年修订版》

《中国高血压防治指南 2018 年修订版》提到的生活方式干预措施中,第一条即要求减少钠盐摄入,每人每日食盐摄入量逐步降至<6g,增加钾摄入中建议每人每日钠摄入量不超过2 400mg,即 6g 氯化钠。主要措施包括:①减少烹调用盐及含钠高的调味品(包括味精、酱油);②避免或减少含钠盐量较高的加工食品,如咸菜、火腿、各类炒货和腌制品;③建议在烹调时尽可能使用定量盐勺,以起到警示的作用。

增加膳食中钾摄入量可降低血压。主要措施为:①增加富钾食物(新鲜蔬菜、水果和豆

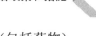

类）的摄入量；②肾功能良好者可选择低钠富钾替代盐。不建议服用钾补充剂（包括药物）来降低血压，肾功能不全者补钾前应咨询医生。

3.《高血压患者膳食指导》

中华人民共和国卫生行业标准——《高血压患者膳食指导》（WS/T 430—2013）中建议高血压患者每日钠摄入量不超过 2 000mg，即 5g 盐。高血压合并水肿、肾功能不全等患者适用无盐膳食；高血压危象合并心衰等患者适用低钠膳食，且应适当注意限制水分的摄入。无盐膳食和低钠膳食以及水的限制量需遵循临床医师或营养师的指导。

4.《国民营养计划（2017—2030）》

2017 年，为贯彻落实《"健康中国 2030"规划纲要》，提高国民营养健康水平，国务院办公厅印发了《国民营养计划（2017—2030）》，要求到 2030 年实现全国人均每日食盐摄入量降低 20% 的目标。同时，要发展食物营养健康产业，加快食品加工营养化转型。优先研究加工食品中油、盐、糖用量及其与健康的相关性，适时出台加工食品中油、盐、糖的控制措施。

《国民营养计划（2017—2030）》提到要开展 6 项重大行动，其中"吃动平衡行动"要求推广健康生活方式，积极推进全民健康生活方式行动，广泛开展以"三减三健"为重点的专项行动，即减盐、减油、减糖，健康口腔、健康体重、健康骨骼。减盐行动倡导我国居民认识高盐饮食的危害、控制食盐摄入量、使用定量盐勺、少吃咸菜多食蔬果、少吃高盐的包装食品、逐渐减少钠盐摄入、阅读营养成分表、外出就餐选择低盐菜品、关注调味品、警惕"藏起来"的盐。

为了落实国务院《国民营养计划（2017—2030 年）》行动要求，实现 2030 年全国人均每日食盐摄入量降低 20% 的减盐目标，2018 年 4 月中国首次推出了《中国食品工业减盐指南》。该指南综合了各国减盐措施及经验，旨在建议我国食品企业实现到 2030 年加工食品钠含量平均水平降低 20% 的目标。

（二）国际

1. 世界卫生组织

世界卫生组织强烈建议将 16 岁及以上成人钠摄入量降低至每日 2g 以下（即每日盐摄入量<5g）。应根据 2～15 岁儿童不同于成人的能量需求，参照所推荐的成人每日 2g 钠摄入量最高限量，酌减儿童钠摄入最高限量。

2. 欧洲《2018 版动脉高血压管理指南》

欧洲高血压协会（ESH）2018 版指南强调生活方式的改变，包括限制盐的摄入、适量饮酒、足量的蔬菜水果摄入、控制体质量，体育锻炼及戒烟。指南建议居民盐摄入量<5g/d。

3. 北欧营养建议

《北欧营养建议》（the Nordic Nutrition Recommendations，NNR）于 2012 年发布了第五版，即《北欧营养建议 2012》（NNR 2012），它确定了膳食构成的指南和营养素推荐摄入量，构成了北欧国家膳食推荐的基础。

NNR 2012 主要适用于身体活动水平不同的健康个体（不包括竞技运动员），其建议成人盐的摄入量应降低至 6g/d，即钠的摄入量降低至约 2.4g/d。以成年女性的能量调整的钠推荐摄入量为基础，建议 10 岁及以下儿童每日盐的摄入量不超过 0.5g/MJ，即每日钠的摄入量不超过 0.2g/MJ。孕期和哺乳期女性对于钠的生理需求量有小幅度增加，孕期大约每天增加0.07g或3mmol，全哺乳期大约每天增加0.12g或5.2mmol。

对于个人来说，由于大部分盐摄入不是来源于家庭烹调，而是来源于加工食品，因此降低盐的摄入量需要食品行业的参与。为了帮助消费者在购买食物时找到更健康的选择，除芬兰以外，整个北欧地区均使用了瑞典国家食品局的钥匙孔标志，该标志免费且自愿使用。根据NNR，只有比同类产品含有更少的盐和糖、更少或更健康的脂肪、更多全谷物和纤维的产品，才允许使用该标志。芬兰使用的心脏标志遵循与钥匙孔相同严格的标准。这些标志的使用，敦促了食品企业对于产品的重新配方，以及开发更健康的产品。

4. 美国

（1）美国食物与药物管理局：2016年，美国食物与药物管理局（US Food and Drug Administration，FDA）将儿童、青少年及成人钠的可耐受最高摄入量从2 400mg/d降低至2 300mg/d，幼儿的可耐受最高摄入量为1 500mg/d。

（2）美国膳食指南：美国膳食指南2015—2020版（Dietary Guidelines for Americans，2015—2020）中推荐1～3岁幼儿钠的每日最高摄入量为1 500mg，4～8岁儿童为1 900mg，9～13岁儿童青少年为2 200mg，14岁及以上青少年、成人为2 300mg。

（3）美国心脏协会：美国心脏协会（American Heart Association，AHA）对于钠的推荐摄入量最为严格，幼儿、儿童、青少年及成人推荐的每日最高摄入量均为1 500mg。

5. 德国

在国家卫生与农业部的认可与支持下，德国营养学会（German Nutrition Society，DGE）负责制定、更新国家的膳食指导。其建议限制盐的摄入并降低高盐食物摄入的比例，选择碘化盐和氟化盐，每日盐的摄入量不超过6g。

6. 加拿大

（1）加拿大卫生部：联邦卫生部（加拿大卫生部）制定的国家膳食指南中推荐1～3岁儿童钠的摄入量不超过1 500mg/d，4～8岁儿童不超过1 900mg/d，9～13岁青少年不超过2 200mg/d，14岁及以上成人不超过2 300mg/d。

（2）加拿大高血压指南：为了预防高血压并降低成年高血压病人的血压值，2018版《加拿大高血压指南》（Hypertension Canada's 2018）中建议，每日钠摄入量不高于2 000mg，即5g盐或87mmol钠。

7. 英国

（1）英国食品与营养政策医学委员会：英国食品与营养政策医学委员会（the Committee on Medical Aspects of Food and Nutrition Policy，COMA）是独立的专家委员会，建议成人盐摄入量不超过6g/d，即钠摄入量不超过2.4g/d或100mmol/d。这个目标对于英国居民来说是一个可实现的目标，而不是最理想的目标。调整了能量摄入后，COMA建议成年女性盐摄入量不超过5g/d，即钠摄入量不超过2g/d或85mmol/d；成年男性盐摄入量不超过7g/d，即钠摄入量不超过2.7g/d或115mmol/d。

（2）营养科学咨询委员会：自2000年开始，营养科学咨询委员会（the Scientific Advisory Committee on Nutrition，SACN）接替了COMA，其发布的《盐与健康》（Salt and Health）报告中采纳了COMA对于降低盐/钠摄入量至6g/d的推荐。

（3）政府饮食建议：在COMA和SACN推荐的盐或钠摄入量的基础上，《政府饮食建议》（Government Dietary Recommendations）建议1～3岁婴幼儿盐摄入量不超过2.0g/d，4～6岁儿童不超过 3.0g/d，7～10 岁儿童不超过 5.0g/d，11 岁及以上人群不超过 6.0g/d。同时建议 1～3 岁婴幼儿钠摄入量不超过 0.8g/d，4～6 岁儿童不超过 1.2g/d，7～10 岁儿童不超过 2.0g/d，11 岁及以上人群不超过 2.4g/d。

（4）Eatwell 餐盘：从 2007 年开始，Eatwell 餐盘（Eatwell Plate）一直是英国国家食品指南，定义政府对于健康均衡饮食的建议。随着饮食建议的更新，Eatwell 餐盘更名为 Eatwell 指南（Eatwell Guide），其与《政府饮食建议》采用相同的标准，建议成人每天应摄入不超过 6g 盐，即 2.4g 钠，大约 1 茶勺量；1 岁以下婴儿每天应摄入不超过 1g 盐；1～3 岁儿童每天不超过 2g 盐，即 0.8g 钠；4～6 岁儿童每天不超过 3g 盐，即 1.2g 钠；7～10 岁儿童每天不超过 5g 盐，即 2g 钠；11 岁及以上儿童每天不超过 6g 盐，即 2.4g 钠。

各种建议中的盐不仅包括烹调加入食物中的盐，也包括面包、早餐谷物、意大利面酱和汤中的盐等。

8. 印度

印度国家营养研究所（the National Institute of Nutrition）牵头制定了膳食指南，并且获得了卫生部的批准。1998 年，《印度人膳食指南——手册》作为印度第一部膳食指南发布，并于 2011 年发布了修订版，建议将盐摄入量限制在最低水平，但是未设定目标值。具体内容包括：从生命早期限制添加盐的摄入；培养对低盐食物／饮食的嗜好；限制腌制和预包装食品的摄入，如泡菜、酱汁、番茄酱、咸饼干、薯片、奶酪和腌鱼；多吃蔬菜和水果，它们是钾的良好来源；始终使用铁强化加碘盐（双倍强化盐）。

第九章
主要发现与建议

一、主要发现

本书的结果来自 2010—2013 年中国居民营养与健康状况监测，受篇幅所限，还有许多需要分析的内容还没有纳入其中，根据此次分析得到的结果，总结主要发现如下：

（一）中国居民的血压水平

2010—2013 年中国 6～17 岁儿童青少年、18 岁及以上成人的收缩压、舒张压百分位数分布总体上均为男性高于女性，并随年龄和家庭收入的增高而增加，但家庭收入≥40 000 元时，收缩压、舒张压百分位数降低。中国 6～17 岁儿童青少年、18 岁及以上成人的平均收缩压、平均舒张压水平都为男性高于女性，随年龄增长而逐渐升高。不论城乡、性别，儿童青少年、成人的平均血压水平均随收入增加而逐渐降低。

与 2002 年中国居民营养与健康状况调查结果相比，2010—2013 年中国 18 岁及以上成人的全国合计、分性别及不同年龄组的平均收缩压增幅为 1～4mmHg；平均舒张压增幅为 1～2mmHg。

（二）中国居民的高血压患病率

不论是汞柱式血压值，还是电子血压值转换后的结果，2010—2013 年中国 18 岁及以上成人的高血压患病率依然攀升；成人高血压患病率的城乡差异显著，并随年龄增加而显著增高，45～59 岁的中年人中接近三分之一者患有高血压，有一半以上的老年人患高血压。

高血压患病的低龄化、年轻化需要警惕，高血压的预防控制关口亟待前移。在过去十年中，学龄儿童青少年的饮食发生、生活方式巨大变化，本次监测发现中国 6～17 岁儿童青少年的高血压患病为 12.4%，且高血压患病率随年龄和家庭收入增加均有逐渐增高的趋势，16 岁组、17 岁组男生高于女生，其他年龄组均为女生高于男生；青春期少年的高血压患病率都较高。

（三）成人高血压知晓率、治疗率、控制率及治疗控制率

近年来，我国高血压防控政策的有效实施，保障了中国成人的高血压知晓率、治疗率、控制率和治疗控制率分别为 46.5%、41.1%、13.8% 和 33.6%，四个率都为女性高于男性，随年龄增加而升高；城市高于农村，大城市、中小城市、普通农村、贫困农村都均逐步降低。与 2002 年中国居民营养与健康状况调查相比，2010—2013 年有较大幅度改善，全国合计、

城乡、不同性别知晓率、治疗率、控制率及治疗控制率均有大幅升高,但是对比发达国家依然存在差距。

(四)成人单纯性收缩期高血压患病率

成人单纯性收缩期高血压需要重视,2010—2013 年中国 18 岁及以上成人的 ISH 患病率为 7.1%,男性低于女性,随着年龄的增加呈现上升势,55 岁以后出现大幅度增高。ISH 患病率为城市高于农村,大城市、中小城市、普通农村、贫困农村、逐渐降低,而且随着收入的升高呈现出下降趋势。

(五)成人低血压患病率

中国 18 岁及以上成人的低血压患病率为 2.1%;女性高于男性,随着年龄的增加呈下降趋势。城市略微低于农村;城乡、四类地区均为 18～44 岁年龄组的低血压患病率最高。低血压患病率还随家庭收入的增高逐渐升高,到了 ≥40 000 元时则略下降。与 2002 年相比,2010—2013 年中国 18 岁及以上成人的低血压患病率下降了 0.9%。关于成人低血压的研究很少,目前还没有统一定义,造成许多结果不可比较,还建议将低年龄组的女性作为低血压防治的重点人群。

(六)中国居民血压测量行为

中国 15 岁及以上城市居民测量行为的频率高于农村。大城市、中小城市、普通农村和贫困农村居民的不测量行为依次升高、规律测量行为依次下降。随年龄的增长、收入水平的升高而越频繁。

中国 18 岁及以上成人高血压患者中,血压规律测量行为是城市居民高于农村。每月测量一次、3 个月测量一次的行为随四类地区依次下降。规律测量行为还随着年龄的增长、随家庭收入水平升高而增加。

(七)高血压患者自报血压控制或治疗行为

中国 18 岁及以上成人高血压患者中,自报通过服用药物、饮食控制、身体活动控制或治疗高血压的百分比分别为 86.1%、50.5%、39.9%,三者均为城市高于农村,大城市、中小城市、普通农村、贫困农村依次降低;随着年龄增加,自报通过服用药物、饮食控制者有上升趋势;不同收入组的患者自报通过身体活动控制者随着收入增加有上升趋势。

二、主要建议

研究表明,血压水平与心血管风险呈连续、独立、直接的正相关关系;同时,脑卒中依然是我国高血压人群最主要的并发症,冠心病事件和其他并发症的发生也明显上升。许多大型流行病学调查持续表明,中国人群的高血压患病率正呈升高趋势,并且其流行特点包括性别差异、年龄差异、区域和民族差异等。而摄入高钠、低钾膳食,不健康的生活方式,以及超重和肥胖是中国人群重要的高血压危险因素。根据本书的主要结果,提出如下意见或建议:

（一）及时加强具有全国代表性、区域代表性的居民血压监测

及时开展人群的血压监测，并作为一项常规工作。在监测人群方面，既要考虑成人，还要纳入儿童青少年；监测内容方面，既要做血压监测，还要有健康、膳食、生活方式监测；监测形式方面，既要设置常规人群监测，还要辅以特殊地区、特殊人群（老年人、孕妇、哺乳期女性、特殊职业、流动人群等）的典型监测。同时要重视高血压、低血压、单纯性收缩期高血压等不同形式的人群血压现况及其健康影响。这些健康流行病学数据将为国家制定相关政策、策略、措施提供科学依据。

（二）多部门合作，适时更新高血压防治相关防治对策、指南或策略

多年来，中国政府一直非常重视开展高血压的防控与临床治疗，先后出台了一系列高血压相关的指南、策略、措施等，从一定程度上推动了中国高血压预防与临床治疗工作。从顶层设计角度，建议将高血压防治分级纳入当地医疗卫生服务系统、基层卫生服务系统之中，保证经费并制定相应政策（例如监督考核制度、资源分配与人事安排方案等）。建议针对成年居民、老年居民提出相应的高血压防治对策、指南或策略，对儿童青少年等特殊人群也要有相应的防控措施。

加工食品是居民盐摄入的一个重要来源，降低盐摄入需要食品行业的参与。敦促食品企业对产品进行重新配方、开发更健康产品也是降低中国高血压患病率的关键。

（三）加强基层医疗机构、预防控制系统工作人员的高血压相关知识、技能培训

结合基层工作条件与特点，加强基层人员高血压防控的培训，实现新知识、新技能、新理念的及时普及。中国的《国家基层高血压防治管理指南2017》就提出了基层高血压管理基本要求、管理流程、诊疗关键点、降压目标等规范，及时培训到位有利于高血压人群的长期随访管理。

（四）推动高血压防控的社区化管理

《中国高血压防治指南2018年修订版》中指出"及时检出高血压是防治的第一步。如无条件进行人群筛查可建立'首诊测血压'机制及提供其他机会性测血压的条件。将高血压的管理融入全科医生的日常医疗工作中，建立以全科医生为主体的高血压分级诊治体系并保持双向转诊通畅。"在社区内的高血压防治还应该采用"全人群"和"高危人群"相结合的策略，并实行终生管理。高血压的社区管理要与时俱进，逐步建立网络信息化管理系统，建立电子档案；逐步引进"互联网+"及电子数字技术用以辅助高血压等疾病的管理、远程专家咨询服务等。

（五）高血压防控研究需要多学科联合

从管理到科研，新时代的高血压防控工作更需要实施多学科合作，例如经济学评估、社会学研究、心理行为探索、多源影响因素分析、风险探测等。

（六）加强全方位的健康教育和生活方式干预，将高血压相关营养与健康知识普及到个体

在国内外开展的高血压防控工作中，以生活方式干预为主的非药物治疗措施具有重要

地位，且都强调个体心血管疾病危险因素评估。在此基础上要对居民尤其是高危人群、高血压患者进行健康教育、生活方式干预，并贯穿于高血压防控中。

国际、国内倡导的高血压防控主要措施包括：减少钠盐摄入，增加钾摄入；补充钙镁摄入；平衡膳食、优化膳食模式；保持适宜体重和腰围；不吸烟和戒烟，避免被动吸烟；不饮酒或限制饮酒；摄入足量的蔬菜水果；有规律的身体活动；减轻精神紧张或精神压力，保持情绪平衡；强调家庭自测血压的重要性。

附　表

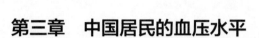

第三章　中国居民的血压水平

附表 3-1　中国 6～17 岁儿童青少年收缩压百分位数 /mmHg

年龄组 / 岁	$P_{2.5}$	P_5	P_{10}	P_{25}	P_{50}	P_{75}	P_{90}	P_{95}	$P_{97.5}$
6～	70.0	73.3	78.7	84.0	90.0	97.3	104.0	110.0	115.3
7～	70.7	76.0	80.0	85.3	90.7	98.7	106.0	110.7	116.7
8～	72.7	77.3	80.0	87.3	92.0	100.0	108.0	111.0	117.3
9～	71.3	77.3	80.7	88.0	93.3	100.7	109.3	113.3	118.7
10～	76.0	79.3	82.0	90.0	96.7	104.0	111.3	117.3	120.0
11～	77.0	80.0	84.0	90.7	99.3	107.3	116.7	120.0	122.7
12～	79.3	82.0	87.3	91.3	100.0	108.8	117.3	120.0	122.7
13～	80.7	84.7	90.0	95.3	102.7	110.7	119.3	122.0	127.3
14～	84.0	88.7	90.0	98.7	106.0	112.7	120.0	124.0	129.3
15～	82.7	88.0	90.7	98.7	106.7	115.3	120.7	126.0	129.3
16～	85.3	89.3	91.3	100.0	108.7	116.0	121.3	128.0	132.0
17～	86.7	90.0	92.7	100.0	109.3	117.3	122.0	126.7	130.7

附表 3-2　中国 6～17 岁男生收缩压百分位数 /mmHg

年龄组 / 岁	$P_{2.5}$	P_5	P_{10}	P_{25}	P_{50}	P_{75}	P_{90}	P_{95}	$P_{97.5}$
6～	70.7	74.7	78.7	84.7	90.0	98.0	105.3	110.7	118.0
7～	73.3	77.3	80.0	86.0	90.7	99.3	106.7	111.3	118.0
8～	73.3	78.7	80.7	88.0	92.0	100.0	108.7	112.7	118.0
9～	71.3	78.0	80.7	89.3	94.7	102.0	110.0	113.3	119.3
10～	77.3	80.0	83.3	90.0	98.0	104.0	111.3	117.3	120.0
11～	78.0	80.7	85.3	90.7	99.3	108.0	116.7	120.0	122.7
12～	79.3	81.3	88.0	92.0	100.7	109.3	118.0	120.7	124.7
13～	80.7	85.3	90.0	96.7	103.3	111.3	120.0	123.3	129.3
14～	86.0	90.0	91.3	100.0	108.0	116.0	121.3	126.0	130.7
15～	86.7	90.0	92.0	100.0	109.3	118.0	122.0	127.3	130.7
16～	88.0	90.0	94.7	101.3	110.0	118.7	124.7	130.0	135.3
17～	89.3	90.7	96.7	103.3	110.7	120.0	126.0	130.0	133.3

附表 3-3　中国 6～17 岁女生收缩压百分位数 /mmHg

年龄组 / 岁	$P_{2.5}$	P_5	P_{10}	P_{25}	P_{50}	P_{75}	P_{90}	P_{95}	$P_{97.5}$
6～	70.0	72.7	78.0	83.3	90.0	96.0	102.7	108.7	112.0
7～	70.0	73.3	78.7	84.0	90.0	98.0	104.7	110.0	115.3
8～	71.3	76.7	80.0	86.0	91.3	99.3	106.7	110.0	117.3
9～	71.3	76.7	80.0	87.3	92.0	100.0	108.7	113.3	118.7
10～	74.7	78.7	81.3	89.3	96.0	104.0	111.3	117.3	120.0
11～	76.7	80.0	82.7	90.0	98.7	106.7	115.3	120.0	122.0
12～	79.3	82.0	87.3	91.3	100.0	108.7	116.7	120.0	122.0
13～	80.7	84.7	89.3	94.7	101.3	110.0	118.7	121.3	126.0
14～	82.7	87.3	90.0	96.7	103.3	111.0	120.0	121.3	125.3
15～	80.7	86.7	90.0	97.0	103.3	110.7	120.0	122.7	127.3
16～	83.3	88.7	90.7	98.0	104.7	112.0	120.0	122.7	128.0
17～	85.3	88.7	90.7	98.7	105.7	112.7	120.0	121.3	124.0

附表 3-4　中国 6～17 岁城市儿童青少年收缩压百分位数 /mmHg

年龄组 / 岁	$P_{2.5}$	P_5	P_{10}	P_{25}	P_{50}	P_{75}	P_{90}	P_{95}	$P_{97.5}$
6～	70.7	75.3	79.3	84.7	90.7	98.0	106.7	110.7	117.3
7～	69.3	74.0	78.7	85.0	90.7	98.7	107.3	111.3	117.3
8～	74.0	78.0	80.7	87.3	92.0	100.0	108.7	112.0	118.7
9～	74.0	78.0	80.7	88.7	94.7	101.3	110.0	114.0	120.0
10～	76.0	79.3	83.3	90.0	97.3	105.3	112.7	118.0	120.7
11～	77.3	80.7	86.0	91.3	100.0	108.7	117.3	120.0	124.7
12～	80.0	83.3	88.0	92.7	100.0	109.3	117.3	120.7	123.3
13～	81.3	86.0	90.0	96.0	102.7	110.0	119.3	122.7	127.3
14～	85.3	88.7	90.7	98.7	106.0	113.3	120.7	126.0	130.0
15～	85.3	88.7	90.7	98.7	106.7	115.3	121.3	126.0	130.0
16～	86.7	90.0	91.3	100.0	108.0	115.3	122.0	128.7	132.7
17～	87.0	90.0	92.0	100.0	108.7	116.7	122.0	128.0	131.7

附表 3-5　中国 6～17 岁城市男生收缩压百分位数 /mmHg

年龄组 / 岁	$P_{2.5}$	P_5	P_{10}	P_{25}	P_{50}	P_{75}	P_{90}	P_{95}	$P_{97.5}$
6～	71.3	75.3	79.3	86.0	90.7	99.2	108.0	111.3	118.7
7～	72.0	76.7	80.0	86.7	90.7	99.3	108.0	112.0	119.3
8～	75.3	78.7	81.3	88.7	93.3	100.7	110.0	115.3	120.0
9～	75.3	78.7	82.0	90.0	96.0	103.3	110.0	115.3	120.0
10～	78.0	80.0	84.7	90.0	98.0	105.3	113.3	118.0	120.7
11～	78.0	80.7	87.3	92.0	100.0	108.7	117.7	120.0	124.7
12～	80.0	84.0	88.7	93.3	100.7	109.3	118.7	121.3	126.0
13～	81.3	87.3	90.0	97.3	104.7	111.3	120.0	124.7	129.3
14～	87.3	90.0	93.3	100.7	108.7	116.7	123.3	129.3	132.0
15～	87.3	90.0	92.0	100.0	109.3	118.0	122.7	127.3	131.3
16～	89.3	90.7	95.3	102.0	110.0	118.7	126.7	130.7	136.7
17～	89.3	91.3	97.3	104.0	111.3	120.0	127.3	130.7	137.3

附表 3-6　中国 6～17 岁城市女生收缩压百分位数 /mmHg

年龄组 / 岁	$P_{2.5}$	P_5	P_{10}	P_{25}	P_{50}	P_{75}	P_{90}	P_{95}	$P_{97.5}$
6～	69.3	73.3	79.3	84.0	90.7	97.3	104.7	110.0	115.3
7～	68.0	71.3	78.0	84.0	90.7	97.3	106.7	110.0	114.7
8～	72.0	77.3	80.7	86.7	92.0	100.0	106.7	110.7	117.3
9～	72.0	77.3	80.0	87.3	93.3	100.0	110.0	113.7	119.7
10～	74.0	78.7	82.0	89.3	96.0	105.3	112.7	118.0	120.7
11～	77.0	80.0	84.0	90.7	99.3	108.0	117.3	120.0	125.3
12～	80.0	82.7	87.3	92.0	100.0	108.7	116.0	120.0	122.0
13～	80.7	86.0	90.0	94.7	101.3	109.3	118.0	120.7	125.3
14～	83.3	87.3	90.0	96.7	102.0	111.3	119.3	121.0	126.7
15～	82.7	87.3	90.0	96.7	103.2	110.7	119.3	122.7	127.3
16～	84.7	88.0	90.7	96.7	104.7	111.3	118.7	121.3	127.3
17～	86.0	88.7	90.7	98.0	104.0	111.3	118.0	120.0	123.3

附表 3-7　中国 6～17 岁农村儿童青少年收缩压百分位数 /mmHg

年龄组 / 岁	$P_{2.5}$	P_5	P_{10}	P_{25}	P_{50}	P_{75}	P_{90}	P_{95}	$P_{97.5}$
6～	70.0	72.0	78.0	82.7	89.3	96.7	102.0	107.3	112.7
7～	72.7	77.3	80.0	85.3	90.0	98.0	104.0	109.3	116.0
8～	70.7	77.3	80.0	86.7	91.3	100.0	106.7	110.0	116.7
9～	70.7	76.0	80.3	88.0	92.0	100.7	109.3	113.3	117.3
10～	74.7	79.3	81.3	90.0	96.7	102.7	110.0	116.7	120.0
11～	76.7	80.0	82.0	90.0	98.0	105.3	114.0	119.3	120.7
12～	79.3	81.3	86.7	90.7	100.0	108.7	117.3	120.0	122.7
13～	80.0	83.3	89.3	94.7	102.0	111.3	120.0	122.0	127.3
14～	82.0	88.0	90.7	98.0	105.3	112.0	120.0	122.0	127.3
15～	80.7	87.3	90.0	99.3	106.7	114.7	120.7	125.3	129.3
16～	83.3	89.3	91.3	100.0	108.7	117.3	121.3	127.3	130.0
17～	85.3	90.0	93.3	100.7	110.0	118.0	121.3	126.0	130.0

附表 3-8　中国 6～17 岁农村男生收缩压百分位数 /mmHg

年龄组 / 岁	$P_{2.5}$	P_5	P_{10}	P_{25}	P_{50}	P_{75}	P_{90}	P_{95}	$P_{97.5}$
6～	70.0	72.7	78.7	83.3	89.3	97.3	103.3	109.3	118.0
7～	74.0	78.7	80.0	86.0	90.7	98.7	104.7	110.7	116.0
8～	70.7	78.0	80.0	87.3	92.0	100.0	108.0	111.3	116.0
9～	70.0	76.0	80.0	88.7	92.7	100.7	109.3	113.3	118.7
10～	74.0	79.0	81.3	90.0	97.3	103.7	110.0	116.7	119.7
11～	78.0	80.0	83.3	90.0	98.7	106.0	116.0	119.3	122.0
12～	79.3	80.7	86.7	91.3	100.0	108.7	118.0	120.0	124.0
13～	80.0	83.3	89.3	96.0	102.7	111.3	120.0	122.0	128.7
14～	82.7	88.7	90.7	98.7	107.3	114.0	120.7	123.3	130.0
15～	85.3	90.0	92.0	100.0	109.3	117.3	122.0	126.7	130.0
16～	86.0	90.0	92.7	100.7	110.0	119.3	123.3	130.0	135.3
17～	87.3	90.7	96.0	102.7	110.7	119.3	124.0	128.7	131.3

附表 3-9 中国 6～17 岁农村女生收缩压百分位数 /mmHg

年龄组 / 岁	$P_{2.5}$	P_5	P_{10}	P_{25}	P_{50}	P_{75}	P_{90}	P_{95}	$P_{97.5}$
6～	70.0	71.3	78.0	82.7	89.3	94.7	100.7	106.0	110.7
7～	70.7	76.0	79.3	84.7	90.0	98.0	103.3	109.3	116.0
8～	70.0	76.7	80.0	86.0	90.7	99.3	106.0	110.0	116.7
9～	71.3	76.7	80.7	87.3	92.0	100.0	107.3	113.3	117.3
10～	76.7	79.3	80.7	89.3	95.3	102.0	110.0	116.7	120.0
11～	76.0	79.3	81.3	90.0	98.0	105.3	113.3	119.3	120.7
12～	79.3	81.3	86.0	90.7	100.0	108.7	116.7	120.0	121.3
13～	80.0	83.3	89.3	94.0	102.0	111.3	119.3	122.0	126.7
14～	82.0	88.0	90.0	98.0	104.0	110.7	120.0	121.3	124.0
15～	80.0	84.0	90.0	97.3	103.3	110.7	120.0	122.7	128.0
16～	82.0	88.7	90.7	98.7	105.3	112.0	120.7	124.7	128.7
17～	80.7	89.3	91.3	100.0	106.7	116.0	120.0	122.7	125.3

附表 3-10 中国 6～17 岁大城市儿童青少年收缩压百分位数 /mmHg

年龄组 / 岁	$P_{2.5}$	P_5	P_{10}	P_{25}	P_{50}	P_{75}	P_{90}	P_{95}	$P_{97.5}$
6～	70.0	73.3	78.0	83.3	90.7	99.3	108.0	111.3	117.3
7～	68.0	72.0	77.3	84.0	90.0	98.7	107.3	110.7	116.0
8～	73.3	76.0	80.0	87.3	92.7	100.0	108.7	112.0	116.7
9～	72.0	75.3	78.7	88.0	94.0	100.7	109.3	114.0	120.0
10～	75.0	78.8	83.3	90.0	96.7	106.0	114.0	118.0	120.3
11～	75.3	80.0	85.0	91.3	99.3	109.3	118.0	120.0	125.3
12～	80.7	84.0	88.7	92.7	100.0	110.0	118.0	121.3	123.3
13～	82.7	87.3	90.0	95.3	102.0	110.0	118.7	120.7	124.7
14～	86.0	88.7	91.3	98.7	106.0	114.0	120.7	124.7	128.7
15～	86.0	89.3	90.7	99.3	108.0	116.0	122.0	126.7	129.3
16～	86.0	89.3	91.3	100.0	109.3	116.0	122.0	128.7	134.0
17～	86.0	89.3	91.3	101.3	109.7	117.3	122.7	128.0	132.7

附表 3-11 中国 6～17 岁大城市男生收缩压百分位数 /mmHg

年龄组 / 岁	$P_{2.5}$	P_5	P_{10}	P_{25}	P_{50}	P_{75}	P_{90}	P_{95}	$P_{97.5}$
6～	72.0	74.7	78.0	84.0	90.7	99.3	108.7	115.0	119.3
7～	72.7	76.0	78.7	85.3	90.7	98.7	107.3	111.3	119.3
8～	74.0	76.0	80.7	88.7	93.3	100.7	110.0	115.3	119.3
9～	73.3	76.0	80.7	89.3	95.3	102.0	110.0	114.0	120.7
10～	78.0	80.0	84.0	90.0	96.7	105.3	112.0	118.0	120.0
11～	75.3	80.0	84.3	91.3	100.0	109.3	118.0	120.0	124.7
12～	80.7	84.0	89.3	92.7	101.7	110.7	119.7	122.0	128.0
13～	81.3	87.3	90.0	97.3	103.3	112.0	118.7	122.0	125.3
14～	86.0	90.3	93.3	100.7	108.7	116.0	123.3	126.3	130.0
15～	87.3	90.0	94.0	101.3	110.7	119.3	124.0	127.3	131.3
16～	87.3	90.3	96.0	104.0	110.0	119.3	125.3	130.0	138.7
17～	89.3	90.7	99.3	105.3	111.3	120.0	127.3	130.7	136.0

附表 3-12　中国 6～17 岁大城市女生收缩压百分位数 /mmHg

年龄组 / 岁	$P_{2.5}$	P_5	P_{10}	P_{25}	P_{50}	P_{75}	P_{90}	P_{95}	$P_{97.5}$
6～	65.3	72.0	76.7	83.3	90.0	99.0	106.0	110.7	114.0
7～	64.7	70.0	75.3	82.0	90.0	98.0	107.3	110.0	113.0
8～	72.7	76.7	80.0	86.0	91.3	99.3	106.7	110.0	113.3
9～	69.3	74.0	78.0	87.3	92.0	100.0	109.0	113.3	119.3
10～	72.7	76.7	81.3	89.3	95.3	106.0	115.3	118.0	120.7
11～	76.0	80.0	86.0	91.3	99.3	108.7	118.0	120.7	125.3
12～	80.7	84.0	87.3	91.3	100.0	109.3	116.0	120.0	122.0
13～	83.3	87.3	90.0	94.7	101.0	109.3	118.0	120.0	122.7
14～	84.7	87.3	90.0	96.7	102.7	112.0	119.3	120.0	122.0
15～	84.7	87.3	90.0	96.0	102.7	110.0	120.0	124.0	127.3
16～	84.0	88.7	90.7	98.0	106.7	112.7	120.0	122.7	132.0
17～	85.3	86.7	90.0	99.3	106.0	112.0	118.7	121.3	124.7

附表 3-13　中国 6～17 岁中小城市儿童青少年收缩压百分位数 /mmHg

年龄组 / 岁	$P_{2.5}$	P_5	P_{10}	P_{25}	P_{50}	P_{75}	P_{90}	P_{95}	$P_{97.5}$
6～	71.3	76.7	80.0	86.0	90.7	97.3	106.0	110.7	117.3
7～	69.3	76.7	80.0	86.0	91.3	98.7	107.3	112.0	118.0
8～	75.3	78.7	81.3	88.0	92.0	100.0	108.7	112.0	119.3
9～	76.7	79.3	81.3	89.3	95.3	102.0	110.0	115.3	120.0
10～	78.0	80.0	83.3	90.0	98.0	105.3	112.7	118.0	120.7
11～	78.0	80.7	86.0	91.3	100.0	108.0	116.7	120.0	124.7
12～	80.0	82.7	87.3	93.3	100.7	108.7	116.7	120.0	122.7
13～	80.7	85.3	90.0	96.7	102.7	110.0	120.0	124.7	128.7
14～	84.0	88.7	90.7	98.7	106.0	113.3	120.7	128.0	130.7
15～	82.7	88.0	90.0	98.0	106.0	114.0	120.7	124.7	130.0
16～	86.7	90.0	91.3	98.7	107.3	114.7	121.3	128.7	132.7
17～	88.7	90.0	92.7	100.0	108.0	116.0	121.0	126.7	130.7

附表 3-14　中国 6～17 岁中小城市男生收缩压百分位数 /mmHg

年龄组 / 岁	$P_{2.5}$	P_5	P_{10}	P_{25}	P_{50}	P_{75}	P_{90}	P_{95}	$P_{97.5}$
6～	71.3	76.7	81.0	87.3	91.3	98.7	107.3	110.7	116.7
7～	72.0	78.0	80.7	87.3	91.3	99.3	108.7	112.7	120.7
8～	78.0	80.0	82.7	88.7	92.7	100.0	109.3	115.3	120.7
9～	78.7	80.0	84.7	90.0	96.0	103.7	110.7	115.3	119.3
10～	78.0	80.7	85.3	90.0	98.3	105.3	113.7	118.7	122.0
11～	78.0	83.3	88.7	92.7	100.0	108.7	116.7	120.0	124.0
12～	80.0	84.0	87.3	93.3	100.7	108.7	117.3	120.7	125.3
13～	81.3	86.0	90.0	97.3	104.7	111.3	120.7	126.0	130.7
14～	88.0	90.0	94.0	100.7	108.0	116.7	123.3	130.0	133.3
15～	87.3	90.0	90.7	100.0	107.3	116.0	122.0	128.0	132.7
16～	90.0	91.0	94.7	101.3	109.3	118.0	127.3	130.7	136.7
17～	89.3	92.7	96.7	102.7	110.7	120.0	126.7	130.7	139.3

附表 3-15　中国 6～17 岁中小城市女生收缩压百分位数分布 /mmHg

年龄组 / 岁	$P_{2.5}$	P_5	P_{10}	P_{25}	P_{50}	P_{75}	P_{90}	P_{95}	$P_{97.5}$
6～	71.0	76.7	80.0	84.7	90.7	96.7	103.3	109.7	118.3
7～	69.3	74.7	79.3	84.7	90.7	97.3	106.7	111.3	116.7
8～	72.0	78.0	80.7	86.7	92.0	100.0	107.3	111.3	118.7
9～	76.7	78.7	80.7	87.3	94.7	100.7	110.0	114.7	120.0
10～	77.3	80.0	82.0	89.3	96.7	104.7	110.7	117.3	120.0
11～	78.7	80.0	84.0	90.7	99.3	106.7	115.3	120.0	124.7
12～	80.0	82.0	87.3	92.0	100.0	108.7	116.0	120.0	122.0
13～	80.7	84.7	90.0	95.0	101.3	109.3	118.0	122.0	126.7
14～	81.3	86.7	90.0	96.0	102.0	110.7	119.3	122.7	128.7
15～	80.0	86.7	89.3	96.7	103.3	110.7	119.3	122.7	126.0
16～	84.7	87.3	90.0	96.0	102.7	110.0	118.0	120.7	124.7
17～	88.0	89.3	90.7	98.0	102.0	110.7	117.3	120.0	122.0

附表 3-16　中国 6～17 岁普通农村儿童青少年收缩压百分位数分布 /mmHg

年龄组 / 岁	$P_{2.5}$	P_5	P_{10}	P_{25}	P_{50}	P_{75}	P_{90}	P_{95}	$P_{97.5}$
6～	70.7	77.3	79.3	84.7	90.0	97.3	102.0	106.7	111.3
7～	75.3	78.7	80.7	86.7	90.7	98.7	104.0	109.3	114.7
8～	70.7	79.3	80.7	88.0	92.0	100.0	108.0	110.0	114.7
9～	74.7	79.3	81.3	88.7	92.7	100.7	109.3	112.0	118.0
10～	78.0	80.0	82.7	90.0	98.0	104.0	110.7	116.7	119.3
11～	78.7	80.0	84.0	90.7	99.3	106.7	114.7	120.0	121.3
12～	79.3	81.3	86.7	91.3	100.0	109.3	117.3	120.0	124.0
13～	80.0	84.7	89.3	96.0	103.3	112.0	120.0	124.7	128.7
14～	80.7	88.0	90.7	98.7	106.7	112.7	120.7	123.3	128.7
15～	80.0	88.0	90.7	100.0	108.0	116.7	122.0	128.0	130.0
16～	82.3	88.7	91.3	100.0	109.3	118.0	123.7	129.3	133.0
17～	82.0	90.0	92.7	100.7	110.0	118.7	122.0	126.7	130.7

附表 3-17　中国 6～17 岁普通农村男生收缩压百分位数分布 /mmHg

年龄组 / 岁	$P_{2.5}$	P_5	P_{10}	P_{25}	P_{50}	P_{75}	P_{90}	P_{95}	$P_{97.5}$
6～	70.0	76.0	80.0	85.3	90.0	98.0	104.0	109.3	113.3
7～	79.3	80.0	80.7	88.0	90.7	99.3	105.3	110.0	114.7
8～	70.0	79.3	80.7	88.7	92.7	100.7	108.7	111.3	115.3
9～	71.3	79.3	80.7	88.7	94.0	101.3	110.0	113.3	120.0
10～	78.7	80.0	85.3	90.0	98.7	104.7	110.7	116.0	119.3
11～	79.3	80.7	84.7	90.0	99.3	106.0	116.3	120.0	122.0
12～	79.3	81.3	87.7	91.3	100.7	109.7	118.0	121.0	126.7
13～	80.7	84.7	89.3	96.7	104.0	112.7	120.7	125.3	129.3
14～	80.7	90.0	91.3	100.0	108.7	116.7	121.3	124.7	135.3
15～	86.7	90.0	94.0	101.3	110.0	118.7	124.0	129.3	132.7
16～	84.0	88.7	96.0	102.0	110.7	119.3	127.3	130.0	135.3
17～	86.0	90.0	96.0	102.7	111.3	120.0	125.3	128.7	132.0

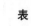

附　表

附表 3-18　中国 6～17 岁普通农村女生收缩压百分位数分布 /mmHg

年龄组 / 岁	$P_{2.5}$	P_5	P_{10}	P_{25}	P_{50}	P_{75}	P_{90}	P_{95}	$P_{97.5}$
6～	71.3	78.0	79.3	84.0	90.0	96.0	100.7	104.7	110.0
7～	72.0	78.0	80.0	85.3	90.0	98.0	103.3	108.0	114.0
8～	72.7	78.7	80.0	86.7	90.7	99.3	106.0	110.0	111.3
9～	77.3	80.0	81.3	88.0	92.0	100.0	107.3	111.3	117.3
10～	77.3	80.0	81.3	90.0	96.7	102.7	110.0	116.7	119.3
11～	78.7	80.0	84.0	90.7	99.3	107.3	114.7	120.0	120.7
12～	79.3	81.3	86.7	91.7	100.0	108.7	114.7	119.3	122.0
13～	80.0	84.0	90.0	94.0	102.7	111.3	120.0	124.0	126.7
14～	80.7	87.3	90.0	97.3	104.0	110.7	119.3	122.0	126.7
15～	78.7	84.0	90.0	98.7	104.7	111.3	120.0	125.7	128.7
16～	81.3	88.0	90.7	98.7	106.0	114.0	120.7	126.0	129.3
17～	80.7	87.3	91.3	99.3	106.7	116.0	120.7	122.7	125.3

附表 3-19　中国 6～17 岁贫困农村儿童青少年收缩压百分位数分布 /mmHg

年龄组 / 岁	$P_{2.5}$	P_5	P_{10}	P_{25}	P_{50}	P_{75}	P_{90}	P_{95}	$P_{97.5}$
6～	68.0	70.0	73.3	80.7	88.0	92.7	101.3	108.0	120.0
7～	70.0	73.3	78.7	82.7	90.0	97.3	104.0	112.0	118.7
8～	70.7	74.7	78.7	84.7	90.7	98.7	104.7	110.0	118.0
9～	70.0	71.3	78.0	86.7	91.3	100.0	108.0	113.3	116.7
10～	70.7	76.7	80.0	88.7	94.7	101.3	110.0	116.7	120.0
11～	72.0	79.3	80.7	89.3	96.0	102.7	113.3	118.0	120.0
12～	77.3	80.0	86.0	90.7	99.3	107.3	118.0	120.0	120.7
13～	80.0	82.0	89.3	92.7	101.3	110.7	119.3	120.7	123.7
14～	84.0	88.7	90.0	97.3	104.0	111.3	120.0	120.7	122.0
15～	80.7	86.7	90.0	97.3	103.3	112.0	120.0	121.3	126.0
16～	87.3	90.0	90.7	100.0	107.7	114.0	120.0	122.0	126.7
17～	89.3	90.7	94.0	100.0	109.3	117.3	120.7	124.7	128.7

附表 3-20　中国 6～17 岁贫困农村男生收缩压百分位数分布 /mmHg

年龄组 / 岁	$P_{2.5}$	P_5	P_{10}	P_{25}	P_{50}	P_{75}	P_{90}	P_{95}	$P_{97.5}$
6～	70.0	70.7	76.7	80.7	88.0	94.0	102.0	110.0	120.0
7～	71.3	73.3	78.7	82.7	90.0	97.3	104.0	113.3	118.7
8～	71.3	76.0	79.3	84.7	90.7	98.7	104.7	110.0	118.0
9～	70.0	71.3	79.3	87.3	91.3	100.0	108.0	113.3	116.7
10～	70.7	74.0	80.0	88.7	94.7	101.3	110.0	116.7	120.0
11～	76.7	80.0	82.0	90.0	97.3	104.0	114.0	119.3	122.0
12～	78.0	80.0	86.0	90.7	99.3	106.7	116.7	120.0	120.7
13～	80.0	82.7	89.3	92.7	101.3	110.0	120.0	120.7	123.3
14～	84.0	88.7	90.0	96.7	106.0	111.3	120.0	120.7	122.0
15～	80.7	88.0	90.7	98.0	106.0	116.0	120.0	122.0	126.0
16～	89.3	90.0	91.3	100.0	110.0	117.3	120.7	122.7	126.7
17～	90.0	91.3	96.0	102.7	110.0	118.7	122.0	126.7	130.0

附表 3-21　中国 6～17 岁贫困农村女生收缩压百分位数分布 /mmHg

年龄组 / 岁	$P_{2.5}$	P_5	P_{10}	P_{25}	P_{50}	P_{75}	P_{90}	P_{95}	$P_{97.5}$
6～	66.7	70.0	72.0	80.0	88.0	92.0	100.0	106.0	116.0
7～	70.0	75.3	78.0	82.0	90.0	96.7	104.0	111.3	116.7
8～	70.0	72.7	77.7	84.7	90.7	98.7	105.3	110.0	119.3
9～	70.0	71.3	77.0	86.0	91.3	99.3	108.0	113.3	117.3
10～	70.7	77.3	80.7	88.7	94.0	102.0	110.7	117.3	120.0
11～	70.0	74.0	80.7	88.0	96.0	100.7	110.0	117.3	120.0
12～	76.7	80.7	86.0	90.0	99.0	108.0	118.0	120.0	120.7
13～	80.0	82.0	88.7	93.3	101.3	111.3	118.7	120.0	124.0
14～	85.3	89.3	90.7	98.0	103.3	110.7	120.0	120.7	122.0
15～	80.7	85.3	89.3	96.0	101.3	110.7	120.0	120.7	126.0
16～	86.7	89.3	90.7	99.3	103.3	110.7	119.3	120.7	126.7
17～	85.3	89.3	90.7	100.0	106.7	115.3	120.0	122.7	126.0

附表 3-22　中国 6～17 岁儿童青少年家庭收入为 0～9 999 元收缩压百分位数分布 /mmHg

年龄组 / 岁	$P_{2.5}$	P_5	P_{10}	P_{25}	P_{50}	P_{75}	P_{90}	P_{95}	$P_{97.5}$
6～	70.0	71.3	78.0	82.7	90.0	97.3	102.7	109.3	111.3
7～	71.3	76.0	79.3	84.0	90.0	98.0	104.3	109.3	114.7
8～	72.0	77.3	80.0	86.0	91.3	99.3	107.3	110.7	117.3
9～	70.0	76.7	80.0	87.3	92.0	100.0	108.0	112.0	118.7
10～	74.0	78.7	81.3	89.3	96.0	102.7	110.7	117.3	119.3
11～	77.0	80.0	84.7	90.0	98.7	105.3	114.0	120.0	122.7
12～	80.0	82.7	87.3	91.3	100.0	108.7	118.0	120.0	123.3
13～	80.7	84.7	89.3	95.3	102.7	110.7	120.0	123.3	128.7
14～	85.3	88.7	90.0	98.0	106.0	112.0	120.0	122.7	128.0
15～	84.0	88.7	90.0	98.0	106.0	113.3	120.0	124.7	128.7
16～	86.7	90.0	91.3	100.0	108.0	115.3	120.7	126.7	130.7
17～	85.3	89.3	90.7	100.0	109.3	117.3	121.3	126.7	130.0

附表 3-23　中国 6～17 岁男生家庭收入为 0～9 999 元收缩压百分位数分布 /mmHg

年龄组 / 岁	$P_{2.5}$	P_5	P_{10}	P_{25}	P_{50}	P_{75}	P_{90}	P_{95}	$P_{97.5}$
6～	70.0	72.0	78.0	82.7	90.0	98.0	103.3	110.0	118.0
7～	74.0	77.3	80.0	84.7	90.0	98.7	106.0	110.0	117.3
8～	75.3	78.7	80.0	86.7	90.7	100.0	108.0	110.7	117.3
9～	70.7	77.3	80.7	88.7	92.0	100.7	109.3	112.7	120.0
10～	74.0	78.7	81.3	89.3	96.0	102.7	110.0	116.0	120.0
11～	78.0	80.0	85.3	90.0	98.7	106.0	116.0	120.0	122.7
12～	79.3	81.3	87.3	91.3	100.0	108.0	117.3	120.0	122.7
13～	80.0	84.0	89.3	94.7	102.7	111.3	120.0	122.7	129.3
14～	86.0	88.7	90.7	99.3	106.7	112.7	120.7	124.0	130.0
15～	88.0	90.0	92.0	100.0	108.0	116.0	120.7	126.0	130.0
16～	88.0	90.0	91.3	100.0	110.0	118.0	122.7	129.3	135.3
17～	86.0	89.3	92.7	102.0	110.7	118.7	123.3	129.3	132.0

附表 3-24　　中国 6～17 岁女生家庭收入为 0～9 999 元收缩压百分位数分布 /mmHg

年龄组 / 岁	$P_{2.5}$	P_5	P_{10}	P_{25}	P_{50}	P_{75}	P_{90}	P_{95}	$P_{97.5}$
6～	70.0	71.3	77.3	82.7	90.0	96.0	102.0	106.0	110.7
7～	69.3	74.0	78.7	83.3	90.0	97.3	104.0	108.7	112.7
8～	70.7	76.0	80.0	86.0	91.3	99.3	106.7	110.0	116.7
9～	70.0	75.3	79.3	86.0	90.7	100.0	107.3	112.0	118.7
10～	72.7	78.7	80.7	88.7	96.0	103.3	110.7	118.0	119.3
11～	77.0	80.0	82.7	90.0	98.0	105.3	112.0	119.3	122.7
12～	80.0	84.0	88.0	91.3	100.0	109.3	118.0	120.0	123.3
13～	80.7	84.7	89.3	95.3	102.7	110.7	119.3	123.3	126.7
14～	85.3	88.0	90.0	97.3	104.0	110.7	120.0	120.7	124.0
15～	80.7	86.7	89.3	96.0	102.7	110.7	119.3	122.3	128.7
16～	83.3	90.0	91.3	99.0	104.7	112.0	120.0	122.7	128.0
17～	85.3	89.3	90.7	98.3	105.3	114.7	120.0	122.7	126.7

附表 3-25　　中国 6～17 岁儿童青少年家庭收入为 10 000～19 999 元收缩压百分位数分布 /mmHg

年龄组 / 岁	$P_{2.5}$	P_5	P_{10}	P_{25}	P_{50}	P_{75}	P_{90}	P_{95}	$P_{97.5}$
6～	71.3	76.7	80.0	85.0	90.0	98.0	105.3	110.0	116.7
7～	70.7	76.7	80.0	86.7	90.7	98.7	105.3	110.7	117.3
8～	73.3	77.3	80.7	88.0	92.7	100.0	108.0	110.7	115.3
9～	74.7	79.3	82.0	89.3	94.7	101.3	110.0	113.3	120.0
10～	77.3	80.7	84.7	90.0	97.3	104.0	110.7	117.3	120.0
11～	78.3	80.7	85.0	91.3	100.0	108.0	117.3	120.0	120.7
12～	80.0	84.0	88.0	92.7	100.0	108.7	116.0	120.0	123.0
13～	83.3	88.0	90.0	96.0	102.7	110.7	118.7	122.0	126.7
14～	86.7	90.0	90.7	98.7	106.0	113.3	120.7	124.0	128.0
15～	85.3	88.0	90.7	100.0	108.0	116.0	122.7	127.3	131.3
16～	87.3	89.3	90.7	100.0	109.3	116.7	122.7	129.3	133.3
17～	86.7	90.0	93.3	100.7	108.7	118.0	121.3	127.3	130.7

附表 3-26　中国 6～17 岁男生家庭收入为 10 000～19 999 元收缩压百分位数分布 /mmHg

年龄组 / 岁	$P_{2.5}$	P_5	P_{10}	P_{25}	P_{50}	P_{75}	P_{90}	P_{95}	$P_{97.5}$
6～	71.3	76.7	80.0	85.0	90.0	98.0	107.3	110.7	115.3
7～	74.0	78.7	80.0	88.0	90.7	99.3	107.0	111.3	118.7
8～	76.0	79.3	82.0	89.3	94.0	100.0	108.7	111.3	115.3
9～	75.3	80.0	83.3	90.0	96.0	103.7	110.7	115.3	120.7
10～	78.0	80.7	86.0	90.7	98.7	104.7	111.3	118.0	120.0
11～	79.3	80.7	86.0	91.3	100.0	109.3	117.3	120.0	122.0
12～	80.0	86.0	89.3	94.7	101.3	108.7	117.3	120.0	124.0
13～	84.7	88.7	90.0	98.0	104.0	111.3	118.7	122.0	126.7
14～	88.7	90.0	94.0	100.7	108.7	116.0	120.7	124.7	129.3
15～	86.7	90.0	92.0	100.7	110.0	118.7	124.0	129.3	133.3
16～	88.0	90.0	97.3	103.3	111.3	120.0	127.3	131.3	136.0
17～	88.7	90.7	98.0	102.7	111.3	120.0	126.0	130.7	136.0

附表 3-27　中国 6～17 岁女生家庭收入为 10 000～19 999 元收缩压百分位数分布 /mmHg

年龄组 / 岁	$P_{2.5}$	P_5	P_{10}	P_{25}	P_{50}	P_{75}	P_{90}	P_{95}	$P_{97.5}$
6～	72.0	76.7	79.3	85.0	90.0	97.3	104.0	109.3	118.0
7～	70.3	73.3	79.0	85.3	90.7	98.0	103.3	109.2	115.3
8～	70.0	76.7	80.0	86.7	91.3	99.3	107.0	110.0	116.7
9～	74.7	79.3	81.3	88.7	92.7	100.0	109.3	112.7	118.0
10～	76.0	80.0	84.0	90.0	95.3	102.0	110.0	116.7	120.0
11～	77.3	80.0	84.0	90.7	98.7	106.7	116.7	120.0	120.7
12～	80.7	83.3	87.3	92.0	99.3	108.0	113.3	118.7	121.3
13～	82.0	87.3	90.0	94.0	101.3	110.7	119.3	122.0	126.7
14～	86.0	88.0	90.0	97.3	103.3	111.3	119.3	122.0	124.0
15～	80.7	88.0	90.0	98.7	105.0	112.0	120.0	126.0	127.3
16～	85.3	88.7	90.0	97.3	106.0	112.7	118.7	120.7	127.3
17～	86.0	89.3	90.7	99.3	105.3	112.0	119.3	121.3	123.3

附表 3-28　中国 6～17 岁儿童青少年家庭收入为 20 000～29 999 元收缩压百分位数分布 /mmHg

年龄组 / 岁	$P_{2.5}$	P_5	P_{10}	P_{25}	P_{50}	P_{75}	P_{90}	P_{95}	$P_{97.5}$
6～	71.3	75.3	78.0	84.0	90.7	98.0	105.3	110.0	115.3
7～	69.7	72.3	80.0	86.3	90.7	98.0	104.7	109.3	112.0
8～	77.3	79.0	82.0	88.7	94.0	100.7	108.7	112.7	118.0
9～	78.7	80.0	81.3	90.0	96.0	102.0	110.0	113.3	116.0
10～	77.3	80.0	84.7	90.0	98.0	105.3	112.7	119.3	122.0
11～	79.3	81.3	87.7	92.7	100.7	110.0	117.3	120.0	128.0
12～	81.3	83.3	87.3	92.7	101.0	110.0	118.0	121.3	124.0
13～	80.7	87.3	91.3	98.7	102.0	110.0	118.7	121.3	129.3
14～	83.3	88.7	91.3	99.3	106.0	113.7	120.7	127.3	134.0
15～	89.3	90.0	96.0	100.7	110.0	118.0	122.7	127.3	131.3
16～	85.3	90.0	93.3	100.0	108.7	117.3	128.0	131.3	137.3
17～	90.0	92.0	96.0	100.3	109.3	117.3	123.3	129.3	135.3

附表 3-29　中国 6～17 岁男生家庭收入为 20 000～29 999 元收缩压百分位数分布 /mmHg

年龄组 / 岁	$P_{2.5}$	P_5	P_{10}	P_{25}	P_{50}	P_{75}	P_{90}	P_{95}	$P_{97.5}$
6～	73.3	77.3	78.0	86.0	90.7	99.3	106.7	109.3	120.0
7～	68.7	72.0	80.7	87.3	91.3	98.0	102.0	110.0	114.0
8～	76.0	79.3	82.0	88.7	95.7	102.0	110.0	116.0	118.0
9～	78.7	79.3	82.0	89.3	95.7	102.0	109.3	111.3	115.3
10～	77.3	80.0	84.0	89.7	98.0	105.3	110.7	120.0	122.7
11～	74.7	81.3	86.7	94.7	102.3	110.0	117.3	120.0	130.7
12～	80.7	83.3	87.3	96.0	102.0	110.7	120.0	124.0	125.3
13～	83.3	87.3	90.7	98.7	104.3	110.7	120.0	122.0	129.3
14～	87.3	90.0	92.0	100.7	109.3	114.7	122.0	132.0	135.3
15～	90.7	94.0	100.0	106.7	112.7	120.0	125.3	130.0	134.0
16～	90.7	92.0	95.0	100.7	110.0	118.0	130.0	137.3	139.3
17～	91.7	96.0	99.3	104.0	111.0	120.3	126.7	133.0	138.7

附表 3-30　中国 6～17 岁女生家庭收入为 20 000～29 999 元收缩压百分位数分布 /mmHg

年龄组 / 岁	$P_{2.5}$	P_5	P_{10}	P_{25}	P_{50}	P_{75}	P_{90}	P_{95}	$P_{97.5}$
6～	71.3	73.3	78.0	82.7	90.7	97.3	103.3	110.0	114.0
7～	70.7	73.3	78.7	86.0	90.7	98.0	104.7	108.7	111.3
8～	78.0	78.7	81.3	88.0	93.3	100.0	106.0	110.7	120.0
9～	79.3	80.0	81.3	90.0	96.0	102.0	110.0	114.7	116.0
10～	79.0	80.0	86.0	90.0	98.3	105.0	113.3	118.0	120.0
11～	80.7	80.7	88.0	92.0	100.0	109.3	115.3	119.3	120.0
12～	82.0	83.3	88.0	91.3	99.3	108.0	114.7	119.3	120.0
13～	80.7	90.0	92.0	98.7	100.7	110.0	118.0	119.3	122.7
14～	83.3	87.3	90.7	97.3	102.0	112.0	120.0	120.7	126.0
15～	86.0	89.3	90.0	98.7	105.3	113.3	119.3	122.7	128.0
16～	81.3	82.7	90.0	100.0	105.7	111.3	122.0	129.3	132.7
17～	90.0	91.3	93.3	99.3	102.3	110.7	117.3	119.3	123.3

附表 3-31　中国 6～17 岁儿童青少年家庭收入为 30 000～39 999 元收缩压百分位数分布 /mmHg

年龄组 / 岁	$P_{2.5}$	P_5	P_{10}	P_{25}	P_{50}	P_{75}	P_{90}	P_{95}	$P_{97.5}$
6～	73.3	78.7	80.7	86.3	91.0	98.0	104.0	114.0	118.7
7～	78.7	80.0	82.7	88.0	92.7	100.0	107.3	110.0	112.7
8～	80.0	80.7	81.3	89.3	92.0	100.0	106.0	118.0	122.7
9～	78.7	80.0	85.3	90.7	97.3	103.3	116.0	118.0	120.0
10～	79.3	80.7	87.3	92.0	100.0	107.3	115.3	117.3	120.0
11～	78.0	82.7	88.7	94.0	100.0	110.0	121.3	128.0	132.0
12～	80.0	81.3	90.0	94.0	102.0	110.0	118.7	121.0	122.0
13～	86.7	88.7	90.7	98.0	106.0	112.0	120.0	124.7	127.3
14～	85.3	90.0	90.7	99.3	106.0	114.7	120.0	121.3	129.3
15～	86.0	87.3	90.7	100.0	108.0	115.3	121.3	126.0	129.3
16～	88.7	92.0	96.7	103.3	110.0	119.3	123.0	129.3	134.7
17～	86.0	94.0	96.7	103.3	111.3	120.0	125.3	130.0	133.3

附表 3-32　中国 6～17 岁男生家庭收入为 30 000～39 999 元收缩压百分位数分布 /mmHg

年龄组 / 岁	$P_{2.5}$	P_5	P_{10}	P_{25}	P_{50}	P_{75}	P_{90}	P_{95}	$P_{97.5}$
6～	79.3	84.0	86.7	90.0	93.3	98.7	104.0	118.0	118.7
7～	80.0	82.7	84.0	90.0	94.0	99.3	110.0	110.7	115.3
8～	76.7	80.0	81.3	88.7	92.0	100.0	110.0	120.7	122.7
9～	78.7	78.7	85.3	90.0	99.3	106.0	116.0	118.0	120.0
10～	80.7	84.7	89.3	92.7	100.7	109.3	116.0	117.3	120.7
11～	79.3	86.7	90.0	97.3	104.0	112.0	122.7	132.0	136.7
12～	79.3	81.3	90.0	92.7	100.3	109.3	120.0	120.0	125.3
13～	88.0	90.0	94.7	101.3	109.3	116.0	123.7	126.3	128.0
14～	90.7	91.3	96.0	99.3	104.7	115.3	120.0	121.3	129.3
15～	86.0	88.0	91.3	100.7	109.3	117.0	121.3	126.0	129.3
16～	96.7	96.7	100.0	106.7	110.7	120.7	123.3	127.3	130.7
17～	96.7	97.3	100.0	111.3	118.7	124.0	130.0	133.3	140.0

附表 3-33　中国 6～17 岁女生家庭收入为 30 000～39 999 元收缩压百分位数分布 /mmHg

年龄组 / 岁	$P_{2.5}$	P_5	P_{10}	P_{25}	P_{50}	P_{75}	P_{90}	P_{95}	$P_{97.5}$
6～	72.7	73.3	78.7	82.7	90.0	94.7	104.0	114.0	122.7
7～	78.7	80.0	81.3	85.3	92.0	100.0	103.3	108.7	110.0
8～	80.7	80.7	82.0	89.3	94.7	100.0	104.7	110.0	120.0
9～	80.0	82.7	86.0	91.3	97.3	102.7	110.0	118.7	120.0
10～	78.7	79.3	86.0	90.7	99.3	107.3	113.3	116.0	120.0
11～	76.7	78.3	86.3	91.0	97.3	108.7	118.7	126.3	128.0
12～	80.0	82.7	89.3	96.0	102.0	110.0	118.7	121.0	122.0
13～	80.7	87.3	90.0	94.7	102.7	108.7	118.0	122.7	124.7
14～	84.7	85.3	90.0	97.3	106.0	114.0	120.0	121.3	126.0
15～	86.7	87.3	90.0	99.3	103.3	110.0	121.7	122.7	126.0
16～	88.7	90.0	94.0	100.0	109.7	116.7	122.7	129.3	134.7
17～	85.3	86.0	94.0	100.0	108.0	114.0	120.0	121.3	122.7

附表 3-34　中国 6～17 岁儿童青少年家庭收入为 40 000 元及以上收缩压百分位数分布 /mmHg

年龄组 / 岁	$P_{2.5}$	P_5	P_{10}	P_{25}	P_{50}	P_{75}	P_{90}	P_{95}	$P_{97.5}$
6～	76.7	78.0	80.0	87.3	90.7	95.3	102.0	107.3	107.3
7～	70.0	78.7	81.7	87.3	93.3	100.0	113.7	118.0	124.0
8～	79.0	80.3	84.0	90.0	93.7	101.0	112.7	118.0	120.7
9～	76.7	81.0	87.3	90.0	96.0	102.0	109.3	110.7	118.7
10～	76.0	78.7	84.7	90.0	98.0	103.3	109.3	112.7	116.0
11～	83.0	86.7	90.0	95.7	100.7	111.0	118.3	120.0	121.3
12～	84.0	86.7	88.7	95.3	100.7	108.7	116.0	120.0	122.0
13～	83.3	88.7	90.0	96.0	102.0	112.0	120.7	128.7	131.3
14～	87.3	90.0	90.7	98.0	103.3	110.7	119.3	121.3	129.3
15～	85.3	90.0	90.7	98.7	104.7	116.0	121.3	126.7	131.3
16～	88.7	89.3	92.7	100.3	109.0	118.0	122.7	127.3	130.0
17～	89.3	90.0	91.3	100.0	108.3	118.0	122.7	129.3	132.0

附表 3-35　中国 6～17 岁男生家庭收入为 40 000 元及以上收缩压百分位数分布 /mmHg

年龄组 / 岁	$P_{2.5}$	P_5	P_{10}	P_{25}	P_{50}	P_{75}	P_{90}	P_{95}	$P_{97.5}$
6～	78.0	79.3	81.3	88.0	90.7	97.3	104.0	107.3	107.3
7～	75.3	78.7	81.3	87.3	93.3	101.3	116.0	124.0	126.7
8～	75.3	80.7	87.3	90.0	94.7	103.7	115.3	116.0	120.0
9～	72.7	78.0	87.3	90.0	96.3	102.7	110.0	118.7	120.7
10～	71.7	78.7	86.0	91.0	99.0	108.0	113.0	117.0	118.3
11～	84.7	85.3	90.0	95.3	103.0	110.7	118.7	120.0	120.0
12～	85.3	87.3	88.7	93.0	100.7	109.7	118.0	120.0	128.0
13～	88.7	89.3	94.0	97.3	104.0	118.7	122.7	131.3	132.7
14～	87.3	88.7	90.7	100.0	107.0	111.7	120.7	122.0	129.3
15～	90.0	94.0	97.3	102.0	106.3	116.0	121.3	126.7	131.3
16～	94.7	94.7	99.3	104.7	109.3	118.7	124.0	128.7	130.0
17～	90.7	92.7	96.3	106.7	113.7	120.7	129.3	132.0	154.0

附表 3-36　中国 6～17 岁女生家庭收入为 40 000 元及以上收缩压百分位数分布 /mmHg

年龄组 / 岁	$P_{2.5}$	P_5	P_{10}	P_{25}	P_{50}	P_{75}	P_{90}	P_{95}	$P_{97.5}$
6～	71.3	76.7	78.0	86.7	90.0	92.0	100.0	107.3	110.0
7～	66.0	78.7	82.0	86.7	93.3	100.0	112.0	116.7	118.0
8～	80.0	80.0	82.0	88.0	91.0	100.0	109.3	120.0	121.3
9～	76.7	81.0	87.3	90.0	96.0	98.8	109.3	110.7	113.3
10～	77.3	78.7	84.7	89.3	95.3	102.0	108.0	109.3	109.3
11～	81.3	87.3	90.0	95.7	100.7	112.7	118.0	120.7	125.3
12～	82.0	84.0	87.3	95.3	101.3	108.0	112.0	116.0	120.7
13～	83.3	87.3	90.0	90.7	98.7	110.0	115.3	120.0	120.7
14～	88.7	90.0	91.0	95.3	101.7	108.7	116.0	119.3	122.7
15～	82.0	87.3	90.0	92.0	100.0	114.0	117.3	126.0	127.3
16～	88.7	89.3	90.0	98.0	108.7	117.3	120.0	122.0	126.0
17～	87.3	89.3	90.0	99.0	101.3	111.0	118.0	118.7	122.7

附表 3-37　中国 6～17 岁儿童青少年家庭收入为 0～9 999 元收缩压百分位数分布 /mmHg

年龄组 / 岁	$P_{2.5}$	P_5	P_{10}	P_{25}	P_{50}	P_{75}	P_{90}	P_{95}	$P_{97.5}$
6～8	70.7	76.0	79.3	84.7	90.0	98.0	104.7	110.0	115.3
9～11	74.0	78.7	81.3	89.3	96.0	102.7	110.7	118.0	120.7
12～14	80.7	85.3	89.3	94.7	102.0	110.7	120.0	122.0	126.0
15～17	85.3	89.3	90.7	99.3	107.7	115.3	120.7	126.0	130.0

附表 3-38　中国 6～17 岁儿童青少年家庭收入为 10 000～19 999 元收缩压百分位数分布 /mmHg

年龄组 / 岁	$P_{2.5}$	P_5	P_{10}	P_{25}	P_{50}	P_{75}	P_{90}	P_{95}	$P_{97.5}$
6～8	72.0	77.3	80.0	86.7	90.7	99.3	106.0	110.7	116.0
9～11	76.7	80.0	84.0	90.0	97.3	104.0	112.0	118.0	120.0
12～14	83.3	87.3	90.0	96.0	102.7	110.7	119.3	122.0	126.7
15～17	86.7	89.3	91.3	100.0	108.7	116.7	122.0	128.0	132.0

附表 3-39　中国 6～17 岁儿童青少年家庭收入为 20 000～29 999 元收缩压百分位数分布 /mmHg

年龄组 / 岁	$P_{2.5}$	P_5	P_{10}	P_{25}	P_{50}	P_{75}	P_{90}	P_{95}	$P_{97.5}$
6～8	72.0	77.3	80.0	86.7	91.3	100.0	106.0	110.7	116.0
9～11	78.7	80.0	84.7	90.0	98.0	106.0	112.7	118.7	121.3
12～14	82.0	86.0	90.0	97.3	102.7	110.7	119.3	122.0	128.7
15～17	90.0	90.7	95.3	100.0	109.3	117.3	123.3	130.0	135.3

附表 3-40　中国 6～17 岁儿童青少年家庭收入为 30 000～39 999 元收缩压百分位数分布 /mmHg

年龄组 / 岁	$P_{2.5}$	P_5	P_{10}	P_{25}	P_{50}	P_{75}	P_{90}	P_{95}	$P_{97.5}$
6～8	78.7	80.0	82.0	88.0	92.0	99.3	106.0	110.7	118.7
9～11	78.7	80.7	86.7	92.0	99.3	108.0	116.0	120.7	126.7
12～14	81.3	86.7	90.0	96.7	104.0	112.0	120.0	122.7	127.3
15～17	86.7	90.0	95.3	100.7	110.0	118.7	122.7	128.7	130.7

附表 3-41　中国 6 ～ 17 岁儿童青少年家庭收入为 40 000 元及以上收缩压百分位数分布 /mmHg

年龄组 / 岁	$P_{2.5}$	P_5	P_{10}	P_{25}	P_{50}	P_{75}	P_{90}	P_{95}	$P_{97.5}$
6～8	76.7	78.7	82.0	88.0	92.0	100.0	110.0	116.7	122.0
9～11	76.7	83.3	87.3	91.3	98.7	107.3	113.3	118.7	120.0
12～14	84.0	87.3	90.0	96.0	102.0	110.0	119.3	122.0	128.7
15～17	88.0	90.0	91.3	100.0	108.7	117.3	122.7	128.0	130.7

附表 3-42　中国 6 ～ 17 岁儿童青少年舒张压百分位数分布 /mmHg

年龄组 / 岁	$P_{2.5}$	P_5	P_{10}	P_{25}	P_{50}	P_{75}	P_{90}	P_{95}	$P_{97.5}$
6～	40.7	42.7	48.7	53.3	60.0	63.3	70.0	72.7	78.7
7～	41.3	44.0	49.3	55.3	60.0	64.7	70.7	75.3	79.3
8～	41.3	46.7	50.0	56.7	60.7	66.0	71.3	76.0	79.3
9～	42.0	48.0	50.7	58.0	60.7	67.3	72.0	77.3	80.0
10～	46.0	50.0	52.0	59.0	62.0	69.3	75.3	79.3	80.7
11～	46.7	50.0	53.3	60.0	62.7	70.0	76.7	80.0	82.0
12～	48.0	51.3	56.0	60.0	64.0	70.7	77.3	80.0	82.0
13～	50.7	52.7	57.3	60.7	66.0	71.3	78.7	80.7	82.7
14～	52.0	56.0	59.3	61.3	68.7	73.3	80.0	81.3	84.7
15～	52.0	56.7	59.3	62.0	69.3	74.0	80.0	81.3	84.7
16～	54.0	58.0	60.0	62.7	70.0	76.0	80.0	82.7	86.7
17～	54.0	58.7	60.0	64.0	70.0	76.7	80.0	82.7	86.0

附表 3-43　中国 6 ～ 17 岁男生舒张压百分位数分布 /mmHg

年龄组 / 岁	$P_{2.5}$	P_5	P_{10}	P_{25}	P_{50}	P_{75}	P_{90}	P_{95}	$P_{97.5}$
6～	40.0	43.3	48.7	54.0	60.0	63.3	70.0	73.3	78.7
7～	41.3	45.3	50.0	55.3	60.0	64.7	70.7	74.7	79.3
8～	41.3	47.3	50.0	56.7	60.7	66.0	71.3	76.7	79.3
9～	42.0	48.7	51.0	58.0	61.3	68.0	72.0	77.3	80.0
10～	46.7	50.0	52.7	59.3	62.0	69.3	75.3	79.3	80.7
11～	47.3	50.7	54.7	60.0	63.3	70.0	76.7	80.0	82.7
12～	48.0	51.3	56.0	60.0	63.3	70.7	76.7	80.0	82.0
13～	50.0	52.7	57.0	60.0	65.3	71.3	78.7	80.7	82.0
14～	51.3	55.3	58.7	61.3	68.7	74.0	80.0	82.0	85.3
15～	53.3	57.3	60.0	62.0	70.0	74.7	80.0	82.0	86.0
16～	53.3	58.7	60.0	64.7	70.7	76.7	80.7	83.3	87.7
17～	56.0	59.3	60.0	65.3	70.7	78.7	81.3	84.7	88.0

附表 3-44　中国 6～17 岁女生舒张压百分位数分布 /mmHg

年龄组 / 岁	$P_{2.5}$	P_5	P_{10}	P_{25}	P_{50}	P_{75}	P_{90}	P_{95}	$P_{97.5}$
6～	40.7	42.7	48.7	53.3	60.0	63.0	70.0	72.7	78.7
7～	40.7	43.0	49.3	55.3	60.0	64.7	70.0	76.0	79.3
8～	41.3	46.0	50.0	56.7	60.0	66.0	71.3	75.3	78.7
9～	42.0	47.3	50.7	57.3	60.7	66.7	72.0	77.3	80.0
10～	44.7	49.3	52.0	58.7	61.3	69.3	74.7	79.3	80.7
11～	46.0	50.0	52.0	59.3	62.7	70.0	77.3	80.0	82.0
12～	48.7	52.0	56.7	60.0	64.0	70.7	77.3	80.0	81.3
13～	50.7	53.3	57.3	60.7	66.7	71.3	78.7	80.7	84.7
14～	52.7	56.7	59.3	61.3	68.0	72.7	79.3	81.3	84.7
15～	50.7	55.3	58.7	61.3	68.7	72.7	79.3	80.7	84.0
16～	54.7	57.3	59.3	62.0	69.3	74.7	80.0	81.3	85.3
17～	52.7	58.0	60.0	62.7	69.3	74.0	80.0	80.7	83.3

附表 3-45　中国 6～17 岁城市儿童青少年舒张压百分位数分布 /mmHg

年龄组 / 岁	$P_{2.5}$	P_5	P_{10}	P_{25}	P_{50}	P_{75}	P_{90}	P_{95}	$P_{97.5}$
6～	40.7	43.0	48.7	54.0	60.0	64.7	70.0	74.0	78.7
7～	40.7	43.3	49.3	54.7	60.0	65.3	70.7	75.3	78.7
8～	41.3	46.0	50.0	56.7	60.7	66.7	72.0	76.7	79.3
9～	42.0	47.3	51.3	58.0	61.3	68.0	72.7	78.0	80.0
10～	44.0	48.7	52.7	59.3	62.0	70.0	76.0	79.3	81.3
11～	46.0	50.0	54.0	60.0	63.3	70.0	77.3	80.0	82.7
12～	47.3	50.7	54.7	60.0	63.3	70.7	76.7	80.0	81.3
13～	50.0	52.7	56.0	60.0	65.3	70.7	78.0	80.7	82.0
14～	51.3	55.3	59.3	61.3	68.7	73.3	79.3	81.3	84.0
15～	52.7	57.3	59.3	62.0	69.3	74.0	80.0	82.0	86.0
16～	54.7	58.0	60.0	62.7	70.0	75.3	80.0	82.7	86.7
17～	54.0	58.0	60.0	64.0	70.0	76.7	80.0	83.0	86.7

附表 3-46　中国 6～17 岁城市男生舒张压百分位数分布 /mmHg

年龄组 / 岁	$P_{2.5}$	P_5	P_{10}	P_{25}	P_{50}	P_{75}	P_{90}	P_{95}	$P_{97.5}$
6～	40.0	43.3	48.7	54.0	60.0	64.8	70.7	74.0	78.0
7～	41.3	44.7	49.3	54.7	60.0	65.3	71.3	75.3	79.3
8～	41.3	48.0	50.7	57.3	60.7	66.7	72.7	77.3	79.3
9～	42.0	48.7	51.3	58.0	62.0	68.7	73.3	78.0	80.0
10～	46.7	50.0	53.3	60.0	62.0	70.0	76.7	80.0	82.0
11～	46.7	50.7	54.7	60.0	64.0	70.0	76.7	80.0	83.3
12～	45.3	50.0	54.7	60.0	63.3	70.0	76.7	80.0	82.0
13～	50.0	52.0	55.3	60.0	65.3	71.3	78.7	80.7	82.7
14～	51.3	54.7	58.7	61.3	69.3	74.0	80.0	82.0	86.0
15～	55.3	57.3	59.3	62.0	70.0	74.7	80.0	83.3	88.0
16～	53.3	58.7	60.0	64.7	70.7	76.7	80.7	83.3	87.3
17～	55.3	58.7	60.0	64.7	71.3	78.7	82.0	86.0	89.3

附表 3-47　中国 6～17 岁城市女生舒张压百分位数分布 /mmHg

年龄组 / 岁	$P_{2.5}$	P_5	P_{10}	P_{25}	P_{50}	P_{75}	P_{90}	P_{95}	$P_{97.5}$
6～	40.7	42.7	48.7	54.0	60.0	64.0	70.0	74.7	79.3
7～	40.7	42.7	49.0	54.7	60.0	64.7	70.7	76.0	78.7
8～	41.3	44.7	50.0	56.0	60.7	66.7	71.3	75.3	78.7
9～	42.3	46.7	50.7	58.0	60.7	67.0	72.0	78.0	80.0
10～	42.7	48.7	52.0	58.7	62.0	69.3	75.3	79.3	80.7
11～	44.7	50.0	53.3	59.3	63.0	70.0	77.3	80.0	82.0
12～	48.0	50.7	54.7	60.0	64.0	70.7	76.7	79.3	80.7
13～	50.7	53.3	56.7	60.7	65.3	70.7	77.3	80.0	82.0
14～	52.0	56.3	59.3	61.3	68.0	72.7	79.2	80.7	82.0
15～	52.0	56.0	59.3	61.3	68.0	72.7	79.3	80.7	84.0
16～	54.7	57.3	59.3	62.0	68.7	74.0	80.0	82.0	86.0
17～	53.3	57.3	60.0	62.7	69.3	74.0	79.3	80.7	82.7

附表 3-48　中国 6～17 岁农村儿童青少年舒张压百分位数分布 /mmHg

年龄组 / 岁	$P_{2.5}$	P_5	P_{10}	P_{25}	P_{50}	P_{75}	P_{90}	P_{95}	$P_{97.5}$
6～	40.7	42.0	48.7	53.3	59.3	62.0	68.0	72.0	78.7
7～	41.3	45.3	50.0	55.3	60.0	64.0	70.0	74.7	79.3
8～	40.7	46.7	50.0	56.7	60.0	65.3	70.7	76.0	79.3
9～	42.0	48.7	50.7	57.3	60.7	66.7	71.3	76.0	79.3
10～	47.3	50.0	52.0	58.7	61.3	68.7	74.7	78.7	80.0
11～	46.7	50.0	52.7	59.3	62.0	70.0	76.7	79.3	81.3
12～	50.0	52.0	57.3	60.0	64.0	70.7	77.3	80.0	82.0
13～	50.7	53.3	58.0	60.7	67.3	72.0	79.3	80.7	83.3
14～	52.7	56.7	59.3	61.3	68.7	73.3	80.0	82.0	85.3
15～	51.3	56.0	59.3	61.3	69.3	74.0	80.0	81.3	83.3
16～	53.3	58.0	60.0	63.3	70.0	76.0	80.0	82.0	86.7
17～	54.7	58.7	60.0	64.0	70.0	76.7	80.0	82.0	84.7

附表 3-49　中国 6～17 岁农村男生舒张压百分位数分布 /mmHg

年龄组 / 岁	$P_{2.5}$	P_5	P_{10}	P_{25}	P_{50}	P_{75}	P_{90}	P_{95}	$P_{97.5}$
6～	40.0	42.0	48.7	54.0	59.3	62.0	68.0	72.7	78.7
7～	42.0	46.7	50.0	55.3	60.0	64.7	70.7	74.7	79.3
8～	40.7	46.0	50.0	56.7	60.7	65.3	70.7	75.3	80.0
9～	42.0	48.7	50.7	57.3	60.7	67.3	71.3	76.0	80.0
10～	48.3	50.0	52.0	58.7	62.0	68.7	74.0	78.3	80.0
11～	48.7	50.7	54.0	60.0	62.7	70.0	75.3	79.3	82.0
12～	50.0	52.0	56.7	60.0	64.0	70.7	76.7	80.0	82.0
13～	50.7	52.7	58.0	60.0	66.0	71.3	79.3	80.7	82.0
14～	52.7	55.3	58.7	61.3	68.7	74.0	80.0	82.0	84.7
15～	53.3	57.3	60.0	62.0	69.3	75.3	80.0	81.3	83.3
16～	53.3	58.0	60.0	64.0	70.0	77.3	80.7	84.7	88.0
17～	57.3	59.3	60.7	65.3	70.7	78.7	81.3	82.7	86.7

附表 3-50　中国 6～17 岁农村女生舒张压百分位数分布 /mmHg

年龄组 / 岁	$P_{2.5}$	P_5	P_{10}	P_{25}	P_{50}	P_{75}	P_{90}	P_{95}	$P_{97.5}$
6～	40.7	42.0	48.7	52.7	59.3	62.0	68.7	72.0	78.7
7～	41.3	44.7	49.3	56.0	60.0	64.0	70.0	74.7	79.3
8～	40.7	47.3	50.0	56.7	60.0	64.7	70.7	76.0	78.7
9～	42.0	48.7	50.7	57.3	60.0	65.3	70.7	75.3	79.3
10～	46.7	50.0	52.0	58.7	61.3	68.7	74.7	79.3	81.3
11～	46.0	49.3	51.3	59.3	62.0	70.0	76.7	80.0	80.7
12～	50.0	52.0	57.3	60.0	64.0	70.7	78.7	80.0	82.0
13～	50.7	54.0	58.7	60.7	68.0	72.0	79.3	80.7	86.0
14～	52.7	57.3	59.3	61.3	68.0	72.7	80.0	82.7	86.0
15～	50.7	54.7	58.7	61.3	68.7	72.7	80.0	80.7	84.0
16～	52.0	57.3	60.0	62.0	69.3	75.3	80.0	80.7	83.3
17～	52.0	58.0	60.0	63.3	69.3	74.7	80.0	80.7	83.3

附表 3-51　中国 6～17 岁大城市儿童青少年舒张压百分位数分布 /mmHg

年龄组 / 岁	$P_{2.5}$	P_5	P_{10}	P_{25}	P_{50}	P_{75}	P_{90}	P_{95}	$P_{97.5}$
6～	37.3	40.7	44.7	52.7	60.0	67.3	71.0	75.3	78.0
7～	37.3	41.3	46.0	53.0	60.0	65.0	70.7	74.0	78.0
8～	40.0	42.7	49.3	55.3	60.7	66.7	72.0	77.0	79.3
9～	41.3	44.0	50.0	57.3	61.3	68.0	74.0	78.7	80.0
10～	42.0	48.0	52.0	59.3	62.0	70.0	75.3	80.0	80.7
11～	42.0	48.7	53.3	59.3	62.7	70.0	77.3	80.0	82.0
12～	46.7	50.0	54.0	60.0	63.3	70.0	76.0	79.3	81.3
13～	50.0	52.7	55.3	60.0	64.7	70.7	77.3	79.3	82.0
14～	51.3	54.7	58.7	61.3	68.0	72.0	78.7	80.7	84.0
15～	52.7	57.3	59.3	62.0	69.3	74.0	80.0	82.0	85.3
16～	53.3	58.0	60.0	62.7	70.0	76.0	80.7	84.0	86.7
17～	51.3	56.0	60.0	63.3	70.0	76.0	80.0	82.0	85.3

附表 3-52　中国 6～17 岁大城市男生舒张压百分位数分布 /mmHg

年龄组 / 岁	$P_{2.5}$	P_5	P_{10}	P_{25}	P_{50}	P_{75}	P_{90}	P_{95}	$P_{97.5}$
6～	36.0	40.7	46.0	52.7	59.3	66.0	70.7	76.0	78.0
7～	40.7	42.7	48.0	53.3	60.0	65.3	71.0	74.0	78.0
8～	40.7	44.7	50.0	56.0	60.7	66.0	74.0	77.3	80.0
9～	42.0	45.3	50.0	56.7	61.3	70.0	74.7	79.0	80.7
10～	42.7	48.7	52.0	59.3	62.0	70.0	75.0	79.3	80.7
11～	44.0	48.7	52.0	59.3	63.2	70.0	76.3	80.0	82.0
12～	44.0	50.0	55.0	60.0	63.3	70.7	76.3	80.0	82.0
13～	50.0	52.0	55.3	60.0	65.2	70.7	77.3	80.0	82.7
14～	51.3	54.3	58.7	61.3	69.3	72.8	79.3	82.0	86.0
15～	54.7	58.7	60.0	63.3	70.7	75.3	80.0	83.3	88.0
16～	52.7	58.7	60.0	65.7	70.7	76.7	80.7	84.7	88.7
17～	52.0	58.7	60.0	64.7	71.3	78.0	80.7	84.0	86.7

附表 3-53　中国 6 ~ 17 岁大城市女生舒张压百分位数分布 /mmHg

年龄组 / 岁	$P_{2.5}$	P_5	P_{10}	P_{25}	P_{50}	P_{75}	P_{90}	P_{95}	$P_{97.5}$
6~	38.7	41.3	43.3	54.0	60.0	67.3	71.3	74.7	78.0
7~	36.0	40.7	44.0	52.0	60.0	64.7	70.7	75.3	78.0
8~	40.0	42.0	48.7	55.3	60.7	66.7	71.3	74.7	78.0
9~	40.0	44.0	50.0	57.3	61.3	67.0	74.0	78.7	80.0
10~	42.0	48.0	52.0	59.2	62.3	70.0	76.0	80.0	80.7
11~	42.0	50.0	54.7	59.3	62.0	70.7	78.0	80.0	82.0
12~	48.0	50.0	54.0	59.3	63.0	70.0	75.3	79.3	80.7
13~	52.0	53.3	56.0	60.0	64.7	70.7	76.7	79.3	80.7
14~	50.7	54.7	58.7	61.3	67.3	71.3	77.3	80.0	81.3
15~	52.0	55.3	59.3	60.7	66.7	72.0	78.7	80.7	84.0
16~	54.7	57.3	59.3	62.0	70.0	75.3	80.7	82.7	86.0
17~	50.0	54.0	59.3	62.0	69.3	72.7	79.3	80.7	82.7

附表 3-54　中国 6 ~ 17 岁中小城市儿童青少年舒张压百分位数分布 /mmHg

年龄组 / 岁	$P_{2.5}$	P_5	P_{10}	P_{25}	P_{50}	P_{75}	P_{90}	P_{95}	$P_{97.5}$
6~	44.7	47.3	50.0	54.0	60.0	63.3	70.0	72.7	80.0
7~	42.7	48.0	50.0	56.0	60.7	65.3	70.7	76.0	79.3
8~	43.3	48.7	50.7	57.3	60.7	66.7	71.3	76.0	79.3
9~	46.0	49.3	52.0	58.7	61.3	68.0	72.0	77.3	80.0
10~	47.3	50.0	53.3	59.3	62.0	69.3	76.0	79.3	81.3
11~	48.0	50.7	54.7	60.0	64.0	70.0	77.3	80.7	83.3
12~	48.0	50.7	54.7	60.0	64.0	70.7	77.3	80.0	82.0
13~	49.3	52.7	56.7	60.0	66.0	71.3	78.7	80.7	82.7
14~	51.3	56.7	59.3	61.3	68.7	74.7	80.0	81.3	84.7
15~	53.3	56.7	59.3	62.0	68.7	74.0	80.0	82.0	86.7
16~	54.7	57.3	59.3	62.7	69.3	75.0	80.0	82.0	85.3
17~	56.7	58.7	60.0	64.0	70.0	77.3	80.7	84.7	87.3

附表 3-55　中国 6 ~ 17 岁中小城市男生舒张压百分位数分布 /mmHg

年龄组 / 岁	$P_{2.5}$	P_5	P_{10}	P_{25}	P_{50}	P_{75}	P_{90}	P_{95}	$P_{97.5}$
6~	43.0	46.7	50.0	55.3	60.7	64.0	70.0	72.7	80.0
7~	42.7	48.0	50.0	56.0	60.7	65.3	71.3	76.0	79.3
8~	44.0	49.3	51.3	58.0	60.7	67.3	71.3	76.0	79.3
9~	48.0	50.7	53.3	59.3	62.0	68.0	72.0	77.3	80.0
10~	48.7	50.7	54.3	60.0	62.0	70.0	77.0	80.7	83.3
11~	48.7	51.3	56.3	60.0	64.7	70.0	77.3	80.7	84.0
12~	47.3	50.0	54.7	60.0	63.3	70.0	77.3	80.0	82.0
13~	49.3	52.0	56.0	60.0	65.3	72.0	78.7	80.7	82.0
14~	51.3	55.3	58.7	61.3	69.3	75.3	80.0	82.0	86.0
15~	55.3	57.3	59.3	62.0	69.3	73.3	80.0	82.0	88.0
16~	54.7	58.0	60.0	64.7	70.7	76.7	80.0	82.7	86.7
17~	56.7	58.7	60.0	64.7	71.3	78.7	82.0	86.7	90.0

附表 3-56　中国 6～17 岁中小城市女生舒张压百分位数分布 /mmHg

年龄组 / 岁	$P_{2.5}$	P_5	P_{10}	P_{25}	P_{50}	P_{75}	P_{90}	P_{95}	$P_{97.5}$
6～	44.7	48.0	50.0	53.7	60.0	62.7	69.0	73.7	79.7
7～	42.7	47.3	50.0	56.0	60.7	65.3	70.7	76.0	79.3
8～	43.3	48.7	50.7	57.3	60.8	66.0	71.3	75.3	79.3
9～	45.0	48.7	50.7	58.0	60.7	67.3	71.3	77.3	80.0
10～	44.7	49.3	51.3	58.7	61.3	68.7	73.3	78.7	80.7
11～	48.0	50.0	52.7	60.0	63.3	70.0	76.7	80.7	82.0
12～	49.3	50.7	56.0	60.0	65.3	70.7	77.3	79.3	80.7
13～	50.7	53.3	56.7	60.7	66.7	70.7	78.7	80.7	84.7
14～	52.7	56.7	59.3	61.3	68.0	74.7	79.3	80.7	82.0
15～	51.3	56.0	58.7	62.0	68.7	74.7	79.3	81.3	84.0
16～	56.0	57.3	59.3	61.3	67.3	72.0	78.7	81.3	85.3
17～	56.7	58.0	60.0	62.7	69.3	74.7	79.3	80.7	83.3

附表 3-57　中国 6～17 岁普通农村儿童青少年舒张压百分位数分布 /mmHg

年龄组 / 岁	$P_{2.5}$	P_5	P_{10}	P_{25}	P_{50}	P_{75}	P_{90}	P_{95}	$P_{97.5}$
6～	40.7	44.0	49.3	54.0	59.3	62.0	67.3	70.7	72.7
7～	42.0	46.7	50.7	56.0	60.0	64.7	70.0	72.7	77.3
8～	41.3	48.0	50.0	56.7	60.0	64.3	70.7	74.0	78.7
9～	42.0	48.7	50.7	57.3	60.0	66.7	70.7	74.0	78.7
10～	49.3	50.0	52.0	58.7	61.3	68.7	73.3	78.0	80.0
11～	49.3	50.7	52.7	59.3	62.7	70.0	76.0	79.3	81.3
12～	49.3	51.3	56.7	60.0	64.7	70.7	76.7	79.3	81.3
13～	50.7	54.0	58.7	60.7	68.0	71.3	78.7	80.0	81.3
14～	52.7	56.7	59.3	62.0	69.3	73.3	79.3	80.7	82.7
15～	50.7	56.0	59.3	62.0	69.3	74.0	80.0	81.3	83.3
16～	54.7	58.7	60.0	63.3	70.0	76.7	80.7	82.7	86.7
17～	55.3	59.3	60.0	64.0	70.0	76.7	80.0	82.0	85.3

附表 3-58　中国 6～17 岁普通农村男生舒张压百分位数分布 /mmHg

年龄组 / 岁	$P_{2.5}$	P_5	P_{10}	P_{25}	P_{50}	P_{75}	P_{90}	P_{95}	$P_{97.5}$
6～	40.7	43.3	49.3	54.7	59.3	62.0	67.3	70.7	72.7
7～	46.7	49.3	50.7	56.0	60.0	64.7	70.0	72.7	78.0
8～	40.7	47.3	50.0	57.3	60.7	65.3	71.3	78.0	79.3
9～	41.3	48.0	50.7	57.3	60.7	67.3	71.3	74.0	78.7
10～	49.3	50.7	52.0	58.7	62.0	68.7	73.3	78.7	80.0
11～	49.3	50.7	53.3	59.3	62.7	70.0	75.3	79.3	82.0
12～	48.7	51.3	57.0	60.0	64.3	70.7	76.7	79.3	80.7
13～	50.7	53.3	58.0	60.7	66.7	71.3	78.7	80.0	81.3
14～	51.3	55.3	58.7	62.0	69.3	74.0	80.0	81.3	82.7
15～	52.0	57.3	60.0	63.3	70.0	75.3	80.7	81.3	83.3
16～	54.0	58.7	60.0	64.7	70.7	77.3	82.0	85.3	87.3
17～	56.7	59.3	60.0	64.7	70.7	78.7	81.3	82.7	89.3

附表 3-59　中国 6～17 岁普通农村女生舒张压百分位数分布 /mmHg

年龄组 / 岁	$P_{2.5}$	P_5	P_{10}	P_{25}	P_{50}	P_{75}	P_{90}	P_{95}	$P_{97.5}$
6～	40.7	44.0	49.3	54.0	60.0	62.0	67.3	70.0	72.0
7～	41.3	43.3	50.0	56.7	60.0	64.0	69.3	72.7	77.3
8～	41.3	48.0	50.0	56.7	60.0	63.3	70.0	72.7	75.3
9～	46.0	49.3	50.7	57.3	60.0	64.7	70.0	74.0	78.0
10～	47.3	50.0	52.0	58.7	61.3	68.7	73.3	78.0	80.0
11～	49.3	50.7	52.7	59.3	62.0	70.0	76.7	80.0	81.3
12～	50.0	51.3	56.7	60.0	64.7	70.0	77.3	80.0	82.0
13～	50.7	55.3	58.7	60.7	68.7	71.3	78.7	80.0	81.3
14～	52.7	57.3	59.3	61.3	68.7	72.7	79.3	80.7	83.3
15～	50.0	53.7	59.3	61.3	68.7	72.0	78.7	80.7	83.3
16～	55.3	58.7	60.0	62.0	69.3	75.3	80.0	80.7	83.3
17～	52.7	58.0	60.0	63.3	69.3	73.3	79.3	80.7	83.3

附表 3-60　中国 6～17 岁贫困农村儿童青少年舒张压百分位数分布 /mmHg

年龄组 / 岁	$P_{2.5}$	P_5	P_{10}	P_{25}	P_{50}	P_{75}	P_{90}	P_{95}	$P_{97.5}$
6～	40.0	41.3	46.7	52.0	59.3	62.0	70.7	78.7	80.0
7～	40.7	44.0	49.3	54.7	60.0	64.0	71.3	78.7	80.7
8～	40.7	44.0	49.3	56.0	60.7	66.0	72.0	78.0	80.0
9～	42.0	48.7	50.7	57.3	60.7	66.7	72.0	78.7	80.0
10～	44.7	49.3	52.0	58.7	62.0	69.3	76.0	80.0	80.7
11～	43.3	48.0	51.3	59.3	62.0	70.0	76.7	80.0	81.3
12～	50.7	52.7	57.3	60.0	63.3	70.7	79.3	80.7	83.3
13～	50.7	52.0	58.0	60.7	66.0	72.7	80.0	82.0	86.3
14～	53.3	57.3	60.0	61.3	67.3	74.0	80.7	84.7	88.0
15～	52.0	56.0	58.7	61.3	68.0	74.7	80.0	81.3	84.0
16～	51.3	56.7	60.0	63.3	70.0	76.0	80.0	81.3	86.7
17～	54.7	58.7	60.0	65.3	70.0	77.3	80.7	82.0	84.7

附表 3-61　中国 6～17 岁贫困农村男生舒张压百分位数分布 /mmHg

年龄组 / 岁	$P_{2.5}$	P_5	P_{10}	P_{25}	P_{50}	P_{75}	P_{90}	P_{95}	$P_{97.5}$
6～	40.0	41.3	46.7	52.7	59.3	62.0	72.0	78.7	80.0
7～	40.7	42.7	48.7	52.7	60.0	64.0	70.7	78.0	80.0
8～	40.0	44.0	49.3	54.7	60.7	66.0	70.7	74.0	80.0
9～	44.0	50.0	50.7	57.3	60.7	67.3	72.0	77.3	80.0
10～	44.7	49.3	51.3	58.7	62.0	69.3	74.7	78.0	80.0
11～	48.0	50.7	55.3	60.0	62.7	70.0	76.7	80.0	82.7
12～	51.3	52.7	56.7	60.0	62.7	70.0	78.7	81.3	84.0
13～	50.7	52.0	58.0	60.0	65.3	72.0	80.0	80.7	82.0
14～	54.0	57.3	59.3	60.7	66.7	73.3	80.0	82.0	86.0
15～	53.3	57.3	59.3	60.7	67.7	74.0	80.0	81.3	83.3
16～	51.3	56.7	60.0	64.0	70.0	76.0	80.0	82.0	90.0
17～	58.0	59.3	60.7	66.0	70.7	78.0	80.7	82.0	85.3

附表 3-62　中国 6～17 岁贫困农村女生舒张压百分位数分布 /mmHg

年龄组 / 岁	$P_{2.5}$	P_5	P_{10}	P_{25}	P_{50}	P_{75}	P_{90}	P_{95}	$P_{97.5}$
6～	40.0	40.7	47.3	51.3	59.3	62.0	70.0	78.7	80.0
7～	42.0	46.0	49.3	55.3	60.0	64.0	72.0	79.3	80.7
8～	40.7	42.7	49.0	56.7	60.7	68.0	74.7	78.7	80.0
9～	40.7	45.3	50.7	57.3	60.7	66.3	72.0	78.7	80.0
10～	44.7	49.3	53.3	58.7	62.0	69.3	76.7	80.0	81.3
11～	40.7	46.0	50.0	58.7	61.3	70.0	76.7	79.3	80.7
12～	50.0	52.7	57.3	60.0	63.7	70.7	79.3	80.0	82.0
13～	50.7	52.0	56.7	60.7	67.3	72.7	80.0	86.0	88.0
14～	52.0	57.3	60.0	61.3	68.0	74.0	80.7	85.3	88.7
15～	50.7	54.7	58.0	61.3	68.7	75.3	80.0	82.0	84.7
16～	52.0	56.7	59.3	62.0	70.0	76.0	80.0	81.3	84.0
17～	51.3	56.7	59.3	63.3	70.0	76.7	80.0	82.0	84.0

附表 3-63　中国 6～17 岁儿童青少年家庭收入为 0～9 999 元舒张压百分位数分布 /mmHg

年龄组 / 岁	$P_{2.5}$	P_5	P_{10}	P_{25}	P_{50}	P_{75}	P_{90}	P_{95}	$P_{97.5}$
6～	40.7	43.3	48.7	53.3	60.0	62.0	69.3	72.0	78.7
7～	40.7	43.3	49.2	54.7	60.0	64.0	70.0	73.3	78.0
8～	42.0	48.0	50.0	56.7	60.0	64.7	70.7	74.7	78.7
9～	41.3	46.7	50.0	57.2	60.7	66.7	72.0	77.3	80.0
10～	44.7	48.7	50.7	58.0	61.3	68.7	74.7	79.3	80.7
11～	46.0	50.0	53.3	59.3	62.7	70.0	76.7	80.0	82.0
12～	48.7	51.3	56.0	60.0	64.0	70.7	78.7	80.0	82.0
13～	50.7	52.7	58.0	60.7	66.7	72.0	79.3	81.3	82.7
14～	53.3	56.7	58.7	61.3	68.0	72.7	80.0	81.3	85.3
15～	52.7	56.0	59.3	61.3	68.7	74.0	80.0	81.3	83.3
16～	55.3	58.7	60.0	62.7	70.0	76.0	80.7	82.7	86.7
17～	54.0	58.0	60.0	63.3	70.0	77.3	80.0	82.0	86.0

附表 3-64　中国 6～17 岁男生家庭收入为 0～9 999 元舒张压百分位数分布 /mmHg

年龄组 / 岁	$P_{2.5}$	P_5	P_{10}	P_{25}	P_{50}	P_{75}	P_{90}	P_{95}	$P_{97.5}$
6～	40.7	44.0	49.3	53.3	59.3	62.0	69.3	72.0	78.0
7～	40.7	44.0	49.0	54.0	60.0	64.0	70.0	74.0	78.0
8～	42.7	48.0	50.0	56.7	60.0	64.7	70.0	74.7	79.3
9～	42.0	47.3	50.7	57.0	60.7	67.3	72.0	76.7	80.0
10～	44.7	48.7	51.3	58.0	61.3	68.7	74.0	78.7	80.7
11～	48.0	50.7	54.0	60.0	62.7	69.3	76.0	79.3	82.7
12～	46.7	50.0	54.7	60.0	64.0	70.7	77.3	80.0	81.3
13～	50.0	52.0	57.3	60.0	66.0	72.0	79.3	80.7	82.7
14～	52.7	56.0	58.7	61.3	68.7	72.7	80.0	82.0	86.7
15～	53.3	57.3	59.3	62.0	69.3	74.0	80.0	82.0	84.0
16～	56.7	59.3	60.0	63.3	70.0	77.3	80.7	83.3	88.7
17～	54.0	58.7	60.0	64.0	70.7	78.0	80.7	83.3	87.3

附表 3-65　中国 6～17 岁女生家庭收入为 0～9 999 元舒张压百分位数分布 /mmHg

年龄组 / 岁	$P_{2.5}$	P_5	P_{10}	P_{25}	P_{50}	P_{75}	P_{90}	P_{95}	$P_{97.5}$
6～	40.7	43.3	48.7	53.3	60.0	62.7	69.3	72.0	78.7
7～	40.0	42.0	49.3	55.3	60.0	64.0	70.0	73.3	78.7
8～	42.0	47.3	50.0	56.3	60.0	65.3	70.7	74.7	78.0
9～	41.3	46.0	50.0	57.3	60.0	65.3	72.0	78.7	80.0
10～	44.7	48.7	50.7	58.0	61.3	68.7	75.3	80.0	81.3
11～	45.3	50.0	52.0	59.3	62.0	70.0	76.7	80.0	82.0
12～	50.0	52.0	57.3	60.0	65.3	71.3	79.3	80.0	82.0
13～	51.3	54.0	58.7	60.7	68.0	72.0	79.3	81.3	86.0
14～	54.0	56.7	59.3	61.3	67.3	72.7	80.0	80.7	84.7
15～	52.0	55.3	58.7	61.3	68.7	73.3	79.7	81.0	83.3
16～	54.7	57.3	60.0	62.7	69.3	74.0	80.0	81.7	85.3
17～	54.0	58.0	60.0	63.0	69.3	74.3	80.0	80.7	83.3

附表 3-66　中国 6～17 岁儿童青少年家庭收入为 10 000～19 999 元舒张压百分位数分布 /mmHg

年龄组 / 岁	$P_{2.5}$	P_5	P_{10}	P_{25}	P_{50}	P_{75}	P_{90}	P_{95}	$P_{97.5}$
6～	40.0	41.3	48.0	53.3	60.0	63.3	70.0	72.0	78.0
7～	41.3	46.7	50.0	56.0	60.7	65.3	71.0	77.3	79.3
8～	40.0	43.3	50.0	56.7	60.7	66.7	71.3	76.0	79.3
9～	44.0	49.3	51.3	58.7	61.3	68.0	72.0	76.7	80.0
10～	48.0	50.7	54.0	59.3	62.0	69.3	74.7	79.3	80.0
11～	44.7	50.3	53.3	60.0	63.3	70.0	76.7	80.0	82.0
12～	49.3	52.0	56.7	60.0	64.0	70.7	76.7	80.0	80.7
13～	52.0	55.3	58.7	60.7	66.7	71.3	78.7	80.7	82.7
14～	52.7	56.7	59.3	62.0	69.3	73.3	79.3	80.7	82.7
15～	52.7	57.3	60.0	62.0	69.3	74.7	80.0	82.0	86.0
16～	56.0	57.3	60.0	62.7	70.0	75.3	80.7	82.7	86.7
17～	56.0	58.7	60.0	64.0	70.0	76.7	80.7	83.3	86.7

附表 3-67　中国 6～17 岁男生家庭收入为 10 000～19 999 元舒张压百分位数分布 /mmHg

年龄组 / 岁	$P_{2.5}$	P_5	P_{10}	P_{25}	P_{50}	P_{75}	P_{90}	P_{95}	$P_{97.5}$
6～	40.0	40.7	46.0	53.3	60.0	63.3	69.3	72.0	78.7
7～	42.7	49.3	50.7	56.7	60.7	66.0	72.0	78.0	79.3
8～	40.7	45.3	50.0	57.3	60.7	67.3	71.3	76.0	79.3
9～	45.3	49.3	51.3	58.0	62.0	68.7	72.0	76.0	80.0
10～	48.7	50.7	55.3	60.0	62.0	69.3	75.3	79.3	80.0
11～	50.0	51.3	56.0	60.0	64.0	70.0	75.3	79.3	82.7
12～	50.0	53.3	57.3	60.7	64.0	70.7	76.0	79.3	80.7
13～	51.3	54.0	58.0	60.7	66.0	71.3	78.7	80.7	83.3
14～	53.0	56.7	59.3	62.0	69.3	74.0	80.0	80.7	82.0
15～	56.7	58.0	60.0	62.0	70.0	75.3	80.0	82.0	88.0
16～	54.0	58.0	60.7	65.3	70.7	76.7	80.7	84.7	86.7
17～	56.0	59.3	60.3	66.0	71.7	78.7	82.0	86.7	89.3

附表 3-68　中国 6～17 岁女生家庭收入为 10 000～19 999 元舒张压百分位数分布 /mmHg

年龄组 / 岁	$P_{2.5}$	P_5	P_{10}	P_{25}	P_{50}	P_{75}	P_{90}	P_{95}	$P_{97.5}$
6～	40.7	44.0	49.3	53.3	60.0	63.3	70.0	72.0	78.0
7～	40.7	43.3	49.3	55.3	60.7	64.7	70.0	75.3	78.0
8～	40.0	41.7	49.3	55.3	60.0	65.3	71.3	75.3	78.0
9～	42.7	49.3	51.3	58.7	60.7	67.3	72.0	76.7	80.0
10～	44.0	50.0	53.3	59.0	62.0	69.3	74.0	79.3	80.0
11～	43.3	48.7	51.3	59.3	62.0	70.0	77.3	80.0	81.3
12～	49.3	51.3	56.0	60.0	64.0	70.0	77.3	80.0	80.7
13～	54.7	56.0	59.3	60.7	66.7	71.3	79.0	80.7	82.7
14～	51.3	56.7	59.3	62.0	68.7	73.3	79.3	80.0	82.7
15～	51.3	56.0	59.3	61.3	68.7	72.3	79.3	81.3	85.3
16～	56.7	57.3	60.0	61.3	68.7	73.3	80.0	81.3	85.3
17～	55.3	58.0	60.0	62.7	69.3	74.0	80.0	81.3	83.3

附表 3-69　中国 6～17 岁儿童青少年家庭收入为 20 000～29 999 元舒张压百分位数分布 /mmHg

年龄组 / 岁	$P_{2.5}$	P_5	P_{10}	P_{25}	P_{50}	P_{75}	P_{90}	P_{95}	$P_{97.5}$
6～	40.0	41.3	48.7	54.7	60.0	65.3	71.3	74.7	80.0
7～	40.7	42.0	50.0	54.0	60.0	64.7	70.7	72.0	76.3
8～	42.7	44.7	50.0	56.7	61.3	67.3	74.0	78.7	80.0
9～	47.3	49.3	52.0	58.7	61.3	68.0	71.3	76.7	78.7
10～	47.3	49.3	53.3	59.3	62.0	68.7	74.7	79.3	80.7
11～	48.0	51.3	54.3	60.0	64.7	71.3	77.7	80.0	82.7
12～	50.7	53.3	58.0	60.0	64.0	70.0	74.7	78.7	81.3
13～	51.3	54.7	58.0	60.7	68.0	71.3	77.3	79.3	81.3
14～	52.7	55.3	59.3	62.0	68.7	72.7	79.3	80.7	84.0
15～	58.0	60.0	60.7	64.0	70.0	76.7	80.7	83.3	89.3
16～	54.7	59.3	60.0	63.7	70.0	76.0	80.0	83.3	89.3
17～	56.7	59.3	60.0	64.0	70.0	76.0	80.0	82.7	87.3

附表 3-70　中国 6～17 岁男生家庭收入为 20 000～29 999 元舒张压百分位数分布 /mmHg

年龄组 / 岁	$P_{2.5}$	P_5	P_{10}	P_{25}	P_{50}	P_{75}	P_{90}	P_{95}	$P_{97.5}$
6～	40.0	42.0	49.3	54.7	59.7	63.3	70.0	72.7	77.3
7～	40.7	41.3	50.0	54.0	60.0	64.7	70.7	71.3	72.7
8～	42.7	44.7	50.0	56.0	60.7	67.3	74.0	78.7	80.0
9～	49.3	50.0	51.7	58.0	61.3	68.7	71.7	77.3	78.7
10～	48.0	49.3	54.7	58.7	62.7	67.7	75.3	80.0	83.3
11～	45.3	51.3	56.0	60.0	64.7	72.0	78.7	80.7	83.3
12～	50.7	52.0	58.7	60.7	64.0	69.3	74.7	81.3	83.3
13～	52.0	54.0	56.0	60.7	66.7	71.3	77.3	78.7	80.0
14～	52.0	55.3	59.3	63.3	70.0	75.3	80.0	82.0	84.7
15～	60.0	60.7	61.3	66.7	71.3	77.3	80.7	89.3	90.7
16～	57.3	59.3	60.0	64.7	70.0	76.0	80.7	84.7	90.0
17～	56.3	58.7	60.0	64.0	71.0	78.7	82.0	85.3	89.7

附表 3-71　中国 6～17 岁女生家庭收入为 20 000～29 999 元舒张压百分位数分布 /mmHg

年龄组 / 岁	$P_{2.5}$	P_5	P_{10}	P_{25}	P_{50}	P_{75}	P_{90}	P_{95}	$P_{97.5}$
6～	40.0	40.7	48.7	54.7	60.0	65.3	72.0	76.7	80.0
7～	42.0	42.7	50.0	54.7	59.3	64.0	70.7	73.3	76.7
8～	42.0	44.0	50.0	57.3	62.0	67.3	73.0	78.7	80.0
9～	46.0	49.3	52.7	58.7	62.0	67.3	70.7	72.0	78.0
10～	42.0	49.3	52.7	59.3	61.7	69.0	74.0	78.7	79.3
11～	49.3	51.3	54.0	60.0	64.0	70.7	76.0	80.0	80.7
12～	49.3	54.0	56.7	60.0	64.0	70.0	74.0	77.3	78.7
13～	51.3	56.7	59.3	61.3	69.3	71.3	77.3	79.3	86.0
14～	53.3	56.7	59.3	62.0	68.0	71.3	77.3	79.3	82.0
15～	52.0	58.0	60.0	62.7	69.3	75.3	80.0	81.3	84.0
16～	52.7	58.7	60.0	61.3	70.0	76.0	79.3	83.3	84.7
17～	56.7	60.0	60.0	64.0	70.0	72.0	76.7	78.0	80.0

附表 3-72　中国 6～17 岁儿童青少年家庭收入为 30 000～39 999 元舒张压百分位数分布 /mmHg

年龄组 / 岁	$P_{2.5}$	P_5	P_{10}	P_{25}	P_{50}	P_{75}	P_{90}	P_{95}	$P_{97.5}$
6～	42.0	49.3	50.7	56.0	61.3	65.3	70.0	71.3	74.0
7～	42.7	50.0	52.0	57.3	61.0	67.7	71.3	77.3	79.3
8～	46.0	49.3	54.7	60.0	62.7	70.0	74.0	76.0	78.7
9～	50.7	50.7	56.0	60.7	64.7	71.3	76.7	79.3	80.0
10～	49.3	50.7	56.7	60.0	64.0	70.7	78.7	82.0	87.3
11～	48.7	52.0	56.7	60.0	64.0	70.0	74.7	77.3	80.0
12～	52.0	56.0	58.0	60.7	66.0	71.3	78.7	80.0	81.3
13～	50.7	57.3	60.0	61.3	68.7	72.7	79.3	81.3	84.7
14～	51.3	55.3	59.3	61.3	68.0	71.3	79.3	80.7	81.3
15～	52.0	53.3	58.7	64.0	70.7	78.7	81.3	82.7	83.3
16～	56.0	60.0	60.7	68.7	72.7	78.0	80.0	84.0	85.3
17～	42.0	49.3	50.7	56.0	61.3	65.3	70.0	71.3	74.0

附表 3-73　中国 6～17 岁男生家庭收入为 30 000～39 999 元舒张压百分位数分布 /mmHg

年龄组 / 岁	$P_{2.5}$	P_5	P_{10}	P_{25}	P_{50}	P_{75}	P_{90}	P_{95}	$P_{97.5}$
6～	41.3	46.7	48.7	54.0	60.0	64.0	70.7	76.0	80.7
7～	42.0	48.0	50.0	56.0	60.7	64.0	70.0	72.0	74.0
8～	42.7	50.0	51.3	56.7	60.0	64.0	76.0	79.3	79.3
9～	46.0	46.0	52.7	60.0	64.7	70.7	74.0	77.3	78.7
10～	50.7	50.7	56.0	60.0	67.7	73.3	78.0	79.3	85.3
11～	48.7	50.7	55.3	60.7	66.3	70.7	80.0	82.0	86.7
12～	48.0	50.7	56.7	60.0	62.0	70.0	74.7	76.7	78.7
13～	56.0	58.0	58.7	61.3	67.3	72.0	79.0	81.3	85.3
14～	56.0	57.3	59.3	61.3	68.7	73.0	80.0	83.3	84.7
15～	52.0	57.3	59.3	62.7	70.0	72.7	79.3	80.0	81.3
16～	52.0	53.3	58.7	66.3	74.3	79.7	82.0	82.7	86.0
17～	60.0	60.0	67.3	70.0	74.7	80.0	84.0	85.3	89.3

附表 3-74　中国 6~17 岁女生家庭收入为 30 000~39 999 元舒张压百分位数分布 /mmHg

年龄组 / 岁	$P_{2.5}$	P_5	P_{10}	P_{25}	P_{50}	P_{75}	P_{90}	P_{95}	$P_{97.5}$
6~	41.3	42.7	43.3	50.7	58.7	63.3	71.3	79.3	80.7
7~	49.3	50.0	52.7	56.0	62.0	66.0	70.7	71.3	71.3
8~	48.0	48.0	52.7	58.0	62.0	69.3	71.3	74.7	76.7
9~	48.7	49.3	54.7	60.0	62.0	68.0	72.0	76.0	77.3
10~	50.0	51.3	56.7	60.7	64.7	70.7	74.7	78.7	80.0
11~	49.3	51.7	56.7	59.7	63.0	70.0	78.3	84.7	88.7
12~	52.0	52.7	56.7	60.0	64.7	70.0	75.3	78.0	83.3
13~	49.3	52.0	58.0	60.0	65.3	70.7	76.0	78.7	80.0
14~	50.7	52.7	60.0	61.3	68.0	72.7	79.3	81.3	82.7
15~	51.3	52.0	57.0	60.0	66.0	70.0	79.7	80.7	81.3
16~	56.7	58.0	58.7	62.7	69.3	77.3	80.7	81.3	81.3
17~	52.7	56.0	60.0	62.0	71.3	76.0	80.0	80.0	80.7

附表 3-75　中国 6~17 岁儿童青少年家庭收入为 40 000 元及以上舒张压百分位数分布 /mmHg

年龄组 / 岁	$P_{2.5}$	P_5	P_{10}	P_{25}	P_{50}	P_{75}	P_{90}	P_{95}	$P_{97.5}$
6~	41.3	42.7	49.3	55.3	60.0	62.7	69.3	70.7	75.3
7~	41.3	42.7	54.7	58.7	61.3	66.7	73.0	77.3	80.7
8~	46.0	48.7	53.0	59.3	61.3	68.0	74.0	79.7	81.0
9~	50.0	52.7	54.7	58.7	61.7	66.7	70.0	76.7	80.0
10~	42.7	47.3	54.0	60.0	62.7	69.3	74.0	78.0	79.3
11~	50.0	54.3	59.0	61.7	66.7	71.3	77.3	79.3	81.3
12~	50.0	52.0	56.7	60.0	62.7	69.3	73.3	77.3	80.7
13~	50.7	53.3	54.7	59.3	62.7	70.0	77.3	80.0	80.7
14~	54.7	58.7	60.0	62.0	69.0	71.3	78.0	80.0	82.0
15~	51.3	56.7	59.3	61.3	69.3	72.7	78.7	80.7	87.3
16~	50.7	58.7	59.3	63.0	70.0	77.3	80.0	80.7	82.0
17~	50.0	54.7	59.3	64.7	70.0	76.7	80.7	86.0	93.3

附表 3-76　中国 6~17 岁男生家庭收入为 40 000 元及以上舒张压百分位数分布 /mmHg

年龄组 / 岁	$P_{2.5}$	P_5	P_{10}	P_{25}	P_{50}	P_{75}	P_{90}	P_{95}	$P_{97.5}$
6~	40.7	42.0	45.3	58.0	60.7	63.3	70.0	75.3	77.0
7~	42.0	47.3	50.0	56.7	61.3	68.0	75.3	79.3	80.7
8~	48.0	50.0	54.0	60.0	61.7	68.0	74.7	80.0	83.3
9~	50.0	52.7	54.7	60.0	61.3	68.0	73.3	79.3	86.0
10~	35.0	42.7	54.3	60.0	64.0	71.0	78.0	79.3	81.0
11~	42.7	48.7	60.0	62.3	66.7	70.0	74.0	76.7	78.7
12~	52.7	56.0	58.0	60.3	62.3	70.0	76.7	79.3	83.3
13~	48.7	50.7	54.7	58.7	62.7	70.0	77.3	79.3	80.0
14~	54.0	54.7	60.0	62.0	69.7	73.0	76.7	80.0	80.7
15~	58.7	58.7	60.0	62.7	70.0	74.0	79.0	83.3	87.3
16~	48.0	58.7	59.3	67.3	70.7	78.0	80.7	82.0	82.7
17~	54.7	58.7	59.3	68.0	74.0	80.7	82.0	86.0	97.3

附表 3-77　中国 6～17 岁女生家庭收入为 40 000 元及以上舒张压百分位数分布 /mmHg

年龄组 / 岁	$P_{2.5}$	P_5	P_{10}	P_{25}	P_{50}	P_{75}	P_{90}	P_{95}	$P_{97.5}$
6～	41.3	42.7	50.7	54.7	59.7	61.0	64.7	70.0	70.7
7～	41.3	42.7	54.7	59.3	61.3	65.3	69.3	76.0	79.3
8～	42.7	47.3	50.0	57.7	61.3	67.3	72.7	79.3	80.0
9～	45.0	50.7	54.7	58.0	62.0	66.7	68.7	76.7	80.0
10～	44.0	47.3	53.3	59.3	62.0	65.3	70.7	74.0	78.0
11～	52.0	56.0	58.7	61.3	67.7	73.3	78.0	81.3	82.0
12～	47.3	50.0	52.0	60.0	62.7	68.0	71.3	73.3	77.3
13～	53.3	54.0	56.7	60.0	62.3	70.0	76.0	80.0	80.7
14～	58.7	58.7	60.0	61.3	67.3	70.7	79.3	80.0	82.0
15～	49.3	51.3	56.7	60.0	64.7	70.0	76.0	78.0	80.0
16～	57.3	58.7	60.0	62.0	70.0	76.7	79.3	80.0	80.0
17～	49.3	50.0	59.3	62.3	69.3	71.3	75.3	76.0	93.3

附表 3-78　中国 6～17 岁儿童青少年家庭收入为 0～9 999 元舒张压百分位数分布 /mmHg

年龄组 / 岁	$P_{2.5}$	P_5	P_{10}	P_{25}	P_{50}	P_{75}	P_{90}	P_{95}	$P_{97.5}$
6～8	40.7	44.7	49.3	54.7	60.0	63.3	70.0	74.0	78.7
9～11	44.0	48.7	51.3	58.7	61.3	68.7	74.7	79.3	80.7
12～14	50.7	53.3	58.0	60.7	66.7	72.0	79.3	80.7	83.3
15～17	54.0	57.3	60.0	62.7	69.3	75.3	80.0	82.0	85.3

附表 3-79　中国 6～17 岁儿童青少年家庭收入为 10 000～19 999 元舒张压百分位数分布 /mmHg

年龄组 / 岁	$P_{2.5}$	P_5	P_{10}	P_{25}	P_{50}	P_{75}	P_{90}	P_{95}	$P_{97.5}$
6～8	40.7	44.0	49.3	55.3	60.0	65.3	70.7	75.3	78.7
9～11	45.3	50.0	52.7	59.3	62.0	69.3	74.7	79.0	80.0
12～14	51.3	54.7	58.7	60.7	66.7	71.3	78.7	80.7	82.0
15～17	55.3	58.0	60.0	62.7	70.0	75.3	80.0	82.7	86.7

附表 3-80　中国 6～17 岁儿童青少年家庭收入为 20 000～29 999 元舒张压百分位数分布 /mmHg

年龄组 / 岁	$P_{2.5}$	P_5	P_{10}	P_{25}	P_{50}	P_{75}	P_{90}	P_{95}	$P_{97.5}$
6～8	40.7	42.7	50.0	55.3	60.0	66.0	72.0	76.0	80.0
9～11	47.3	50.0	53.3	59.3	62.7	70.0	75.3	78.7	80.7
12～14	51.3	54.0	58.0	60.7	66.7	71.3	77.3	80.0	82.0
15～17	56.7	59.3	60.0	64.0	70.0	76.0	80.0	82.7	89.3

附表 3-81　中国 6～17 岁儿童青少年家庭收入为 30 000～39 999 元舒张压百分位数分布 /mmHg

年龄组 / 岁	$P_{2.5}$	P_5	P_{10}	P_{25}	P_{50}	P_{75}	P_{90}	P_{95}	$P_{97.5}$
6～8	42.7	48.0	50.7	55.3	60.7	65.3	70.7	74.7	79.3
9～11	49.3	50.7	55.3	60.0	64.0	70.7	76.0	80.0	82.0
12～14	50.7	54.0	58.0	60.7	66.0	71.3	77.3	80.0	83.3
15～17	52.0	56.7	59.3	63.3	70.0	76.7	80.0	81.3	82.7

附表 3-82　中国 6 ~ 17 岁儿童青少年家庭收入为 40 000 元及以上舒张压百分位数分布 /mmHg

年龄组 / 岁	$P_{2.5}$	P_5	P_{10}	P_{25}	P_{50}	P_{75}	P_{90}	P_{95}	$P_{97.5}$
6~8	42.0	45.3	50.7	58.0	60.7	65.3	72.0	76.7	80.0
9~11	45.0	51.3	55.3	60.0	63.3	70.0	75.3	79.3	80.0
12~14	50.7	54.0	56.7	60.0	64.7	70.0	76.7	79.3	80.7
15~17	50.7	57.3	59.3	62.7	70.0	76.0	80.0	81.3	86.0

附表 3-83　中国 18 岁及以上成人收缩压百分位数分布 /mmHg

年龄组 / 岁	$P_{2.5}$	P_5	P_{10}	P_{25}	P_{50}	P_{75}	P_{90}	P_{95}	$P_{97.5}$
18~	89.3	90.7	96.7	102.0	110.0	119.3	126.7	131.3	138.0
20~	90.0	91.3	96.7	102.0	110.7	120.0	126.7	130.7	137.3
25~	90.0	92.0	97.3	102.7	110.7	120.0	128.7	134.0	140.7
30~	90.0	92.7	98.0	104.7	112.0	120.7	130.0	137.3	142.0
35~	90.7	95.3	100.0	107.0	115.3	122.7	134.7	140.7	150.0
40~	92.0	98.0	100.7	109.3	118.7	128.0	140.0	149.3	158.7
45~	95.0	99.3	102.7	110.7	120.7	132.0	147.3	158.0	164.7
50~	97.3	100.0	106.0	114.7	124.0	138.0	150.7	160.7	170.0
55~	98.7	101.3	108.0	117.3	128.0	140.7	156.7	164.7	175.3
60~	100.0	103.3	109.3	120.0	130.7	145.3	160.0	170.0	179.3
65~	100.7	106.7	111.3	121.3	135.3	149.3	162.7	172.7	181.3
70~	100.7	107.3	112.7	122.7	138.0	150.7	164.0	174.0	181.3
75~	100.7	107.3	113.3	125.3	139.3	153.3	168.7	179.3	187.3

附表 3-84　中国 18 岁及以上成年男性收缩压百分位数分布 /mmHg

年龄组 / 岁	$P_{2.5}$	P_5	P_{10}	P_{25}	P_{50}	P_{75}	P_{90}	P_{95}	$P_{97.5}$
18~	90.0	97.3	100.0	108.0	115.0	121.3	130.0	136.0	142.7
20~	95.3	98.0	101.3	108.8	117.3	122.0	130.0	136.0	140.0
25~	95.3	99.3	102.0	109.3	117.3	123.3	131.3	138.7	144.0
30~	96.0	100.0	102.7	110.0	118.0	124.7	133.3	140.0	146.7
35~	96.0	100.0	102.7	110.0	119.3	127.3	138.7	144.7	153.3
40~	96.7	100.0	104.0	110.7	120.0	130.0	140.7	150.0	160.0
45~	97.3	100.0	105.3	112.7	121.3	132.7	146.7	156.7	161.3
50~	98.7	100.7	107.3	115.3	124.7	138.0	150.0	160.0	169.3
55~	100.0	102.0	108.7	118.0	128.0	140.0	155.3	164.7	176.0
60~	100.0	104.7	109.3	120.0	130.7	143.3	159.3	169.3	178.7
65~	100.7	107.3	112.0	121.3	135.3	148.7	161.3	170.7	180.0
70~	100.7	108.0	112.0	122.0	136.7	149.3	162.0	171.3	180.7
75~	100.0	105.3	110.7	122.7	137.3	150.7	166.7	176.7	182.7

附表 3-85　中国 18 岁及以上成年女性收缩压百分位数分布 /mmHg

年龄组 / 岁	$P_{2.5}$	P_5	P_{10}	P_{25}	P_{50}	P_{75}	P_{90}	P_{95}	$P_{97.5}$
18～	88.7	90.0	92.0	100.0	106.7	112.0	120.0	124.7	130.7
20～	88.7	90.0	93.3	100.0	108.0	115.3	121.3	127.3	131.3
25～	88.7	90.0	94.0	100.0	108.0	116.7	123.3	130.0	139.3
30～	90.0	90.7	96.0	101.3	109.3	118.7	126.0	131.3	140.0
35～	90.0	92.0	98.0	103.3	111.3	120.0	130.0	138.7	146.0
40～	90.7	96.0	100.0	108.0	116.7	125.3	138.7	147.3	158.0
45～	92.7	98.7	101.3	110.0	120.0	131.3	147.3	158.7	166.7
50～	96.7	100.0	105.3	114.0	124.0	138.7	152.7	161.3	170.7
55～	98.0	100.7	107.3	116.7	128.0	140.7	156.7	164.7	174.7
60～	100.0	103.3	109.3	120.0	130.7	146.0	160.7	170.0	180.0
65～	100.0	106.0	110.7	121.3	136.0	150.0	164.7	176.0	182.7
70～	101.3	107.3	113.3	124.7	139.0	151.3	166.0	176.0	184.0
75～	101.3	109.3	116.0	127.0	140.7	156.7	170.0	180.0	190.0

附表 3-86　中国 18 岁及以上城市成人收缩压百分位数分布 /mmHg

年龄组 / 岁	$P_{2.5}$	P_5	P_{10}	P_{25}	P_{50}	P_{75}	P_{90}	P_{95}	$P_{97.5}$
18～	89.3	90.7	96.0	101.3	110.0	119.3	126.7	132.7	138.7
20～	90.0	92.0	96.7	102.7	110.3	119.3	126.7	130.7	137.3
25～	90.0	92.0	96.7	102.0	110.7	120.0	128.0	134.0	140.7
30～	90.0	94.0	98.0	103.3	110.7	120.0	129.3	136.0	140.7
35～	90.7	94.7	99.0	106.0	114.0	122.0	133.3	140.0	149.3
40～	92.0	98.0	100.7	108.7	118.0	127.3	139.3	147.3	157.3
45～	96.0	99.3	103.3	110.7	120.7	132.0	146.7	157.3	164.7
50～	98.0	100.7	106.0	114.0	124.0	137.3	150.0	160.0	168.7
55～	98.7	102.0	108.7	116.7	127.3	140.0	152.7	162.0	170.7
60～	100.7	105.3	110.0	120.0	130.7	142.7	159.3	168.0	176.7
65～	102.0	108.0	112.0	122.0	135.3	148.7	160.7	170.0	179.3
70～	103.3	108.7	114.7	124.0	138.0	150.0	162.0	170.7	180.0
75～	102.0	109.0	116.0	126.0	139.3	152.7	168.0	178.0	183.3

附表 3-87　中国 18 岁及以上城市成年男性收缩压百分位数分布 /mmHg

年龄组 / 岁	$P_{2.5}$	P_5	P_{10}	P_{25}	P_{50}	P_{75}	P_{90}	P_{95}	$P_{97.5}$
18～	90.7	96.7	100.0	108.0	114.0	122.0	130.0	136.7	140.0
20～	96.7	98.7	102.0	108.7	117.3	122.7	130.0	136.0	140.0
25～	96.0	99.3	102.7	110.0	117.3	123.3	132.0	139.0	146.0
30～	96.7	100.0	103.3	110.0	118.0	124.7	132.7	139.3	145.3
35～	96.0	100.0	103.3	110.7	119.3	126.7	138.0	142.0	152.7
40～	98.0	100.0	104.7	111.3	120.0	130.0	140.0	150.0	159.3

续表

年龄组/岁	$P_{2.5}$	P_5	P_{10}	P_{25}	P_{50}	P_{75}	P_{90}	P_{95}	$P_{97.5}$
45～	99.3	101.3	106.7	113.3	122.0	134.7	147.3	158.0	165.3
50～	99.3	102.0	108.0	116.0	124.7	137.3	150.0	159.3	168.0
55～	100.0	104.0	109.3	118.7	128.7	140.0	154.0	163.3	172.7
60～	101.3	105.3	110.0	120.0	130.7	142.0	158.7	165.3	174.0
65～	102.0	108.7	112.7	122.0	135.3	148.0	160.0	168.7	175.3
70～	104.7	109.3	114.0	122.7	136.7	148.7	161.3	169.3	180.0
75～	100.7	108.0	113.3	124.0	136.7	150.0	166.0	174.0	180.7

附表3-88　中国18岁及以上城市成年女性收缩压百分位数分布/mmHg

年龄组/岁	$P_{2.5}$	P_5	P_{10}	P_{25}	P_{50}	P_{75}	P_{90}	P_{95}	$P_{97.5}$
18～	88.7	90.0	91.3	99.3	106.7	113.3	120.0	128.7	135.3
20～	89.3	90.0	94.0	100.0	108.0	114.7	121.3	126.7	131.3
25～	89.3	90.7	94.7	100.0	107.3	115.3	122.0	128.7	136.7
30～	89.3	90.7	96.0	100.7	108.7	117.3	123.3	130.0	137.3
35～	90.0	91.3	97.3	102.7	110.7	120.0	129.3	138.0	144.0
40～	90.7	96.0	99.3	106.7	115.3	124.0	137.3	144.0	155.3
45～	93.3	98.0	101.3	110.0	120.0	130.7	145.3	156.7	164.7
50～	96.7	100.0	105.3	112.7	122.7	137.3	150.0	160.0	168.7
55～	98.0	100.7	107.3	116.0	126.0	140.0	152.0	161.0	170.0
60～	100.0	104.7	110.0	120.0	130.7	144.0	159.3	168.0	178.7
65～	102.0	107.3	111.3	122.0	135.3	148.7	162.0	171.3	180.0
70～	102.0	108.7	115.0	125.3	139.3	150.0	162.7	172.0	180.0
75～	103.3	110.0	116.7	128.7	140.7	156.7	169.3	179.3	189.3

附表3-89　中国18岁及以上农村成人收缩压百分位数分布/mmHg

年龄组/岁	$P_{2.5}$	P_5	P_{10}	P_{25}	P_{50}	P_{75}	P_{90}	P_{95}	$P_{97.5}$
18～	88.7	90.7	96.7	102.0	110.0	118.7	125.3	130.7	137.3
20～	90.0	90.7	96.0	102.0	110.7	120.0	126.7	131.3	138.0
25～	90.0	91.3	97.3	102.7	110.7	120.0	128.7	134.0	141.3
30～	90.0	92.0	98.7	105.3	113.3	121.3	130.0	138.7	144.0
35～	90.7	96.7	100.0	108.0	116.7	123.3	136.0	142.0	150.7
40～	92.0	98.0	100.7	109.3	119.3	128.7	140.0	150.0	159.3
45～	94.0	99.3	102.0	110.7	120.7	132.0	147.3	158.0	163.3
50～	96.7	100.0	106.0	115.3	124.7	139.3	152.7	162.7	172.0
55～	98.7	100.7	108.0	118.0	128.7	141.3	158.7	168.0	178.7
60～	99.3	102.0	109.3	120.0	130.7	147.3	161.3	171.3	180.0
65～	100.0	104.0	110.7	120.7	136.0	150.0	166.7	178.0	186.7
70～	99.3	106.0	110.7	122.0	138.0	151.3	166.7	179.3	187.3
75～	100.0	103.3	110.7	123.3	139.3	155.3	169.3	180.0	189.3

附表 3-90 中国 18 岁及以上农村成年男性收缩压百分位数分布 /mmHg

年龄组 / 岁	$P_{2.5}$	P_5	P_{10}	P_{25}	P_{50}	P_{75}	P_{90}	P_{95}	$P_{97.5}$
18~	88.0	97.3	101.3	108.0	115.3	121.3	130.0	136.0	145.3
20~	93.3	97.3	100.7	109.3	117.3	121.3	130.0	136.7	140.7
25~	94.7	99.3	101.3	109.3	117.3	122.7	130.7	138.7	142.0
30~	95.3	99.3	102.0	110.0	118.7	124.7	134.0	140.7	148.0
35~	96.7	100.0	102.7	110.0	119.3	128.0	138.7	146.0	154.7
40~	94.0	100.0	103.3	110.7	120.0	130.0	140.7	150.7	160.0
45~	95.3	100.0	104.0	111.3	120.7	132.0	145.3	155.3	160.7
50~	97.3	100.0	106.7	114.7	123.3	138.0	150.0	160.7	170.7
55~	99.3	100.7	108.7	118.0	128.0	140.7	157.3	166.0	178.7
60~	99.3	103.3	109.3	120.0	130.0	145.3	160.0	170.7	180.0
65~	100.0	104.3	110.7	120.7	134.7	149.3	163.3	174.7	185.3
70~	98.7	104.7	110.7	120.7	136.7	150.0	164.7	177.3	184.0
75~	98.7	101.3	110.0	121.3	137.3	151.3	168.0	179.3	186.0

附表 3-91 中国 18 岁及以上农村成年女性收缩压百分位数分布 /mmHg

年龄组 / 岁	$P_{2.5}$	P_5	P_{10}	P_{25}	P_{50}	P_{75}	P_{90}	P_{95}	$P_{97.5}$
18~	88.7	90.7	93.3	100.0	106.7	111.3	120.0	124.7	130.0
20~	88.0	90.0	92.7	100.0	108.0	115.7	122.0	127.3	132.0
25~	88.7	90.0	94.0	100.7	109.3	118.0	124.7	130.7	140.7
30~	90.0	90.7	96.0	101.3	110.0	120.0	128.0	133.3	140.7
35~	90.7	94.0	98.7	104.7	112.0	120.7	130.7	140.0	146.7
40~	90.7	96.7	100.0	108.7	117.3	126.0	139.3	149.3	158.7
45~	92.7	98.7	101.3	110.0	120.7	132.7	148.7	159.3	168.0
50~	96.7	100.0	106.0	115.3	126.0	140.0	156.7	165.3	174.7
55~	98.0	100.7	107.3	118.0	129.3	142.0	160.0	168.0	178.7
60~	98.7	102.0	109.3	120.0	131.3	148.7	162.7	173.3	180.7
65~	99.3	102.7	110.0	120.7	137.3	150.7	168.0	179.3	188.7
70~	100.0	106.0	111.3	123.3	138.7	153.3	169.3	180.7	189.3
75~	100.7	107.3	112.0	125.3	140.0	158.0	170.0	180.7	190.7

附表 3-92 中国 18 岁及以上大城市成人收缩压百分位数分布 /mmHg

年龄组 / 岁	$P_{2.5}$	P_5	P_{10}	P_{25}	P_{50}	P_{75}	P_{90}	P_{95}	$P_{97.5}$
18~	88.7	90.7	96.0	102.7	110.0	120.0	128.7	132.7	142.0
20~	90.0	92.0	96.7	101.3	110.0	119.0	125.3	130.0	134.0
25~	90.0	92.0	96.7	102.0	110.0	119.3	126.7	134.0	140.7
30~	90.7	94.0	98.7	104.0	110.7	120.0	128.7	134.7	142.0
35~	90.0	93.3	98.7	104.7	113.3	120.7	131.3	139.3	144.0
40~	91.3	96.7	100.0	108.0	116.7	125.3	137.3	143.0	153.3

12

续表

年龄组 / 岁	$P_{2.5}$	P_5	P_{10}	P_{25}	P_{50}	P_{75}	P_{90}	P_{95}	$P_{97.5}$
45～	94.7	99.3	102.7	110.0	120.0	130.7	142.7	151.3	160.0
50～	96.7	100.0	106.0	113.3	122.7	136.0	148.0	158.0	164.7
55～	99.3	102.7	108.7	116.0	125.3	138.7	150.0	159.3	165.3
60～	100.7	105.3	110.0	120.0	130.0	141.3	156.7	163.3	172.7
65～	102.0	108.7	112.0	121.3	133.3	146.0	159.3	166.0	174.0
70～	103.3	108.7	114.0	123.3	137.3	149.0	160.7	169.3	179.3
75～	103.3	110.0	116.7	126.0	138.0	150.0	162.7	172.7	180.0

附表 3-93　中国 18 岁及以上大城市成年男性收缩压百分位数分布 /mmHg

年龄组 / 岁	$P_{2.5}$	P_5	P_{10}	P_{25}	P_{50}	P_{75}	P_{90}	P_{95}	$P_{97.5}$
18～	90.0	92.7	100.0	108.0	114.0	122.0	130.0	136.7	146.7
20～	96.7	98.7	102.0	108.7	117.3	122.7	130.0	134.0	139.3
25～	95.3	98.7	102.7	110.0	117.3	122.0	132.7	140.0	147.3
30～	96.7	100.0	104.0	110.0	118.0	124.0	132.0	140.8	149.5
35～	96.0	100.0	102.7	110.7	118.7	124.7	136.0	141.3	149.3
40～	98.0	100.7	104.7	110.7	120.0	128.7	139.3	148.7	158.7
45～	99.3	100.7	106.7	113.3	122.0	132.7	145.3	154.7	160.7
50～	99.3	102.0	108.0	116.7	124.7	137.3	149.3	157.3	164.7
55～	100.7	105.3	110.0	118.0	127.3	139.3	151.3	159.3	165.3
60～	102.7	106.0	110.0	120.0	130.0	141.3	155.3	162.0	170.7
65～	104.0	109.3	114.0	122.0	134.0	146.0	158.0	162.7	170.0
70～	105.3	109.0	113.3	121.3	136.0	148.0	160.0	168.0	178.7
75～	102.0	110.0	116.0	124.7	135.3	149.3	160.7	169.3	178.7

附表 3-94　中国 18 岁及以上大城市成年女性收缩压百分位数分布 /mmHg

年龄组 / 岁	$P_{2.5}$	P_5	P_{10}	P_{25}	P_{50}	P_{75}	P_{90}	P_{95}	$P_{97.5}$
18～	84.7	89.3	91.3	99.0	107.0	112.3	120.7	130.0	142.0
20～	90.0	90.7	94.7	99.3	106.7	113.3	120.0	124.0	129.3
25～	88.7	90.7	94.7	100.0	106.7	114.0	121.3	127.3	134.0
30～	90.0	92.0	96.7	101.3	108.7	116.7	123.3	130.0	135.3
35～	89.3	90.7	95.3	102.0	110.0	118.7	128.0	136.0	140.7
40～	90.7	94.0	98.7	106.0	112.7	122.7	134.0	140.7	150.7
45～	92.0	96.7	100.7	109.3	118.7	130.0	141.0	150.0	158.7
50～	95.7	100.0	104.7	111.3	121.3	134.0	146.8	158.7	164.7
55～	98.0	101.3	107.3	114.0	124.0	138.0	149.3	158.7	164.0
60～	100.0	104.7	110.0	120.0	130.0	142.0	157.3	164.0	175.3
65～	101.3	107.3	110.7	120.7	133.3	146.7	160.0	168.7	178.7
70～	101.3	108.0	114.7	125.3	138.7	150.0	160.7	170.0	180.0
75～	104.7	110.0	116.7	128.0	140.0	151.3	164.7	176.0	181.3

附表 3-95　中国 18 岁及以上中小城市成人收缩压百分位数分布 /mmHg

年龄组 / 岁	$P_{2.5}$	P_5	P_{10}	P_{25}	P_{50}	P_{75}	P_{90}	P_{95}	$P_{97.5}$
18～	90.0	90.7	96.7	101.3	110.0	118.7	125.3	131.3	138.0
20～	90.0	91.3	97.3	103.3	110.7	120.0	127.3	132.0	138.0
25～	90.0	92.7	96.7	102.7	110.7	120.0	128.7	135.3	140.7
30～	90.0	92.7	98.0	103.3	111.3	120.7	130.0	136.7	140.0
35～	90.7	95.3	99.3	106.7	115.3	122.7	134.7	140.7	150.0
40～	93.3	98.0	100.7	109.3	118.7	128.7	140.0	149.3	158.7
45～	96.7	100.0	103.3	110.7	120.7	132.7	148.7	159.3	168.7
50～	98.7	100.7	106.7	115.3	124.7	138.7	151.3	160.7	170.0
55～	98.7	101.3	108.0	118.0	128.7	140.0	156.7	166.7	176.7
60～	100.7	104.7	110.0	120.0	131.3	144.7	160.0	169.3	178.7
65～	101.3	107.3	112.7	122.7	136.7	149.3	162.7	171.3	180.0
70～	103.3	109.3	115.3	124.7	138.7	150.7	164.0	171.3	180.7
75～	100.7	108.0	114.7	126.7	140.0	157.3	170.0	180.0	190.0

附表 3-96　中国 18 岁及以上中小城市成年男性收缩压百分位数分布 /mmHg

年龄组 / 岁	$P_{2.5}$	P_5	P_{10}	P_{25}	P_{50}	P_{75}	P_{90}	P_{95}	$P_{97.5}$
18～	92.0	97.3	100.0	108.0	114.0	121.3	130.0	135.3	138.7
20～	96.7	99.3	102.0	108.7	116.7	122.7	130.0	136.7	140.0
25～	96.7	100.0	102.0	109.3	117.3	125.3	132.0	138.0	144.0
30～	98.0	100.0	102.7	110.0	118.7	126.0	133.3	138.7	142.0
35～	95.3	100.0	104.0	110.7	120.0	127.3	139.3	143.3	155.3
40～	98.0	100.0	104.7	111.3	120.0	130.7	140.7	150.7	160.0
45～	99.3	101.3	106.7	114.0	122.0	135.3	148.7	158.7	168.7
50～	99.3	102.0	108.0	116.0	125.3	138.0	150.0	160.0	169.3
55～	100.0	102.7	109.3	118.7	129.3	140.7	156.7	169.3	179.3
60～	100.7	104.7	109.3	120.0	131.0	142.7	159.3	168.7	176.7
65～	100.7	108.0	112.7	122.0	136.7	148.7	161.3	170.0	178.7
70～	104.0	109.3	115.3	123.3	137.3	150.0	162.0	170.7	180.7
75～	100.0	104.7	111.3	123.3	138.7	152.0	169.3	179.3	185.3

附表 3-97　中国 18 岁及以上中小城市成年女性收缩压百分位数分布 /mmHg

年龄组 / 岁	$P_{2.5}$	P_5	P_{10}	P_{25}	P_{50}	P_{75}	P_{90}	P_{95}	$P_{97.5}$
18～	89.3	90.0	90.7	99.3	106.7	113.3	120.0	122.7	135.3
20～	88.7	90.0	92.7	100.0	108.7	116.7	122.7	127.3	134.7
25～	89.3	90.7	94.7	100.0	108.0	117.3	123.3	129.3	137.3
30～	89.3	90.7	96.0	100.7	108.7	118.0	124.0	130.0	138.0
35～	90.0	92.0	98.0	103.3	110.7	120.0	130.0	138.7	146.7
40～	91.3	97.3	100.0	107.3	116.0	125.3	139.3	147.3	156.7

续表

年龄组/岁	$P_{2.5}$	P_5	P_{10}	P_{25}	P_{50}	P_{75}	P_{90}	P_{95}	$P_{97.5}$
45～	94.7	98.7	101.3	110.0	120.0	132.0	148.7	160.0	168.7
50～	97.3	100.0	106.0	114.7	124.7	139.3	153.3	161.3	170.0
55～	98.7	100.7	107.3	117.3	128.7	140.7	156.0	166.0	174.0
60～	100.0	104.7	110.0	119.3	132.0	146.0	160.7	170.0	180.0
65～	102.0	107.3	112.7	123.3	137.3	150.0	164.7	176.0	180.7
70～	102.7	109.3	115.3	125.3	139.3	152.0	167.3	173.3	180.7
75～	102.0	110.0	118.0	129.3	142.0	159.3	173.3	181.3	191.3

附表 3-98　中国 18 岁及以上普通农村成人收缩压百分位数分布 /mmHg

年龄组/岁	$P_{2.5}$	P_5	P_{10}	P_{25}	P_{50}	P_{75}	P_{90}	P_{95}	$P_{97.5}$
18～	90.0	90.7	96.0	101.3	109.3	118.7	123.3	129.3	132.0
20～	90.0	90.7	96.7	102.0	110.7	119.3	126.7	131.3	138.0
25～	90.0	92.0	97.3	102.7	110.7	120.0	128.7	135.3	141.3
30～	90.0	92.0	97.3	104.7	112.0	120.7	130.7	138.7	142.7
35～	91.3	96.7	100.0	108.0	116.0	123.3	136.0	142.0	150.0
40～	92.0	97.3	100.7	109.3	119.3	129.3	140.7	150.7	160.0
45～	94.0	99.3	102.0	110.7	120.7	133.7	148.7	158.7	165.3
50～	97.3	100.0	106.7	115.3	126.0	139.3	152.7	162.0	171.3
55～	98.7	101.3	108.7	118.0	129.3	141.3	158.7	166.0	178.0
60～	98.7	102.7	109.3	120.0	131.3	148.0	160.7	171.3	180.0
65～	100.0	104.7	110.7	120.7	136.7	150.7	168.0	178.7	186.7
70～	99.3	107.3	111.3	122.0	138.0	151.3	166.0	177.3	186.0
75～	99.3	105.3	110.7	124.7	140.0	154.7	169.3	179.3	187.3

附表 3-99　中国 18 岁及以上普通农村成年男性收缩压百分位数分布 /mmHg

年龄组/岁	$P_{2.5}$	P_5	P_{10}	P_{25}	P_{50}	P_{75}	P_{90}	P_{95}	$P_{97.5}$
18～	91.3	98.7	102.0	110.0	118.7	121.3	129.3	131.3	140.7
20～	94.7	97.3	100.7	108.7	116.7	122.0	130.0	137.3	141.3
25～	94.7	100.0	102.3	109.3	117.3	123.3	132.0	140.0	144.0
30～	95.3	100.0	103.3	110.0	118.7	126.7	137.3	140.7	147.3
35～	96.0	98.7	102.0	110.0	119.3	128.7	140.0	147.3	154.0
40～	94.0	100.0	103.3	110.7	120.3	130.7	142.7	151.3	160.7
45～	96.0	100.0	104.7	111.3	120.7	132.7	146.0	156.0	160.7
50～	97.3	100.0	106.0	114.3	124.7	139.3	150.7	162.0	170.7
55～	99.3	102.0	108.7	117.3	128.0	140.7	156.7	165.3	177.3
60～	100.0	104.0	109.3	120.0	130.7	146.7	160.0	170.7	180.0
65～	100.7	105.3	110.7	120.7	136.0	150.0	164.7	176.7	185.3
70～	98.7	106.0	110.7	121.3	137.3	150.0	164.0	176.7	182.0
75～	97.3	101.3	110.0	121.3	137.3	150.7	164.7	178.0	183.3

附表 3-100　中国 18 岁及以上普通农村成年女性收缩压百分位数分布 /mmHg

年龄组 / 岁	$P_{2.5}$	P_5	P_{10}	P_{25}	P_{50}	P_{75}	P_{90}	P_{95}	$P_{97.5}$
18～	89.3	90.7	92.0	100.0	105.3	110.0	120.0	122.0	130.0
20～	88.7	90.0	92.7	100.0	107.3	115.0	121.3	124.7	129.3
25～	89.3	90.0	94.7	100.0	109.3	117.3	123.3	130.7	136.7
30～	90.0	90.0	94.7	100.7	110.0	119.3	127.3	132.0	140.7
35～	90.7	94.7	98.7	104.7	112.0	120.7	130.0	139.3	145.3
40～	90.7	96.7	100.0	108.0	117.3	126.0	140.0	150.0	159.3
45～	92.7	98.7	101.3	110.7	120.7	134.0	149.3	159.3	168.7
50～	97.3	100.7	106.7	116.0	126.7	139.3	156.0	163.3	172.7
55～	98.0	100.7	108.0	118.0	130.0	142.7	159.3	166.7	178.0
60～	98.7	102.0	109.3	120.0	132.0	148.7	162.0	172.0	180.7
65～	100.0	104.7	110.7	121.3	138.0	152.0	168.7	179.3	186.7
70～	100.0	108.0	112.0	124.0	139.3	152.7	168.0	180.0	186.7
75～	102.0	108.7	115.3	127.0	140.7	158.0	170.0	180.0	190.0

附表 3-101　中国 18 岁及以上贫困农村成人收缩压百分位数分布 /mmHg

年龄组 / 岁	$P_{2.5}$	P_5	P_{10}	P_{25}	P_{50}	P_{75}	P_{90}	P_{95}	$P_{97.5}$
18～	88.0	90.7	98.0	102.7	110.0	119.0	128.0	132.7	145.3
20～	90.0	90.7	96.0	102.7	110.7	120.0	127.0	131.7	138.7
25～	90.0	90.7	96.7	103.3	110.7	120.0	128.7	133.3	140.7
30～	90.0	94.0	100.0	106.0	114.0	121.3	130.0	138.0	145.3
35～	90.7	96.7	100.0	108.0	116.7	124.0	136.0	142.0	150.7
40～	92.0	98.0	100.7	110.0	119.3	128.0	139.3	146.7	158.7
45～	93.3	99.3	102.0	110.7	120.0	130.7	146.0	156.7	162.7
50～	95.3	100.0	105.3	114.0	123.3	138.7	153.3	164.0	176.7
55～	98.0	100.0	106.7	117.3	128.0	140.7	160.0	170.0	180.0
60～	99.3	102.0	108.7	119.3	130.0	146.7	162.0	173.3	180.7
65～	99.3	102.0	110.0	120.7	133.3	149.3	164.0	178.0	188.0
70～	99.3	102.0	110.0	120.7	137.3	152.0	168.7	180.0	190.0
75～	100.0	101.3	110.7	122.0	138.7	156.0	170.7	180.7	190.7

附表 3-102　中国 18 岁及以上贫困农村成年男性收缩压百分位数分布 /mmHg

年龄组 / 岁	$P_{2.5}$	P_5	P_{10}	P_{25}	P_{50}	P_{75}	P_{90}	P_{95}	$P_{97.5}$
18～	88.0	92.7	100.7	106.0	112.0	120.7	131.3	138.0	151.3
20～	92.0	98.0	101.7	109.3	118.0	121.3	130.0	136.0	138.7
25～	94.0	98.0	100.0	109.3	117.3	122.0	130.0	134.0	139.3
30～	93.3	98.0	101.3	110.0	118.0	122.7	131.3	140.0	149.3
35～	98.0	100.0	103.3	110.0	119.3	128.0	138.0	144.7	156.0
40～	94.0	99.3	103.3	110.7	120.0	129.3	140.0	148.0	159.3

续表

年龄组/岁	$P_{2.5}$	P_5	P_{10}	P_{25}	P_{50}	P_{75}	P_{90}	P_{95}	$P_{97.5}$
45～	95.3	100.0	104.0	111.3	120.7	130.7	144.7	154.0	160.7
50～	97.3	100.7	106.7	114.7	122.7	136.0	149.3	160.0	170.7
55～	98.7	100.0	108.0	118.0	128.0	140.7	158.0	168.7	180.0
60～	99.3	101.3	109.3	119.3	129.3	143.3	161.3	171.3	180.0
65～	100.0	104.0	110.7	120.7	132.0	148.7	162.0	172.0	184.7
70～	98.0	101.3	110.0	120.7	131.0	150.7	166.0	179.3	188.7
75～	100.0	102.0	110.0	120.7	138.0	156.0	170.0	180.7	188.7

附表 3-103　中国 18 岁及以上贫困农村成年女性收缩压百分位数分布 /mmHg

年龄组/岁	$P_{2.5}$	P_5	P_{10}	P_{25}	P_{50}	P_{75}	P_{90}	P_{95}	$P_{97.5}$
18～	88.0	90.7	94.0	101.3	108.0	114.7	122.0	130.0	132.7
20～	87.7	90.0	92.3	100.0	108.0	116.3	122.7	130.0	136.7
25～	86.7	90.0	93.3	100.7	109.3	118.0	127.3	131.3	148.7
30～	90.0	91.3	98.0	102.7	110.7	120.0	128.7	136.0	141.3
35～	90.7	93.3	99.3	105.3	112.0	121.3	130.7	140.0	150.0
40～	91.3	97.3	100.0	108.7	118.0	126.0	139.3	146.7	155.3
45～	92.7	98.7	101.3	110.0	120.0	130.7	146.7	158.0	167.3
50～	92.7	99.3	104.7	113.3	124.0	140.0	158.0	169.3	178.7
55～	98.0	100.0	106.7	116.7	128.0	142.0	160.0	170.7	180.0
60～	99.3	102.0	108.0	118.7	130.0	149.3	164.0	177.3	181.3
65～	98.0	100.7	110.0	120.7	135.0	150.0	167.3	180.0	190.0
70～	100.0	102.0	110.0	121.3	138.7	154.7	170.0	182.0	195.3
75～	100.0	101.3	112.0	122.7	138.7	154.7	170.7	183.3	191.3

附表 3-104　中国 18 岁及以上成人家庭收入为 0～9 999 元收缩压百分位数分布 /mmHg

年龄组/岁	$P_{2.5}$	P_5	P_{10}	P_{25}	P_{50}	P_{75}	P_{90}	P_{95}	$P_{97.5}$
18～	89.3	90.7	96.0	102.0	110.0	118.7	124.7	131.3	136.7
20～	90.0	90.7	96.7	102.7	110.7	120.0	126.7	131.3	138.0
25～	90.0	92.0	97.3	102.7	110.7	120.0	128.7	134.7	142.0
30～	90.0	93.3	98.7	104.7	112.7	120.7	130.0	138.0	142.0
35～	90.7	95.3	99.3	107.3	116.0	123.3	135.3	141.3	150.7
40～	92.0	98.0	100.7	109.3	118.7	128.0	140.0	150.0	159.3
45～	94.0	98.7	102.0	110.7	120.7	132.7	148.0	158.7	166.7
50～	97.3	100.7	106.0	114.7	124.7	138.7	153.3	164.0	174.0
55～	98.7	101.3	108.0	118.0	128.7	141.3	158.7	168.0	178.7
60～	100.0	103.3	109.3	120.0	130.7	146.7	160.7	171.3	180.0
65～	100.0	104.7	110.7	121.3	136.3	150.0	164.7	176.7	184.7
70～	100.7	106.7	111.3	122.0	138.0	151.3	166.7	178.7	185.3
75～	100.0	105.3	111.3	124.7	140.0	155.3	169.3	180.0	189.3

附表 3-105　中国 18 岁及以上成年男性家庭收入为 0~9 999 元收缩压百分位数分布 /mmHg

年龄组 / 岁	$P_{2.5}$	P_5	P_{10}	P_{25}	P_{50}	P_{75}	P_{90}	P_{95}	$P_{97.5}$
18~	88.7	96.7	100.0	108.0	117.3	121.3	130.7	136.7	142.7
20~	95.3	98.0	101.3	108.7	116.7	122.0	130.0	136.0	140.0
25~	95.3	99.3	101.3	109.3	118.0	122.7	130.7	136.7	142.0
30~	95.3	100.0	102.0	110.0	118.3	125.3	134.0	140.0	146.7
35~	96.0	99.3	102.0	110.0	119.3	127.3	138.7	146.7	155.3
40~	94.7	100.0	104.0	110.7	120.0	129.3	140.7	150.0	160.0
45~	96.7	100.0	104.0	112.0	120.7	132.7	146.7	156.7	161.3
50~	98.7	101.3	107.3	114.7	124.0	138.0	150.7	162.0	171.3
55~	98.7	101.3	108.7	118.0	128.7	140.7	158.0	166.7	178.7
60~	100.0	103.3	110.0	120.0	130.0	144.7	160.0	170.0	179.3
65~	100.7	105.3	110.7	120.7	135.3	149.3	162.0	172.0	182.7
70~	100.0	106.0	110.7	121.3	136.0	150.0	163.3	176.0	181.3
75~	98.7	102.7	110.0	122.7	138.7	152.7	168.7	180.0	187.3

附表 3-106　中国 18 岁及以上成年女性家庭收入为 0~9 999 元收缩压百分位数分布 /mmHg

年龄组 / 岁	$P_{2.5}$	P_5	P_{10}	P_{25}	P_{50}	P_{75}	P_{90}	P_{95}	$P_{97.5}$
18~	89.3	90.7	92.0	100.0	107.3	112.0	120.0	122.7	130.0
20~	88.0	90.0	92.7	100.0	108.7	116.0	121.3	127.3	132.0
25~	89.3	90.0	94.7	100.7	108.7	118.0	124.7	130.7	140.7
30~	89.3	90.7	96.7	102.0	110.0	119.3	126.7	132.0	140.0
35~	90.0	92.0	98.0	104.0	112.0	120.7	130.7	139.3	146.7
40~	91.3	96.7	100.0	108.0	117.3	126.7	140.0	149.3	158.7
45~	92.7	98.7	101.3	110.0	120.7	132.7	149.3	160.0	168.7
50~	96.7	100.0	105.3	114.7	125.3	140.0	156.7	165.3	176.0
55~	98.0	100.7	107.3	118.0	129.3	141.3	159.3	168.7	178.7
60~	100.0	103.3	109.3	120.0	131.3	148.7	162.0	173.3	180.7
65~	100.0	104.7	110.7	122.0	137.3	150.7	168.0	178.7	185.3
70~	100.7	107.3	112.0	124.0	139.3	153.3	168.7	180.0	188.7
75~	100.7	108.7	114.7	126.0	140.3	158.0	170.0	180.7	190.7

附表 3-107　中国 18 岁及以上成人家庭收入为 10 000~19 999 元收缩压百分位数分布 /mmHg

年龄组 / 岁	$P_{2.5}$	P_5	P_{10}	P_{25}	P_{50}	P_{75}	P_{90}	P_{95}	$P_{97.5}$
18~	88.0	90.0	96.0	101.3	110.0	120.0	128.0	131.3	140.0
20~	90.0	92.0	96.7	102.7	110.0	120.0	126.7	130.0	137.3
25~	89.3	91.3	97.3	102.7	110.7	120.0	128.0	134.0	140.7
30~	90.0	92.0	97.3	103.3	111.3	120.7	129.3	136.7	142.0
35~	91.3	96.7	100.0	107.3	115.3	122.7	134.7	141.3	150.0
40~	92.0	98.0	100.7	109.3	118.7	128.0	140.0	148.0	159.3

年龄组/岁	$P_{2.5}$	P_5	P_{10}	P_{25}	P_{50}	P_{75}	P_{90}	P_{95}	$P_{97.5}$
45～	96.0	100.0	102.7	110.7	120.7	132.7	146.7	157.3	164.7
50～	98.0	100.7	106.7	115.3	124.7	138.7	151.3	160.7	170.0
55～	99.3	101.3	108.7	117.3	128.0	140.7	156.0	164.0	173.3
60～	100.0	104.0	110.0	120.0	130.7	144.7	160.0	170.0	179.0
65～	100.7	108.7	112.0	122.0	136.0	149.3	162.0	170.7	180.0
70～	104.0	109.3	114.0	123.3	138.7	150.0	162.0	172.0	180.7
75～	102.0	108.7	114.7	125.3	138.7	152.7	168.7	178.7	186.7

附表 3-108　中国 18 岁及以上成年男性家庭收入为 10 000～19 999 元收缩压百分位数分布 /mmHg

年龄组/岁	$P_{2.5}$	P_5	P_{10}	P_{25}	P_{50}	P_{75}	P_{90}	P_{95}	$P_{97.5}$
18～	90.0	97.3	100.7	108.0	114.0	122.7	130.0	133.3	140.0
20～	96.7	98.7	101.3	109.3	116.7	121.3	130.0	135.3	140.7
25～	96.0	100.0	102.0	109.3	117.3	123.3	132.0	139.3	142.7
30～	96.0	98.7	102.0	110.0	118.0	123.3	131.3	140.0	147.3
35～	96.7	100.0	104.7	110.7	119.3	127.0	138.7	144.0	152.7
40～	96.7	100.0	104.0	111.3	120.7	130.7	140.7	149.3	160.0
45～	98.0	100.0	106.0	112.7	122.0	134.7	146.7	154.7	162.0
50～	98.7	100.7	107.3	116.0	126.0	138.7	150.0	159.3	168.0
55～	100.0	102.7	109.3	118.0	128.7	140.7	155.3	163.3	176.7
60～	100.0	104.7	109.3	120.0	130.7	144.0	159.3	169.0	176.7
65～	101.3	108.7	114.0	122.7	136.0	149.3	162.0	170.7	178.7
70～	105.3	110.0	113.3	122.0	138.7	149.3	161.3	171.3	180.7
75～	100.7	108.0	112.7	122.0	135.3	150.0	163.3	171.3	180.0

附表 3-109　中国 18 岁及以上成年女性家庭收入为 10 000～19 999 元收缩压百分位数分布 /mmHg

年龄组/岁	$P_{2.5}$	P_5	P_{10}	P_{25}	P_{50}	P_{75}	P_{90}	P_{95}	$P_{97.5}$
18～	87.3	90.0	90.7	100.0	106.0	114.0	120.0	130.0	147.3
20～	88.7	90.0	93.3	100.0	107.3	114.7	120.7	125.3	130.0
25～	88.7	90.0	93.3	100.7	108.3	116.7	122.7	129.3	136.0
30～	90.0	90.7	95.3	100.7	109.3	118.0	125.3	130.7	139.3
35～	90.7	94.0	98.7	104.0	111.3	120.0	130.0	139.3	148.7
40～	90.7	96.7	100.0	108.0	116.0	124.0	137.3	146.7	158.0
45～	93.3	99.3	102.0	110.0	120.0	132.0	147.3	158.0	166.0
50～	97.3	100.7	106.0	114.0	124.0	139.3	152.7	161.3	172.0
55～	98.7	100.7	107.3	116.7	127.3	140.7	156.7	165.3	172.0
60～	100.0	103.3	110.0	120.0	131.3	145.3	160.7	170.7	180.0
65～	100.0	108.0	111.3	121.3	135.3	149.3	162.0	172.0	180.7
70～	102.0	107.3	114.7	124.7	138.7	150.0	162.7	172.0	180.0
75～	103.3	110.0	115.7	127.3	140.3	157.3	172.3	180.0	191.3

附表 3-110　中国 18 岁及以上成人家庭收入为 20 000～29 999 元收缩压百分位数分布 /mmHg

年龄组 / 岁	$P_{2.5}$	P_5	P_{10}	P_{25}	P_{50}	P_{75}	P_{90}	P_{95}	$P_{97.5}$
18～	90.7	96.0	99.3	102.7	108.0	117.3	127.3	153.3	160.0
20～	89.3	90.7	96.7	102.0	110.7	120.0	130.0	132.7	137.3
25～	90.0	92.0	96.0	100.7	110.0	120.0	128.7	134.7	141.3
30～	90.7	94.0	98.0	103.3	111.3	120.7	130.0	137.3	142.0
35～	90.7	95.3	99.3	106.7	115.3	122.0	133.5	140.0	149.7
40～	92.0	98.7	100.7	108.7	118.3	128.0	140.0	149.3	160.0
45～	95.3	99.3	102.7	110.0	120.0	130.7	142.7	157.3	162.0
50～	95.3	99.3	105.3	114.0	124.0	136.7	149.3	158.7	168.0
55～	100.0	102.7	108.0	116.7	126.0	139.3	150.0	159.3	167.3
60～	100.0	104.0	110.0	120.0	130.0	142.7	158.7	164.0	172.7
65～	101.3	108.0	111.3	121.3	133.7	146.0	160.0	169.3	179.3
70～	103.3	110.0	116.0	124.7	138.7	150.0	162.0	170.0	179.3
75～	102.7	108.7	115.0	125.3	138.0	150.0	164.3	174.0	180.0

附表 3-111　中国 18 岁及以上成年男性家庭收入为 20 000～29 999 元收缩压百分位数分布 /mmHg

年龄组 / 岁	$P_{2.5}$	P_5	P_{10}	P_{25}	P_{50}	P_{75}	P_{90}	P_{95}	$P_{97.5}$
18～	90.7	100.0	100.0	103.3	110.7	120.0	132.0	153.3	160.0
20～	90.0	96.7	100.0	107.0	117.7	124.7	131.0	135.3	138.7
25～	94.7	98.7	102.7	109.3	116.0	124.7	134.0	140.0	152.7
30～	100.0	100.7	104.7	110.7	118.7	125.3	136.7	141.3	150.0
35～	95.3	99.7	103.3	111.3	119.3	128.7	138.7	143.3	152.7
40～	97.3	100.7	103.3	111.3	120.0	130.7	142.0	150.7	160.0
45～	100.0	100.7	106.7	112.7	121.3	131.3	144.7	158.7	162.7
50～	95.3	99.3	105.3	115.3	124.7	136.0	147.3	154.7	167.0
55～	100.7	106.0	110.0	118.0	126.7	139.3	150.0	159.3	168.0
60～	100.7	105.3	109.3	120.0	130.3	140.7	156.7	163.3	177.0
65～	101.0	108.0	111.0	120.7	134.0	146.0	159.3	169.3	174.0
70～	104.0	110.0	116.7	123.3	138.0	149.3	161.0	168.7	179.3
75～	100.7	106.0	110.7	123.7	134.3	147.3	164.7	172.0	179.3

附表 3-112　中国 18 岁及以上成年女性家庭收入为 20 000～29 999 元收缩压百分位数分布 /mmHg

年龄组 / 岁	$P_{2.5}$	P_5	P_{10}	P_{25}	P_{50}	P_{75}	P_{90}	P_{95}	$P_{97.5}$
18～	90.7	96.0	98.0	100.0	106.7	110.7	120.0	130.0	170.7
20～	89.3	90.0	93.3	100.0	106.0	116.7	123.3	130.0	136.0
25～	88.7	90.0	93.3	98.7	106.7	114.0	124.7	129.3	134.0
30～	90.0	90.7	96.0	100.7	108.7	118.0	124.0	130.0	138.0
35～	90.0	92.0	97.3	102.7	110.0	119.3	128.7	137.0	145.0
40～	91.0	96.7	100.0	106.0	114.7	124.0	138.0	145.3	159.3

年龄组/岁	$P_{2.5}$	P_5	P_{10}	P_{25}	P_{50}	P_{75}	P_{90}	P_{95}	$P_{97.5}$
45～	91.3	96.7	100.7	109.3	119.0	130.0	142.0	156.0	160.7
50～	94.7	99.3	106.0	113.3	123.3	136.7	150.0	160.0	168.7
55～	97.3	100.7	106.7	114.0	125.3	140.0	150.0	159.3	166.7
60～	98.7	103.3	110.0	120.0	130.0	144.7	159.3	164.7	170.0
65～	102.0	108.7	112.0	121.3	133.3	146.0	160.7	170.0	186.0
70～	100.7	110.7	114.0	126.0	139.3	151.3	162.7	170.0	177.3
75～	106.7	111.3	118.7	128.7	140.7	150.7	163.3	176.7	180.0

附表 3-113　中国 18 岁及以上成人家庭收入为 30 000～39 999 元收缩压百分位数分布 /mmHg

年龄组/岁	$P_{2.5}$	P_5	P_{10}	P_{25}	P_{50}	P_{75}	P_{90}	P_{95}	$P_{97.5}$
18～	80.0	80.0	98.7	102.7	110.0	118.0	130.7	137.3	137.3
20～	92.7	93.3	96.0	102.0	112.7	120.7	130.0	133.3	137.3
25～	90.0	94.7	98.0	102.7	110.7	119.3	126.0	134.0	137.3
30～	90.0	92.0	100.0	106.7	112.0	121.3	130.0	138.7	144.7
35～	90.0	91.3	98.7	104.7	114.7	122.7	135.3	139.3	144.0
40～	91.3	97.3	100.7	108.7	118.0	126.0	138.7	144.0	150.0
45～	95.0	98.7	103.3	110.7	120.0	131.3	145.2	151.7	160.0
50～	98.0	100.0	107.0	114.7	123.3	133.3	144.7	156.0	161.3
55～	98.0	102.0	108.0	116.0	126.7	139.3	152.0	160.0	170.7
60～	100.7	106.0	110.0	120.0	130.0	141.3	156.0	166.0	170.0
65～	102.0	108.3	113.3	123.3	134.3	148.3	160.0	170.3	180.0
70～	97.3	110.0	114.7	123.3	137.3	150.0	162.0	173.3	180.0
75～	101.3	110.7	117.3	123.3	136.7	150.0	166.7	180.0	182.0

附表 3-114　中国 18 岁及以上成年男性家庭收入为 30 000～39 999 元收缩压百分位数分布 /mmHg

年龄组/岁	$P_{2.5}$	P_5	P_{10}	P_{25}	P_{50}	P_{75}	P_{90}	P_{95}	$P_{97.5}$
18～	100.0	100.0	100.0	109.3	110.0	116.7	137.3	137.3	137.3
20～	98.7	100.7	108.7	113.3	118.7	124.7	132.7	138.7	140.0
25～	94.0	99.7	102.0	110.0	116.7	121.2	131.3	136.3	138.0
30～	90.7	98.0	105.3	110.0	118.0	124.0	132.7	142.0	157.3
35～	93.3	99.3	102.7	110.0	119.3	128.0	138.0	141.0	146.7
40～	98.0	100.7	103.3	110.0	119.3	128.7	139.3	148.7	155.3
45～	100.7	103.3	108.7	112.7	120.7	132.7	149.3	158.7	165.3
50～	100.0	105.3	110.0	118.7	125.7	136.0	148.7	158.7	162.0
55～	100.0	102.0	110.0	117.7	128.7	139.3	152.0	160.7	168.7
60～	100.7	106.0	108.7	120.0	130.7	142.0	155.3	165.3	170.0
65～	107.3	110.0	116.7	126.7	135.0	149.0	158.7	165.3	176.7
70～	99.3	110.0	114.3	123.3	137.7	150.0	163.3	175.3	180.0
75～	102.0	103.3	116.7	122.0	136.0	147.3	170.0	174.7	186.0

附表 3-115　中国 18 岁及以上成年女性家庭收入为 30 000～39 999 元收缩压百分位数分布 /mmHg

年龄组 / 岁	$P_{2.5}$	P_5	P_{10}	P_{25}	P_{50}	P_{75}	P_{90}	P_{95}	$P_{97.5}$
18～	80.0	80.0	80.0	98.7	109.3	119.3	130.7	130.7	130.7
20～	85.3	92.7	93.3	98.7	108.0	115.0	125.3	129.3	133.3
25～	90.0	92.0	97.3	100.7	108.0	115.0	123.3	128.7	136.7
30～	86.7	90.7	98.0	103.3	110.0	119.3	129.3	138.0	144.7
35～	89.3	90.7	94.0	100.7	110.0	119.3	130.0	138.0	140.0
40～	90.0	95.3	99.0	106.3	114.3	124.7	137.3	142.0	148.7
45～	91.3	96.7	101.3	110.0	120.0	130.0	143.3	149.3	153.3
50～	96.0	100.0	105.3	110.7	121.3	131.3	142.0	153.3	160.7
55～	96.0	101.3	107.3	114.7	125.3	139.3	152.0	160.0	173.3
60～	100.7	106.7	110.7	119.0	130.0	141.3	156.7	166.7	180.0
65～	101.3	105.3	111.3	121.3	133.7	148.0	162.0	174.7	180.0
70～	96.7	106.0	114.7	123.3	137.3	150.7	160.7	170.0	180.0
75～	100.7	110.7	117.3	128.7	137.3	150.0	164.0	180.7	182.0

附表 3-116　中国 18 岁及以上成人家庭收入为 40 000～49 999 元收缩压百分位数分布 /mmHg

年龄组 / 岁	$P_{2.5}$	P_5	P_{10}	P_{25}	P_{50}	P_{75}	P_{90}	P_{95}	$P_{97.5}$
18～	90.7	90.7	91.3	102.0	107.7	116.0	125.3	135.3	135.3
20～	90.0	91.3	96.0	100.0	108.7	116.7	124.7	129.3	132.0
25～	90.0	92.0	96.7	102.7	111.3	120.0	127.3	136.0	144.0
30～	89.3	92.0	96.7	102.7	110.7	118.7	128.7	133.3	140.0
35～	89.3	92.0	98.0	104.7	112.0	120.7	130.0	138.0	141.3
40～	91.3	97.3	100.0	107.3	116.3	122.7	134.3	140.7	150.0
45～	95.3	98.7	101.3	110.0	120.0	130.0	144.0	153.3	160.7
50～	96.0	100.0	104.0	111.3	120.7	132.0	146.7	150.7	158.7
55～	98.0	100.7	106.7	114.0	124.0	138.0	148.0	158.7	166.0
60～	100.0	103.3	108.7	118.7	128.7	140.0	155.3	160.7	168.0
65～	102.7	110.0	113.7	120.7	131.7	143.3	158.7	165.3	176.7
70～	100.7	105.3	111.3	122.0	136.0	144.0	154.7	162.7	170.7
75～	101.3	109.3	116.7	127.3	140.3	150.0	160.0	164.0	175.3

附表 3-117　中国 18 岁及以上成年男性家庭收入为 40 000～49 999 元收缩压百分位数分布 /mmHg

年龄组 / 岁	$P_{2.5}$	P_5	P_{10}	P_{25}	P_{50}	P_{75}	P_{90}	P_{95}	$P_{97.5}$
18～	91.3	91.3	91.3	107.3	115.0	121.7	125.3	125.3	125.3
20～	96.7	98.0	104.0	108.0	113.3	122.0	129.0	138.0	138.7
25～	99.3	102.7	104.7	110.7	117.3	122.0	134.0	140.0	153.3
30～	94.0	98.7	103.3	110.0	117.3	124.0	132.7	138.7	146.7
35～	94.7	101.3	104.3	110.7	118.7	124.7	136.0	140.0	143.3
40～	98.7	100.7	102.7	111.0	119.3	127.3	138.0	149.0	154.7

续表

年龄组/岁	$P_{2.5}$	P_5	P_{10}	P_{25}	P_{50}	P_{75}	P_{90}	P_{95}	$P_{97.5}$
45~	98.7	100.7	105.3	113.3	120.0	130.0	144.0	154.7	160.0
50~	98.0	103.3	106.0	112.0	121.3	133.3	148.0	153.3	160.0
55~	100.0	101.3	106.7	113.3	125.3	138.7	148.0	160.0	172.7
60~	103.3	105.3	108.7	118.0	128.7	142.0	157.3	161.3	171.3
65~	100.7	108.7	113.3	120.7	131.3	143.3	156.7	168.7	177.3
70~	105.3	108.7	115.3	122.0	132.7	143.3	152.0	161.3	165.3
75~	100.7	109.3	116.7	124.7	138.7	148.7	160.0	163.3	174.7

附表 3-118　中国 18 岁及以上成年女性家庭收入为 40 000~49 999 元收缩压百分位数分布 /mmHg

年龄组/岁	$P_{2.5}$	P_5	P_{10}	P_{25}	P_{50}	P_{75}	P_{90}	P_{95}	$P_{97.5}$
18~	90.7	90.7	95.3	100.7	102.7	108.0	122.3	135.3	135.3
20~	90.0	90.0	92.0	99.3	104.7	111.0	118.7	127.3	129.3
25~	88.7	90.3	92.7	98.7	106.7	115.0	121.7	126.7	130.7
30~	88.7	90.0	93.3	100.0	106.0	113.3	119.3	126.0	131.3
35~	86.7	90.0	92.7	101.3	109.3	116.7	122.7	134.0	140.7
40~	90.0	92.0	99.3	103.7	111.3	120.7	129.3	138.7	140.7
45~	93.3	98.7	100.0	108.0	118.7	130.0	144.0	152.0	164.0
50~	96.0	99.3	101.3	110.7	120.7	130.7	145.3	150.0	157.3
55~	95.3	100.7	106.0	114.3	123.3	137.7	147.3	153.3	161.3
60~	96.7	100.7	108.7	119.3	128.3	138.0	151.3	159.3	164.0
65~	102.7	110.0	114.0	120.0	132.0	143.3	159.3	165.3	176.7
70~	94.7	102.7	110.7	122.7	137.3	144.0	159.3	164.0	180.0
75~	102.7	110.0	116.7	128.0	140.7	152.0	160.0	170.0	179.3

附表 3-119　中国 18 岁及以上成人家庭收入为 0~9 999 元分年龄组收缩压百分位数分布 /mmHg

年龄组/岁	$P_{2.5}$	P_5	P_{10}	P_{25}	P_{50}	P_{75}	P_{90}	P_{95}	$P_{97.5}$
18~44	90.7	94.7	99.3	106.7	115.3	123.3	134.7	141.3	150.7
45~59	96.7	100.0	105.3	114.0	124.0	139.3	152.7	162.7	172.7
≥60	100.0	104.7	110.0	120.7	135.3	150.0	164.7	176.7	182.7

附表 3-120　中国 18 岁及以上成人家庭收入为 10 000~19 999 元分年龄组收缩压百分位数分布 /mmHg

年龄组/岁	$P_{2.5}$	P_5	P_{10}	P_{25}	P_{50}	P_{75}	P_{90}	P_{95}	$P_{97.5}$
18~44	90.7	94.7	99.3	106.7	114.0	122.0	133.3	140.7	150.0
45~59	97.3	100.0	106.0	114.0	124.0	138.7	150.7	160.7	170.0
≥60	100.7	106.7	111.3	120.7	134.7	149.3	162.0	172.0	180.0

附表 3-121　中国 18 岁及以上成人家庭收入为 20 000～29 999 元分年龄组人收缩压百分位数分布 /mmHg

年龄组 / 岁	$P_{2.5}$	P_5	P_{10}	P_{25}	P_{50}	P_{75}	P_{90}	P_{95}	$P_{97.5}$
18～44	90.7	94.7	98.7	105.3	113.3	122.0	133.3	140.7	150.7
45～59	96.7	100.0	105.3	112.7	122.7	136.0	148.7	158.7	165.3
≥60	100.7	107.0	111.3	121.3	134.0	146.7	160.0	168.7	178.0

附表 3-122　中国 18 岁及以上成人家庭收入为 30 000～39 999 元分年龄组收缩压百分位数分布 /mmHg

年龄组 / 岁	$P_{2.5}$	P_5	P_{10}	P_{25}	P_{50}	P_{75}	P_{90}	P_{95}	$P_{97.5}$
18～44	90.0	94.0	98.7	105.3	114.0	122.0	132.7	139.3	144.7
45～59	96.7	100.0	106.0	113.3	122.7	136.0	148.7	158.0	164.7
≥60	100.7	107.3	112.7	121.3	133.3	147.3	160.0	170.0	180.0

附表 3-123　中国 18 岁及以上成人家庭收入为 40 000 元及以上分年龄组收缩压百分位数分布 /mmHg

年龄组 / 岁	$P_{2.5}$	P_5	P_{10}	P_{25}	P_{50}	P_{75}	P_{90}	P_{95}	$P_{97.5}$
18～44	90.0	92.0	98.0	103.3	111.3	120.0	130.0	136.7	143.3
45～59	96.7	100.0	103.3	111.3	120.8	133.3	146.7	153.3	160.7
≥60	100.7	106.0	110.7	120.0	131.3	144.0	158.0	162.7	172.0

附表 3-124　中国 18 岁及以上成人舒张压百分位数分布 /mmHg

年龄组 / 岁	$P_{2.5}$	P_5	P_{10}	P_{25}	P_{50}	P_{75}	P_{90}	P_{95}	$P_{97.5}$
18～	56.0	58.7	60.0	64.7	70.7	78.0	81.3	84.7	88.7
20～	56.7	59.3	60.0	65.3	71.3	79.3	82.7	87.3	90.0
25～	58.0	59.3	60.7	66.7	72.0	79.3	84.0	89.3	93.3
30～	58.7	60.0	61.3	68.7	74.0	80.0	86.7	90.7	96.7
35～	59.3	60.7	62.7	70.0	76.7	81.3	89.3	94.0	100.0
40～	60.0	61.3	64.7	70.7	78.7	84.0	91.3	98.7	102.7
45～	60.0	62.0	67.3	72.0	80.0	86.7	94.7	100.0	105.0
50～	60.7	64.0	68.7	74.0	80.0	88.7	96.7	100.7	107.3
55～	60.7	63.3	68.7	73.3	80.0	88.7	96.0	100.7	106.7
60～	60.7	64.0	68.7	74.0	80.0	88.7	96.7	100.0	106.0
65～	60.0	62.7	68.0	74.0	80.7	88.7	95.3	100.0	104.7
70～	60.0	61.3	66.0	72.0	80.0	87.3	93.3	100.0	103.3
75～	58.7	60.7	64.0	70.7	79.3	86.7	93.3	99.3	102.0

附表 3-125　中国 18 岁及以上成年男性舒张压百分位数分布 /mmHg

年龄组 / 岁	$P_{2.5}$	P_5	P_{10}	P_{25}	P_{50}	P_{75}	P_{90}	P_{95}	$P_{97.5}$
18～	56.0	59.3	62.0	69.3	73.3	80.0	82.7	86.7	89.3
20～	58.7	60.0	62.0	69.3	75.3	80.0	86.0	90.0	92.0
25～	60.0	61.3	64.7	70.0	76.3	80.7	87.3	91.3	97.3
30～	60.0	61.3	65.3	70.7	78.0	82.0	90.0	94.7	100.0
35～	60.0	62.0	66.7	71.3	79.3	84.7	91.3	98.0	100.7

续表

年龄组 / 岁	$P_{2.5}$	P_5	P_{10}	P_{25}	P_{50}	P_{75}	P_{90}	P_{95}	$P_{97.5}$
40～	60.7	62.7	68.0	72.0	80.0	86.7	95.3	100.0	107.3
45～	60.7	63.3	68.7	74.0	80.7	88.7	96.7	100.7	108.0
50～	61.3	65.3	69.3	75.3	80.7	89.3	98.0	101.3	108.7
55～	60.7	64.0	69.3	74.7	80.7	89.3	97.3	102.0	108.0
60～	60.7	64.7	69.3	74.7	80.7	89.3	97.3	100.7	106.7
65～	60.7	63.3	68.7	74.0	80.7	89.3	96.7	100.0	104.7
70～	60.0	62.0	67.3	72.7	80.0	87.3	94.0	100.0	103.3
75～	58.7	60.7	64.0	70.7	79.3	86.0	92.7	99.3	102.0

附表 3-126　中国 18 岁及以上成年女性舒张压百分位数分布 /mmHg

年龄组 / 岁	$P_{2.5}$	P_5	P_{10}	P_{25}	P_{50}	P_{75}	P_{90}	P_{95}	$P_{97.5}$
18～	56.7	58.7	60.0	63.3	69.3	74.7	80.0	82.0	86.7
20～	56.0	58.7	60.0	62.7	70.0	76.7	80.7	84.0	88.0
25～	56.7	58.7	60.0	64.0	70.0	77.3	81.3	86.0	90.0
30～	58.0	60.0	60.7	66.7	71.3	78.7	82.7	87.3	90.7
35～	58.7	60.0	61.3	68.7	73.3	80.0	86.7	90.7	96.7
40～	60.0	60.7	63.3	70.0	76.7	81.3	90.0	96.0	100.0
45～	60.0	62.0	66.0	70.7	79.3	85.3	93.3	100.0	102.7
50～	60.7	63.3	68.0	72.7	80.0	88.0	95.3	100.0	105.3
55～	60.7	62.7	68.0	72.7	80.0	88.0	94.7	100.0	104.0
60～	60.7	63.3	68.7	73.3	80.0	88.0	96.0	100.0	105.3
65～	60.0	62.0	68.0	73.3	80.0	88.0	94.7	100.0	104.0
70～	59.3	60.7	64.7	71.3	80.0	87.3	93.3	100.0	103.3
75～	58.7	60.7	63.3	70.7	80.0	86.7	93.3	100.0	102.7

附表 3-127　中国 18 岁及以上城市成人舒张压百分位数分布 /mmHg

年龄组 / 岁	$P_{2.5}$	P_5	P_{10}	P_{25}	P_{50}	P_{75}	P_{90}	P_{95}	$P_{97.5}$
18～	54.0	58.7	60.0	66.7	71.3	78.0	81.3	85.3	89.3
20～	57.3	59.3	60.7	66.0	71.3	79.3	83.3	86.7	90.0
25～	58.0	60.0	61.3	67.3	72.7	79.3	84.7	90.0	92.7
30～	59.3	60.0	62.0	68.7	74.0	80.0	86.7	90.0	96.7
35～	59.3	60.7	63.3	70.0	76.0	81.3	88.7	94.0	100.0
40～	60.0	61.3	65.0	70.7	78.7	84.0	91.3	98.7	102.0
45～	60.7	63.3	68.0	72.7	80.0	86.7	95.3	100.0	104.7
50～	61.3	64.7	69.3	74.7	80.0	88.0	96.0	100.0	105.3
55～	60.7	64.0	69.3	74.0	80.7	88.0	95.3	100.0	104.7
60～	61.3	65.3	69.3	74.7	80.7	88.0	96.0	100.0	102.7
65～	60.7	63.3	68.7	74.0	80.0	88.0	94.0	99.3	101.3
70～	60.0	62.0	67.3	72.7	80.0	86.7	92.0	98.7	102.0
75～	58.7	60.7	64.0	70.7	79.3	86.0	91.3	98.7	100.7

附表 3-128　中国 18 岁及以上城市成年男性舒张压百分位数分布 /mmHg

年龄组 / 岁	$P_{2.5}$	P_5	P_{10}	P_{25}	P_{50}	P_{75}	P_{90}	P_{95}	$P_{97.5}$
18～	52.0	58.7	61.3	69.3	73.3	80.0	83.3	88.0	92.7
20～	59.3	60.7	63.3	70.0	75.3	80.7	86.0	89.3	90.7
25～	60.0	62.7	66.7	70.7	77.3	82.0	89.3	92.7	99.3
30～	60.7	62.7	67.3	71.3	78.7	83.3	90.0	96.7	100.0
35～	60.7	63.3	67.3	72.0	79.3	84.7	91.3	98.7	100.7
40～	61.3	64.7	68.7	74.0	80.0	87.3	96.0	100.7	107.3
45～	61.3	65.3	70.0	76.0	81.3	89.3	98.0	101.3	108.7
50～	62.7	66.7	70.0	76.7	81.0	89.3	98.0	101.3	108.7
55～	62.0	66.7	70.0	76.0	81.3	89.3	97.3	102.0	107.3
60～	62.0	66.7	70.0	75.3	80.7	89.3	96.7	100.0	103.3
65～	60.7	63.3	69.3	74.7	80.7	88.7	96.0	100.0	102.0
70～	60.0	63.3	68.0	72.7	80.0	86.7	92.0	99.3	102.7
75～	59.0	60.7	63.3	70.7	79.3	84.7	91.3	98.0	100.7

附表 3-129　中国 18 岁及以上城市成年女性舒张压百分位数分布 /mmHg

年龄组 / 岁	$P_{2.5}$	P_5	P_{10}	P_{25}	P_{50}	P_{75}	P_{90}	P_{95}	$P_{97.5}$
18～	58.0	58.7	60.0	63.3	70.0	76.0	80.0	81.3	87.3
20～	56.0	58.7	60.0	63.3	70.0	76.7	80.7	84.0	87.3
25～	57.3	59.3	60.0	64.7	70.0	77.3	80.7	85.3	89.3
30～	58.7	60.0	61.0	66.7	71.3	78.7	82.0	86.7	90.0
35～	58.7	60.0	61.3	68.3	73.3	80.0	86.0	90.0	96.0
40～	60.0	60.7	63.3	70.0	76.7	82.0	89.3	94.7	99.3
45～	60.0	62.0	66.7	71.3	79.3	84.7	92.7	99.3	102.0
50～	60.7	63.3	68.0	72.7	80.0	86.7	94.0	100.0	103.3
55～	60.7	63.3	68.0	72.7	80.0	86.7	93.3	98.7	102.0
60～	60.7	64.7	68.7	74.0	80.0	87.3	94.7	99.3	102.0
65～	60.0	62.7	68.0	73.3	80.0	86.7	92.7	98.7	101.3
70～	60.0	61.3	65.3	72.0	80.0	86.7	92.0	98.7	101.3
75～	58.7	60.7	64.0	70.7	80.0	86.7	92.0	98.7	100.7

附表 3-130　中国 18 岁及以上农村成人舒张压百分位数分布 /mmHg

年龄组 / 岁	$P_{2.5}$	P_5	P_{10}	P_{25}	P_{50}	P_{75}	P_{90}	P_{95}	$P_{97.5}$
18～	56.0	59.3	60.0	64.0	70.7	77.3	81.3	84.0	88.7
20～	56.7	58.7	60.0	64.7	70.7	79.3	82.7	87.3	90.7
25～	57.3	59.3	60.7	66.7	71.3	79.3	83.3	88.7	93.3
30～	58.0	60.0	61.3	68.0	73.3	80.0	86.7	90.7	96.7
35～	59.3	60.7	62.7	70.0	76.7	81.3	89.3	94.7	100.0
40～	60.0	61.3	64.7	70.7	78.0	83.3	91.3	98.7	103.3

年龄组 / 岁	$P_{2.5}$	P_5	P_{10}	P_{25}	P_{50}	P_{75}	P_{90}	P_{95}	$P_{97.5}$
45～	60.0	62.0	66.0	71.3	79.3	86.7	94.7	100.0	105.3
50～	60.7	63.3	68.0	73.3	80.7	89.3	98.0	101.3	108.0
55～	60.7	62.7	68.0	72.7	80.0	88.7	97.3	101.3	108.0
60～	60.0	62.7	68.0	72.7	80.0	89.3	98.0	101.3	108.7
65～	60.0	62.0	68.0	73.3	80.7	89.3	98.0	100.7	108.7
70～	59.3	60.7	64.7	71.3	80.0	88.7	96.7	100.7	106.0
75～	58.7	60.0	63.3	70.7	80.0	88.0	96.0	100.0	105.3

附表 3-131　中国 18 岁及以上农村成年男性舒张压百分位数分布 /mmHg

年龄组 / 岁	$P_{2.5}$	P_5	P_{10}	P_{25}	P_{50}	P_{75}	P_{90}	P_{95}	$P_{97.5}$
18～	56.0	59.3	62.0	68.7	73.3	80.0	82.7	86.0	88.7
20～	58.0	60.0	61.3	68.7	74.7	80.0	85.3	90.0	93.3
25～	59.3	60.7	63.3	69.3	75.3	80.7	86.0	90.0	96.0
30～	59.3	60.7	64.0	70.0	78.0	81.3	90.0	92.7	99.3
35～	60.0	61.3	66.0	70.7	78.7	84.0	90.7	98.0	100.7
40～	60.0	62.0	67.3	71.3	79.3	86.7	94.0	100.0	108.0
45～	60.7	62.7	68.0	72.0	80.0	87.3	96.0	100.0	107.3
50～	60.7	64.0	68.7	74.0	80.7	89.3	98.7	102.0	109.3
55～	60.7	62.7	68.0	73.3	80.7	89.3	97.3	102.0	109.3
60～	60.7	63.3	68.7	74.0	80.7	89.3	98.0	101.3	108.7
65～	60.7	62.7	68.0	73.3	80.7	89.3	98.0	101.3	108.0
70～	60.0	60.7	66.0	71.3	80.0	88.7	97.3	100.7	106.7
75～	58.7	60.0	64.7	70.7	80.0	88.0	96.0	100.0	103.3

附表 3-132　中国 18 岁及以上农村成年女性舒张压百分位数分布 /mmHg

年龄组 / 岁	$P_{2.5}$	P_5	P_{10}	P_{25}	P_{50}	P_{75}	P_{90}	P_{95}	$P_{97.5}$
18～	55.3	58.7	60.0	63.3	68.7	73.3	80.0	82.0	84.7
20～	56.0	58.0	60.0	62.7	69.3	76.0	80.7	84.0	88.7
25～	55.3	58.7	60.0	64.0	70.0	77.3	81.3	86.7	90.7
30～	57.3	59.3	60.7	66.0	71.3	79.3	82.7	88.0	92.7
35～	58.7	60.0	62.0	68.7	73.3	80.0	86.7	90.7	98.0
40～	60.0	60.7	63.3	70.0	76.7	81.3	90.0	96.7	101.3
45～	60.0	61.3	65.3	70.7	79.3	85.3	93.3	100.0	103.3
50～	60.0	62.7	68.0	72.7	80.0	88.7	97.3	100.7	107.3
55～	60.7	62.7	68.0	72.0	80.0	88.7	96.7	100.7	107.3
60～	60.0	62.0	68.0	72.0	80.0	89.3	98.0	100.7	108.7
65～	60.0	62.0	67.3	72.7	80.7	89.3	98.0	100.7	108.7
70～	58.7	60.0	64.0	70.7	80.0	88.7	96.7	100.7	106.0
75～	58.7	60.0	62.7	70.0	79.7	88.0	96.0	100.7	108.0

附表 3-133　中国 18 岁及以上大城市成人舒张压百分位数分布 /mmHg

年龄组/岁	$P_{2.5}$	P_5	P_{10}	P_{25}	P_{50}	P_{75}	P_{90}	P_{95}	$P_{97.5}$
18～	53.3	58.7	61.0	67.3	72.0	78.0	80.7	84.0	88.7
20～	57.3	59.3	60.7	66.0	72.0	78.7	82.7	86.0	88.0
25～	57.3	59.3	61.3	66.7	72.0	79.0	84.0	88.7	93.3
30～	59.3	60.7	62.0	68.8	74.7	80.0	86.0	90.0	96.7
35～	58.7	60.0	62.7	69.3	75.3	80.7	88.0	92.7	99.3
40～	60.0	60.7	64.7	70.0	78.0	83.3	90.7	97.3	100.7
45～	60.7	62.7	68.0	72.0	80.0	86.0	93.3	99.3	102.7
50～	60.7	64.0	68.7	74.0	80.0	87.3	94.0	100.0	103.3
55～	60.7	64.7	69.3	74.7	80.0	88.0	94.0	100.0	103.3
60～	62.0	66.0	70.0	75.3	80.7	88.0	94.7	99.3	101.3
65～	60.7	64.0	68.7	74.7	80.0	87.3	92.7	98.0	100.7
70～	60.0	62.7	68.0	72.7	80.0	86.0	91.3	96.7	100.0
75～	60.0	61.3	65.3	70.7	79.3	85.3	90.7	97.3	100.0

附表 3-134　中国 18 岁及以上大城市成年男性舒张压百分位数分布 /mmHg

年龄组/岁	$P_{2.5}$	P_5	P_{10}	P_{25}	P_{50}	P_{75}	P_{90}	P_{95}	$P_{97.5}$
18～	49.3	58.7	63.3	70.0	75.7	80.0	83.3	86.0	90.7
20～	60.0	61.3	64.7	70.7	75.3	80.0	86.0	88.0	90.0
25～	60.0	62.7	66.0	70.7	77.0	81.3	88.7	93.3	99.3
30～	60.7	62.7	67.7	72.0	78.7	82.7	90.0	96.7	101.3
35～	60.0	62.7	66.7	71.3	79.3	84.0	90.7	98.0	100.0
40～	60.7	63.3	68.7	73.3	80.0	86.0	95.3	100.0	107.3
45～	61.0	65.3	70.0	76.7	80.7	88.7	97.3	101.0	108.7
50～	62.7	67.3	70.0	76.7	80.7	88.7	97.0	100.7	105.3
55～	63.3	68.0	70.0	76.7	81.3	90.0	97.3	101.0	108.0
60～	64.0	68.0	70.0	76.7	81.3	89.3	96.0	100.0	102.0
65～	60.7	64.7	69.3	75.3	80.7	88.7	94.0	99.3	101.3
70～	61.3	64.7	69.3	74.0	80.0	86.0	91.3	98.0	100.7
75～	60.0	61.3	64.7	70.7	79.3	84.7	90.7	97.3	100.0

附表 3-135　中国 18 岁及以上大城市成年女性舒张压百分位数分布 /mmHg

年龄组/岁	$P_{2.5}$	P_5	P_{10}	P_{25}	P_{50}	P_{75}	P_{90}	P_{95}	$P_{97.5}$
18～	54.0	58.0	60.0	63.3	70.0	75.3	80.0	80.7	83.3
20～	56.0	58.0	60.0	63.2	70.0	76.0	80.0	82.7	86.0
25～	56.7	58.7	60.0	64.0	70.0	76.0	80.7	84.7	88.0
30～	58.7	60.0	61.3	67.3	71.3	78.0	82.0	86.0	89.3
35～	58.0	60.0	61.0	68.0	72.7	79.3	84.7	89.3	94.0
40～	59.3	60.0	63.3	70.0	76.0	81.3	89.3	93.3	99.3

续表

年龄组/岁	$P_{2.5}$	P_5	P_{10}	P_{25}	P_{50}	P_{75}	P_{90}	P_{95}	$P_{97.5}$
45～	60.0	62.0	66.0	70.7	78.7	84.7	90.7	97.3	100.0
50～	60.0	62.7	67.3	72.7	80.0	86.0	92.0	98.7	102.0
55～	60.7	63.3	68.7	73.3	80.0	86.0	92.0	98.0	100.7
60～	61.0	64.7	69.3	74.0	80.0	86.7	93.3	98.0	101.3
65～	60.7	63.3	68.7	74.0	80.0	86.0	91.3	96.0	100.0
70～	60.0	61.3	66.7	72.7	80.0	86.0	91.3	96.0	100.0
75～	60.0	60.7	66.0	71.0	80.0	85.3	91.3	96.7	100.0

附表 3-136　中国 18 岁及以上中小城市成人舒张压百分位数分布 /mmHg

年龄组/岁	$P_{2.5}$	P_5	P_{10}	P_{25}	P_{50}	P_{75}	P_{90}	P_{95}	$P_{97.5}$
18～	58.0	60.0	60.0	66.7	71.3	78.0	81.3	86.7	90.0
20～	57.3	60.0	60.7	66.7	71.3	79.3	84.0	88.7	90.0
25～	58.7	60.0	61.3	68.0	72.7	80.0	86.0	90.0	92.7
30～	58.7	60.0	62.0	68.7	74.0	80.0	87.3	90.7	96.7
35～	60.0	60.7	64.0	70.0	76.7	81.3	89.3	94.7	100.0
40～	60.0	61.3	65.3	70.7	78.7	84.7	92.0	99.3	102.7
45～	60.7	63.3	68.7	73.3	80.0	87.3	96.0	100.7	106.7
50～	61.3	65.3	69.3	74.7	80.0	88.7	97.3	100.7	107.3
55～	60.7	64.0	68.7	73.3	80.7	88.7	96.0	100.0	106.7
60～	60.7	64.7	69.3	74.0	80.7	88.7	96.7	100.0	103.3
65～	60.0	62.7	68.0	74.0	80.0	88.0	95.0	100.0	102.0
70～	60.0	61.3	66.7	72.0	80.0	86.7	93.3	100.0	104.0
75～	58.0	60.0	62.7	70.7	79.3	86.7	92.7	99.3	102.7

附表 3-137　中国 18 岁及以上中小城市成年男性舒张压百分位数分布 /mmHg

年龄组/岁	$P_{2.5}$	P_5	P_{10}	P_{25}	P_{50}	P_{75}	P_{90}	P_{95}	$P_{97.5}$
18～	57.3	60.0	60.7	69.3	71.3	79.3	83.3	88.0	92.7
20～	59.3	60.0	62.0	69.3	75.7	80.7	86.7	90.0	92.7
25～	60.7	62.7	67.3	70.0	77.3	82.0	89.3	92.7	99.3
30～	60.7	62.7	67.3	71.3	78.7	84.0	90.0	96.7	100.0
35～	60.7	64.0	68.0	72.0	80.0	85.3	92.7	98.7	101.3
40～	61.3	64.7	69.3	74.0	80.0	88.0	96.7	100.7	108.0
45～	61.3	65.3	70.0	76.0	81.3	90.0	98.0	101.3	108.7
50～	62.7	66.0	70.0	76.0	81.3	89.3	98.7	103.3	109.3
55～	60.7	65.3	70.0	76.0	81.3	89.3	97.3	102.7	107.3
60～	61.3	64.7	69.3	74.0	80.7	88.7	97.3	100.0	104.7
65～	60.0	62.7	68.7	74.0	80.7	88.7	96.7	100.0	102.0
70～	60.0	62.0	67.3	72.7	80.0	86.7	92.7	100.0	104.7
75～	58.0	60.0	62.7	70.7	78.7	85.3	91.3	98.7	102.7

附表 3-138　中国 18 岁及以上中小城市成年女性舒张压百分位数分布 /mmHg

年龄组 / 岁	$P_{2.5}$	P_5	P_{10}	P_{25}	P_{50}	P_{75}	P_{90}	P_{95}	$P_{97.5}$
18～	58.0	60.0	60.0	62.7	70.0	76.7	80.7	86.7	90.0
20～	55.3	59.3	60.0	64.0	70.0	77.3	81.3	86.0	89.3
25～	58.0	59.3	60.7	65.0	70.7	78.0	82.0	87.3	90.7
30～	58.7	59.3	60.7	66.0	70.7	78.7	82.7	87.3	90.0
35～	59.3	60.0	62.0	68.7	74.0	80.0	86.7	90.0	97.3
40～	60.0	60.7	63.3	70.0	76.7	82.0	90.0	96.7	100.0
45～	60.7	62.7	67.3	71.3	79.3	85.3	94.0	100.0	104.0
50～	61.3	64.7	68.7	72.7	80.0	88.0	95.3	100.0	103.3
55～	60.7	63.3	68.0	72.7	80.0	87.3	95.3	99.3	103.3
60～	60.7	64.7	68.7	73.3	80.0	88.0	96.0	100.0	103.3
65～	60.0	62.7	67.3	73.3	80.0	87.3	94.0	99.3	101.3
70～	59.3	60.7	64.7	71.3	80.0	86.7	94.0	100.0	104.0
75～	58.0	60.0	63.3	70.7	80.0	87.3	94.7	100.0	104.0

附表 3-139　中国 18 岁及以上普通农村成人舒张压百分位数分布 /mmHg

年龄组 / 岁	$P_{2.5}$	P_5	P_{10}	P_{25}	P_{50}	P_{75}	P_{90}	P_{95}	$P_{97.5}$
18～	57.3	59.3	60.0	64.7	70.7	77.3	81.3	84.7	88.7
20～	56.7	59.3	60.0	65.3	71.3	79.3	83.3	86.7	90.0
25～	58.7	60.0	60.7	67.3	71.3	79.3	83.3	89.3	93.3
30～	57.3	60.0	61.3	68.0	74.0	80.7	87.3	90.7	97.3
35～	60.0	60.7	63.3	70.0	77.3	82.0	89.3	94.7	100.0
40～	60.0	61.3	65.3	70.7	78.7	84.0	92.0	99.3	103.3
45～	60.0	62.0	66.7	71.3	80.0	87.0	95.3	100.0	105.3
50～	60.7	64.0	68.7	74.0	80.7	89.3	98.0	101.3	108.0
55～	60.7	63.3	68.7	73.3	80.0	88.7	96.7	100.7	106.7
60～	60.0	62.7	68.7	73.3	80.7	89.3	97.3	100.7	108.7
65～	60.0	62.7	68.0	73.3	80.7	89.3	97.3	100.7	106.7
70～	59.3	60.7	64.7	71.3	80.0	88.0	93.3	100.0	102.0
75～	58.7	60.0	64.0	70.7	79.3	88.0	94.7	99.3	102.0

附表 3-140　中国 18 岁及以上普通农村成年男性舒张压百分位数分布 /mmHg

年龄组 / 岁	$P_{2.5}$	P_5	P_{10}	P_{25}	P_{50}	P_{75}	P_{90}	P_{95}	$P_{97.5}$
18～	59.3	60.7	64.0	69.3	73.3	80.7	84.0	88.7	90.7
20～	58.7	60.0	61.3	69.3	76.0	80.7	85.3	89.3	93.3
25～	60.0	61.3	65.3	70.0	76.7	80.7	87.3	93.3	97.3
30～	59.3	60.0	64.7	70.7	78.7	82.0	90.0	94.0	99.3
35～	60.0	62.0	66.7	71.3	79.3	84.7	91.3	98.7	101.3
40～	60.7	63.3	68.0	72.0	80.0	87.3	96.0	100.7	108.0

续表

年龄组/岁	$P_{2.5}$	P_5	P_{10}	P_{25}	P_{50}	P_{75}	P_{90}	P_{95}	$P_{97.5}$
45～	60.7	63.3	68.7	72.0	80.0	88.0	96.7	100.7	107.3
50～	60.7	64.7	69.3	75.3	80.7	90.0	99.3	102.7	108.7
55～	60.7	63.3	68.7	74.0	80.7	89.3	96.7	101.3	108.0
60～	60.0	63.3	68.7	74.7	80.7	89.3	98.0	100.7	107.3
65～	60.0	62.7	68.7	73.3	80.7	89.3	98.0	100.7	108.0
70～	60.0	60.7	66.0	71.3	80.0	88.7	94.0	100.0	102.0
75～	58.7	60.0	64.0	70.7	79.3	88.0	94.0	98.7	100.7

附表 3-141　中国 18 岁及以上普通农村成年女性舒张压百分位数分布 /mmHg

年龄组/岁	$P_{2.5}$	P_5	P_{10}	P_{25}	P_{50}	P_{75}	P_{90}	P_{95}	$P_{97.5}$
18～	56.7	58.7	60.0	63.3	68.7	73.3	80.0	82.0	84.0
20～	56.7	58.7	60.0	63.3	70.0	76.3	80.7	84.0	88.0
25～	57.3	59.3	60.0	64.7	70.7	77.3	81.3	86.7	89.3
30～	55.3	59.3	60.7	65.3	71.3	79.3	83.3	88.0	92.7
35～	59.3	60.7	62.7	69.3	74.7	80.0	86.7	90.7	98.0
40～	60.0	60.7	63.3	70.0	77.3	82.0	90.0	97.3	101.3
45～	60.0	61.3	65.3	70.7	79.3	86.0	94.0	100.0	103.3
50～	60.7	63.3	68.7	73.3	80.0	88.7	97.3	100.7	106.7
55～	60.7	62.7	68.7	72.7	80.0	88.7	95.3	100.7	104.0
60～	60.0	62.0	68.0	72.0	80.0	88.7	97.3	100.7	108.7
65～	60.0	62.0	68.0	73.3	80.7	89.3	97.3	100.7	104.0
70～	58.0	60.0	63.3	70.7	80.0	87.3	92.7	99.3	102.0
75～	59.3	60.7	64.0	70.7	79.3	87.3	94.7	100.0	104.7

附表 3-142　中国 18 岁及以上贫困农村成人舒张压百分位数分布 /mmHg

年龄组/岁	$P_{2.5}$	P_5	P_{10}	P_{25}	P_{50}	P_{75}	P_{90}	P_{95}	$P_{97.5}$
18～	54.0	58.0	60.0	64.0	70.3	77.3	81.3	82.7	86.7
20～	55.3	58.3	60.0	64.0	70.7	78.7	81.7	88.7	90.7
25～	54.7	58.0	60.0	65.3	70.7	79.3	84.0	88.7	92.7
30～	58.0	60.0	61.3	68.7	73.3	80.0	85.3	90.0	95.3
35～	58.7	60.0	62.0	69.3	75.3	80.7	89.3	94.0	99.3
40～	59.3	60.7	64.0	70.0	77.3	82.0	90.7	98.0	102.7
45～	60.0	61.3	65.3	70.7	78.7	84.7	93.3	100.0	105.3
50～	60.0	62.0	67.3	72.0	80.0	88.7	97.3	100.7	108.0
55～	60.7	62.7	67.3	72.0	80.0	89.3	98.7	102.0	110.0
60～	60.7	63.3	68.0	72.0	80.0	89.3	98.7	101.3	110.0
65～	60.0	62.0	67.3	73.3	80.7	89.3	98.0	102.0	110.0
70～	59.3	60.7	65.3	71.3	80.0	89.3	99.3	102.0	110.7
75～	58.7	60.0	63.3	70.0	80.0	88.7	98.0	101.3	109.3

附表 3-143　中国 18 岁及以上贫困农村成年男性舒张压百分位数分布 /mmHg

年龄组 / 岁	$P_{2.5}$	P_5	P_{10}	P_{25}	P_{50}	P_{75}	P_{90}	P_{95}	$P_{97.5}$
18～	54.7	58.0	60.0	66.0	72.0	79.3	80.7	82.7	84.7
20～	57.3	60.0	61.3	68.0	72.7	80.0	86.0	90.7	93.3
25～	59.3	60.0	62.0	68.7	73.3	80.7	84.7	89.3	91.3
30～	58.7	60.7	62.7	69.3	76.0	80.7	88.7	90.7	96.7
35～	59.3	60.7	64.7	70.7	78.0	82.7	90.7	98.0	100.7
40～	60.0	61.3	65.3	70.7	78.7	84.7	92.0	99.3	107.3
45～	60.0	62.0	66.0	71.3	79.3	86.7	94.0	100.0	106.0
50～	60.7	62.0	67.3	72.7	80.0	88.0	98.0	100.7	109.3
55～	60.0	62.0	66.7	72.0	80.0	89.3	98.7	102.0	110.0
60～	60.7	63.3	68.3	72.7	80.0	88.7	98.3	103.3	110.0
65～	60.7	62.7	68.0	73.3	80.7	89.3	98.0	102.0	108.0
70～	60.0	61.3	66.0	72.0	80.0	89.3	99.3	102.0	111.3
75～	60.0	61.3	65.3	70.7	80.0	88.7	99.3	101.3	107.3

附表 3-144　中国 18 岁及以上贫困农村成年女性舒张压百分位数分布 /mmHg

年龄组 / 岁	$P_{2.5}$	P_5	P_{10}	P_{25}	P_{50}	P_{75}	P_{90}	P_{95}	$P_{97.5}$
18～	54.0	58.0	60.0	62.7	69.0	74.0	81.3	82.0	90.0
20～	54.0	57.7	59.7	62.0	69.3	76.0	80.7	84.0	89.7
25～	54.0	58.0	60.0	62.7	70.0	77.3	81.3	88.7	92.7
30～	58.0	59.7	60.7	67.3	71.3	79.3	82.0	89.3	92.7
35～	58.7	60.0	61.3	68.0	72.0	80.0	87.3	90.7	98.0
40～	59.3	60.0	62.7	70.0	75.3	80.7	90.0	96.0	100.0
45～	60.0	60.7	65.3	70.7	78.7	84.0	92.7	100.0	104.0
50～	60.0	62.0	67.3	71.3	80.0	89.3	97.3	100.0	108.0
55～	60.7	62.7	68.0	72.0	80.0	89.3	98.7	102.7	110.0
60～	60.0	62.7	68.0	72.0	80.0	90.0	98.7	101.3	109.3
65～	60.0	62.0	67.3	72.0	80.0	89.3	98.0	104.7	111.3
70～	59.3	60.7	64.7	71.3	80.7	90.0	99.3	102.0	110.0
75～	58.7	60.0	61.3	69.3	80.0	88.0	97.3	101.3	109.3

附表 3-145　中国 18 岁及以上成人家庭收入为 0～9 999 元舒张压百分位数分布 /mmHg

年龄组 / 岁	$P_{2.5}$	P_5	P_{10}	P_{25}	P_{50}	P_{75}	P_{90}	P_{95}	$P_{97.5}$
18～	55.3	58.0	60.0	64.7	71.3	78.7	82.0	85.3	89.3
20～	56.7	59.3	60.0	64.7	71.3	79.3	82.7	87.3	90.0
25～	58.0	60.0	60.7	67.3	72.0	80.0	84.7	89.3	93.3
30～	58.7	60.0	61.3	68.7	74.0	80.0	86.7	90.0	95.3
35～	59.3	60.0	62.7	70.0	76.7	81.3	89.3	94.7	100.0
40～	60.0	61.3	64.7	70.7	78.0	83.3	91.3	98.7	103.3

续表

年龄组 / 岁	$P_{2.5}$	P_5	P_{10}	P_{25}	P_{50}	P_{75}	P_{90}	P_{95}	$P_{97.5}$
45～	60.0	62.0	66.7	71.3	80.0	87.3	95.3	100.0	106.7
50～	60.7	63.3	68.7	73.3	80.0	89.3	98.0	101.3	108.7
55～	60.7	63.3	68.7	73.3	80.0	88.7	97.3	101.3	108.7
60～	60.7	63.3	68.7	73.3	80.7	89.3	97.3	100.7	108.0
65～	60.0	62.7	68.0	74.0	80.7	89.3	97.3	100.7	106.7
70～	59.3	60.7	66.0	71.3	80.0	88.0	96.0	100.0	105.3
75～	58.7	60.0	63.3	70.7	80.0	88.0	95.3	100.0	105.3

附表 3-146　中国 18 岁及以上成年男性家庭收入为 0～9 999 元舒张压百分位数分布 /mmHg

年龄组 / 岁	$P_{2.5}$	P_5	P_{10}	P_{25}	P_{50}	P_{75}	P_{90}	P_{95}	$P_{97.5}$
18～	50.7	58.7	60.7	68.7	74.7	80.0	84.0	88.7	92.7
20～	59.3	60.0	61.3	68.7	75.3	80.0	86.0	90.0	93.3
25～	60.0	61.3	64.0	70.0	76.7	80.7	86.7	90.7	96.0
30～	59.3	60.7	64.0	70.0	78.0	82.0	89.3	94.0	100.0
35～	60.0	61.3	65.3	70.7	79.3	84.0	90.7	98.7	101.3
40～	60.0	62.0	66.7	72.0	80.0	86.0	94.7	100.0	107.3
45～	60.7	63.3	68.0	72.7	80.0	88.0	96.7	100.7	108.0
50～	60.7	64.7	69.3	74.7	80.7	89.3	98.7	102.7	109.3
55～	60.7	63.3	68.7	74.0	80.7	89.3	98.0	102.0	108.7
60～	60.7	64.0	69.3	74.0	80.7	89.3	98.0	100.7	108.7
65～	60.7	63.3	68.0	74.0	80.7	89.3	97.3	100.7	107.3
70～	60.0	60.7	66.7	71.3	80.0	88.7	95.3	100.7	105.3
75～	58.0	60.0	64.0	70.7	79.3	88.0	96.0	100.0	104.7

附表 3-147　中国 18 岁及以上成年女性家庭收入为 0～9 999 元舒张压百分位数分布 /mmHg

年龄组 / 岁	$P_{2.5}$	P_5	P_{10}	P_{25}	P_{50}	P_{75}	P_{90}	P_{95}	$P_{97.5}$
18～	55.3	58.0	60.0	63.3	69.7	75.3	80.0	82.0	86.7
20～	56.0	58.7	60.0	63.3	70.0	76.7	80.7	84.0	88.0
25～	56.7	58.7	60.0	64.7	70.7	78.0	82.0	87.3	90.7
30～	58.0	60.0	60.7	66.7	71.3	79.3	82.7	87.3	90.7
35～	58.7	60.0	62.0	68.7	74.0	80.0	87.3	90.7	98.7
40～	60.0	60.7	64.0	70.0	76.7	82.0	90.0	96.7	100.7
45～	60.0	62.0	66.0	71.3	79.3	86.0	94.7	100.0	105.3
50～	60.7	63.3	68.0	72.7	80.0	88.7	97.3	100.7	107.3
55～	60.7	62.7	68.0	72.7	80.0	88.7	96.7	100.7	108.0
60～	60.7	63.3	68.0	73.3	80.0	89.3	97.3	100.7	108.0
65～	60.0	62.0	68.0	73.3	80.7	88.7	96.7	100.7	106.7
70～	58.7	60.0	64.7	71.3	80.0	88.0	96.0	100.0	104.7
75～	58.7	60.0	62.7	70.0	80.0	87.3	95.3	100.0	105.3

附表 3-148　中国 18 岁及以上成人家庭收入为 10 000～19 999 元舒张压百分位数分布 /mmHg

年龄组 / 岁	$P_{2.5}$	P_5	P_{10}	P_{25}	P_{50}	P_{75}	P_{90}	P_{95}	$P_{97.5}$
18～	57.3	58.7	60.0	64.0	70.0	76.0	80.7	82.7	86.7
20～	56.7	59.3	60.0	66.0	71.3	79.3	82.7	87.3	90.0
25～	58.0	60.0	60.7	67.3	72.0	79.3	84.0	89.3	93.3
30～	58.0	60.0	61.3	68.0	73.3	80.0	86.7	90.7	97.3
35～	59.3	60.7	63.3	70.0	76.7	81.3	89.3	94.7	99.3
40～	60.0	61.3	65.3	70.7	78.7	84.0	91.3	99.3	102.7
45～	60.7	62.7	67.3	72.0	80.0	86.7	94.0	100.0	104.0
50～	61.3	64.7	69.3	74.7	80.7	88.7	96.7	100.7	105.3
55～	60.7	64.0	68.7	73.3	80.7	88.0	95.3	100.0	105.3
60～	60.7	64.7	68.7	74.0	80.7	88.7	96.7	100.0	104.7
65～	60.0	62.7	68.7	73.3	80.7	88.0	94.7	100.0	102.7
70～	60.0	62.0	66.7	72.0	80.0	87.3	92.7	98.7	101.3
75～	59.3	60.7	64.7	70.7	79.3	86.0	92.0	98.7	100.7

附表 3-149　中国 18 岁及以上成年男性家庭收入为 10 000～19 999 元舒张压百分位数分布 /mmHg

年龄组 / 岁	$P_{2.5}$	P_5	P_{10}	P_{25}	P_{50}	P_{75}	P_{90}	P_{95}	$P_{97.5}$
18～	58.0	58.7	61.3	68.7	72.3	78.0	82.0	85.3	88.0
20～	58.7	60.0	64.0	70.0	76.0	80.7	86.0	90.0	91.3
25～	60.0	62.0	65.3	70.0	76.0	81.3	87.3	91.3	98.7
30～	60.0	61.3	65.3	70.7	78.3	82.0	90.0	94.7	100.0
35～	60.0	62.7	68.0	72.0	80.0	84.7	92.0	98.0	100.7
40～	61.3	63.3	68.7	73.3	80.0	87.3	95.3	100.0	108.0
45～	60.7	63.3	69.3	74.7	80.7	88.7	96.0	100.7	108.0
50～	62.0	66.0	70.0	76.7	80.7	89.3	98.7	101.3	108.0
55～	61.3	65.3	70.0	75.3	80.7	89.7	97.3	102.0	108.7
60～	61.3	65.3	69.3	74.7	80.7	89.0	96.7	100.0	104.7
65～	60.0	62.0	68.7	74.0	80.7	88.7	96.7	100.0	104.7
70～	60.7	62.7	68.7	74.0	80.0	87.3	92.7	99.3	101.3
75～	58.7	60.7	64.0	70.0	79.3	84.7	90.7	98.0	100.0

附表 3-150　中国 18 岁及以上成年女性家庭收入为 10 000～19 999 元舒张压百分位数分布 /mmHg

年龄组 / 岁	$P_{2.5}$	P_5	P_{10}	P_{25}	P_{50}	P_{75}	P_{90}	P_{95}	$P_{97.5}$
18～	54.0	58.0	60.0	62.7	69.3	73.3	79.0	80.7	86.7
20～	54.0	58.0	60.0	62.7	70.0	76.7	80.7	84.7	88.0
25～	56.0	58.7	60.0	64.0	70.7	78.0	81.3	86.0	90.7
30～	57.3	59.3	60.7	66.0	70.7	78.7	82.7	87.3	92.7
35～	59.3	60.0	61.3	68.7	73.3	80.0	87.3	90.7	96.7
40～	60.0	60.0	63.3	70.0	76.7	82.0	90.0	95.3	100.7

续表

年龄组/岁	$P_{2.5}$	P_5	P_{10}	P_{25}	P_{50}	P_{75}	P_{90}	P_{95}	$P_{97.5}$
45～	60.0	62.0	66.0	70.7	79.3	84.7	92.0	99.3	102.0
50～	60.7	63.3	68.0	72.7	80.0	88.0	95.3	100.0	104.0
55～	60.0	62.7	68.0	72.0	80.0	87.3	94.0	100.0	102.0
60～	60.7	63.3	68.7	73.0	80.0	88.0	95.3	100.0	105.3
65～	60.0	63.3	68.0	72.8	80.0	88.0	92.7	98.7	100.7
70～	59.3	60.7	64.7	70.7	80.0	87.3	92.0	98.7	102.0
75～	59.3	60.7	65.3	70.7	79.3	86.7	93.3	99.3	101.3

附表 3-151　中国 18 岁及以上成人家庭收入为 20 000 ~ 29 999 元舒张压百分位数分布 /mmHg

年龄组/岁	$P_{2.5}$	P_5	P_{10}	P_{25}	P_{50}	P_{75}	P_{90}	P_{95}	$P_{97.5}$
18～	60.7	61.3	62.0	67.0	71.0	77.3	80.0	83.3	84.0
20～	57.3	59.3	60.7	66.0	71.3	78.7	82.7	87.3	90.0
25～	56.7	58.7	60.7	66.0	71.3	79.3	84.7	90.0	95.3
30～	58.0	60.0	62.0	68.7	74.0	80.0	87.3	92.0	97.3
35～	60.0	61.3	64.7	70.0	76.7	81.3	89.3	95.3	100.0
40～	60.0	62.0	65.3	70.7	78.0	84.7	92.0	98.7	103.3
45～	60.0	61.3	67.3	71.3	79.3	86.0	94.7	100.0	103.3
50～	60.7	63.3	68.0	74.0	80.0	87.3	94.0	100.0	105.3
55～	60.7	64.7	69.3	74.0	80.0	88.0	94.0	99.3	103.3
60～	61.3	65.3	70.0	74.7	80.7	88.0	95.3	100.0	102.0
65～	60.7	62.7	68.0	73.3	80.0	86.7	92.7	99.0	101.3
70～	60.7	62.7	66.7	72.0	80.0	85.3	92.0	99.3	102.0
75～	59.3	60.7	62.7	70.0	78.7	84.0	90.7	97.3	100.0

附表 3-152　中国 18 岁及以上成年男性家庭收入为 20 000 ~ 29 999 元舒张压百分位数分布 /mmHg

年龄组/岁	$P_{2.5}$	P_5	P_{10}	P_{25}	P_{50}	P_{75}	P_{90}	P_{95}	$P_{97.5}$
18～	61.3	62.0	62.7	70.0	72.0	77.3	80.0	80.7	84.0
20～	56.0	59.3	61.3	70.0	76.0	80.7	86.7	90.0	90.7
25～	60.0	60.0	63.3	70.0	77.3	82.0	90.0	95.3	100.0
30～	60.0	62.0	66.0	72.7	79.3	84.0	92.7	96.7	100.7
35～	60.7	63.3	68.0	73.3	79.3	84.7	93.2	99.7	104.7
40～	62.0	65.3	69.3	74.0	80.0	88.0	97.3	102.0	108.7
45～	60.7	64.7	69.3	75.3	80.7	88.7	98.0	101.3	108.7
50～	60.7	64.7	69.3	76.7	80.7	88.0	97.3	100.7	105.3
55～	61.3	66.7	70.0	76.0	80.7	89.3	95.3	100.0	106.7
60～	63.3	67.3	70.0	76.0	81.3	89.0	96.0	100.0	102.8
65～	60.7	62.7	68.7	73.3	80.0	87.0	94.7	100.0	101.3
70～	60.7	64.0	68.0	72.7	80.0	85.3	92.7	100.0	101.3
75～	58.7	60.0	62.0	70.0	78.0	83.0	90.0	91.3	98.7

附表 3-153　中国 18 岁及以上成年女性家庭收入为 20 000 ~ 29 999 元舒张压百分位数分布 /mmHg

年龄组 / 岁	$P_{2.5}$	P_5	P_{10}	P_{25}	P_{50}	P_{75}	P_{90}	P_{95}	$P_{97.5}$
18~	60.7	60.7	62.0	64.0	70.0	76.7	81.3	83.3	110.7
20~	57.3	59.3	60.0	63.3	70.0	74.7	80.0	82.7	84.7
25~	56.7	58.0	60.0	63.3	70.0	76.0	80.7	83.3	86.0
30~	58.0	60.0	60.7	66.7	70.7	78.0	82.7	86.7	90.0
35~	59.3	60.7	62.7	68.7	74.0	80.0	85.3	89.7	94.0
40~	59.3	60.7	63.3	70.0	75.3	81.3	89.3	92.0	100.0
45~	60.0	60.7	64.7	70.7	78.0	83.3	90.7	97.3	100.7
50~	60.0	63.0	68.0	72.7	80.0	86.0	92.7	99.3	103.3
55~	60.7	64.0	68.7	72.7	80.0	86.0	92.7	98.7	100.7
60~	60.7	63.3	69.3	74.0	80.0	86.7	94.0	99.3	102.0
65~	60.7	62.7	68.0	72.7	80.0	86.0	90.7	97.3	100.7
70~	60.7	61.3	64.7	71.3	79.3	85.3	92.0	98.0	103.3
75~	60.0	61.3	66.7	70.7	79.3	86.7	93.3	98.7	101.3

附表 3-154　中国 18 岁及以上成人家庭收入为 30 000 ~ 39 999 元舒张压百分位数分布 /mmHg

年龄组 / 岁	$P_{2.5}$	P_5	P_{10}	P_{25}	P_{50}	P_{75}	P_{90}	P_{95}	$P_{97.5}$
18~	60.0	60.0	60.0	67.3	71.3	77.3	80.7	80.7	80.7
20~	57.3	58.0	60.0	68.0	72.7	78.0	82.0	86.7	88.7
25~	56.7	58.7	60.0	68.0	72.0	80.0	84.0	88.7	90.0
30~	60.0	61.0	64.0	70.0	75.0	80.0	84.7	90.0	98.0
35~	58.0	60.0	61.3	68.7	76.0	80.7	86.7	92.7	98.0
40~	60.0	60.7	63.3	70.0	78.0	83.3	90.8	97.3	100.7
45~	60.7	64.0	68.7	72.0	80.0	85.3	96.0	99.3	102.3
50~	62.7	66.0	69.7	75.3	80.0	87.3	93.3	98.0	102.7
55~	60.0	64.0	69.3	74.0	80.7	88.7	95.3	100.0	104.0
60~	62.7	66.7	68.7	73.3	80.7	88.7	95.3	100.0	101.3
65~	62.0	63.7	69.7	74.7	80.3	88.7	94.0	98.0	100.0
70~	60.0	61.3	66.0	72.7	80.0	84.7	90.0	96.0	100.0
75~	59.3	60.0	65.3	71.0	78.7	84.7	90.0	92.7	98.0

附表 3-155　中国 18 岁及以上成年男性家庭收入为 30 000 ~ 39 999 元舒张压百分位数分布 /mmHg

年龄组 / 岁	$P_{2.5}$	P_5	P_{10}	P_{25}	P_{50}	P_{75}	P_{90}	P_{95}	$P_{97.5}$
18~	60.0	60.0	60.0	70.0	74.0	77.3	80.7	80.7	80.7
20~	58.7	60.7	63.3	70.7	76.0	80.0	86.7	89.3	90.0
25~	58.3	61.3	63.7	70.0	74.7	82.0	86.0	89.7	91.0
30~	60.0	62.0	64.7	70.7	77.3	81.3	88.7	91.3	110.0
35~	60.0	61.3	67.3	72.0	79.3	84.7	90.0	94.0	99.0
40~	61.3	63.3	68.0	73.3	79.7	87.3	94.7	100.0	102.7

年龄组 / 岁	$P_{2.5}$	P_5	P_{10}	P_{25}	P_{50}	P_{75}	P_{90}	P_{95}	$P_{97.5}$
45～	62.7	66.7	70.0	75.3	80.7	88.0	96.0	100.7	108.0
50～	67.3	69.3	71.3	77.3	82.3	90.0	96.0	100.0	104.7
55～	61.3	68.0	70.0	75.7	81.3	90.0	98.0	102.0	106.7
60～	64.7	66.7	69.3	74.7	82.0	90.0	97.3	100.0	104.0
65～	62.0	67.3	70.0	77.0	81.3	90.0	96.7	98.7	100.7
70～	59.3	61.0	66.7	72.0	80.0	84.7	90.7	95.3	100.7
75～	59.0	59.3	65.3	70.7	78.7	82.0	90.0	92.7	96.7

附表 3-156　中国 18 岁及以上成年女性家庭收入为 30 000～39 999 元舒张压百分位数分布 /mmHg

年龄组 / 岁	$P_{2.5}$	P_5	P_{10}	P_{25}	P_{50}	P_{75}	P_{90}	P_{95}	$P_{97.5}$
18～	60.0	60.0	60.0	64.7	68.0	77.3	80.7	80.7	80.7
20～	56.7	57.3	59.3	62.7	70.0	74.0	80.0	83.3	85.3
25～	56.0	57.3	59.3	66.7	71.0	78.0	83.3	87.3	88.7
30～	59.3	60.7	63.3	68.7	73.3	79.3	83.3	89.3	95.3
35～	56.7	59.3	60.7	67.3	72.0	79.3	83.3	86.0	96.7
40～	60.0	60.0	61.3	69.3	76.0	81.3	89.3	95.3	100.0
45～	60.0	62.0	66.7	71.3	78.7	82.7	93.3	98.7	100.0
50～	61.3	64.0	68.7	73.3	79.3	85.3	92.0	96.7	100.0
55～	60.0	62.0	68.7	73.3	80.0	87.3	94.0	98.7	100.0
60～	61.3	65.3	68.7	73.3	80.0	86.0	94.0	98.0	100.0
65～	62.0	63.3	68.0	73.7	80.0	86.7	92.0	94.7	100.0
70～	60.0	61.3	64.0	73.3	80.0	84.7	90.0	98.0	98.7
75～	59.3	60.0	64.7	71.3	78.7	86.0	90.7	94.0	99.3

附表 3-157　中国 18 岁及以上成人家庭收入为 40 000 元及以上舒张压百分位数分布 /mmHg

年龄组 / 岁	$P_{2.5}$	P_5	P_{10}	P_{25}	P_{50}	P_{75}	P_{90}	P_{95}	$P_{97.5}$
18～	59.3	59.3	60.0	63.3	72.0	77.3	86.7	90.7	90.7
20～	56.0	58.0	60.0	63.3	70.0	76.7	80.7	86.0	89.3
25～	58.0	59.3	60.7	66.7	72.0	78.7	84.0	90.0	93.3
30～	59.3	60.0	61.3	68.0	73.3	79.3	84.7	90.0	96.7
35～	58.7	60.0	62.0	69.3	76.0	81.3	88.0	90.0	94.7
40～	60.0	60.7	64.0	70.0	76.7	81.3	89.0	94.7	99.3
45～	60.7	62.7	68.0	72.0	80.0	86.0	94.7	99.3	102.0
50～	60.7	64.7	68.7	72.7	80.0	86.7	92.7	98.0	100.7
55～	62.0	64.0	67.3	72.7	80.0	84.7	92.0	97.3	100.0
60～	64.0	67.3	69.3	74.7	80.0	86.0	94.7	98.0	100.0
65～	62.0	64.0	67.3	73.3	79.3	86.0	91.3	96.7	99.3
70～	59.3	60.7	65.3	70.7	80.0	85.3	90.0	90.7	96.7
75～	60.7	64.7	68.7	72.0	79.3	83.3	90.0	92.7	100.0

附表 3-158　中国 18 岁及以上成年男性家庭收入为 40 000 元及以上舒张压百分位数分布 /mmHg

年龄组 / 岁	$P_{2.5}$	P_5	P_{10}	P_{25}	P_{50}	P_{75}	P_{90}	P_{95}	$P_{97.5}$
18～	64.0	64.0	64.0	72.3	76.0	79.0	90.7	90.7	90.7
20～	59.3	60.0	60.3	66.0	72.3	80.0	85.0	86.0	86.0
25～	62.0	63.3	69.3	71.3	76.0	80.7	89.3	95.3	100.0
30～	60.7	64.0	66.7	71.3	78.0	80.7	89.3	96.7	98.7
35～	62.0	63.3	68.7	74.0	79.3	84.7	90.0	92.0	96.7
40～	62.0	64.7	68.0	72.0	80.0	84.7	94.7	100.0	107.0
45～	61.3	67.3	70.0	76.0	80.7	88.7	95.3	99.3	102.0
50～	63.3	67.3	69.3	74.7	80.0	88.7	96.0	100.7	105.0
55～	62.0	64.0	68.7	73.3	80.0	86.0	94.0	100.0	105.3
60～	68.7	69.3	70.7	77.3	80.3	88.0	96.7	99.3	102.0
65～	62.7	64.0	69.3	73.3	80.0	87.3	93.3	98.7	100.0
70～	62.0	64.0	68.7	73.3	80.0	86.0	90.0	91.3	95.3
75～	64.0	67.3	68.7	72.0	79.3	83.3	88.7	98.0	100.0

附表 3-159　中国 18 岁及以上成年女性家庭收入为 40 000 元及以上舒张压百分位数分布 /mmHg

年龄组 / 岁	$P_{2.5}$	P_5	P_{10}	P_{25}	P_{50}	P_{75}	P_{90}	P_{95}	$P_{97.5}$
18～	59.3	59.3	59.7	60.0	67.3	72.7	82.0	86.7	86.7
20～	54.7	56.7	59.3	63.3	69.3	74.7	80.0	87.3	89.3
25～	56.7	58.3	59.7	62.7	69.2	75.3	79.3	82.0	90.0
30～	58.0	60.0	60.7	64.0	70.7	76.7	80.0	82.0	85.3
35～	58.0	59.3	60.7	66.0	71.3	79.3	84.0	88.0	90.0
40～	59.3	60.0	61.3	68.7	74.0	80.0	84.0	90.0	94.0
45～	60.0	62.0	66.7	70.7	78.7	84.0	92.0	100.0	104.0
50～	60.0	64.0	67.3	71.3	80.0	84.7	91.3	96.0	98.7
55～	60.7	64.0	67.3	72.0	79.3	83.3	90.0	96.0	99.3
60～	60.7	64.7	68.0	72.0	79.3	84.0	92.0	96.0	98.0
65～	62.0	63.3	66.7	71.3	78.7	84.0	90.7	92.0	96.0
70～	56.0	60.0	62.0	70.0	80.0	85.0	90.0	90.7	98.0
75～	60.7	62.7	70.0	72.0	80.0	84.0	90.0	90.7	93.3

附表 3-160　中国 18 岁及以上成人家庭收入为 0～9 999 元分年龄组舒张压百分位数分布 /mmHg

年龄组 / 岁	$P_{2.5}$	P_5	P_{10}	P_{25}	P_{50}	P_{75}	P_{90}	P_{95}	$P_{97.5}$
18～44	58.7	60.0	62.0	69.3	76.0	80.7	89.3	94.0	100.0
45～59	60.7	62.7	68.0	72.7	80.0	88.7	97.3	100.7	108.0
≥60	60.0	62.0	67.3	72.7	80.0	88.7	96.7	100.7	106.7

附表 3-161 中国 18 岁及以上成人家庭收入为 10 000～19 999 元分年龄组舒张压百分位数分布 /mmHg

年龄组 / 岁	$P_{2.5}$	P_5	P_{10}	P_{25}	P_{50}	P_{75}	P_{90}	P_{95}	$P_{97.5}$
18～44	58.7	60.0	62.0	69.3	75.3	81.3	89.3	94.0	100.0
45～59	60.7	63.3	68.7	73.3	80.0	88.0	95.3	100.0	105.3
≥60	60.0	62.0	68.0	72.7	80.0	88.0	94.7	100.0	102.7

附表 3-162 中国 18 岁及以上成人家庭收入为 20 000～29 999 元分年龄组舒张压百分位数分布 /mmHg

年龄组 / 岁	$P_{2.5}$	P_5	P_{10}	P_{25}	P_{50}	P_{75}	P_{90}	P_{95}	$P_{97.5}$
18～44	58.7	60.0	62.7	69.3	75.3	81.3	89.3	94.7	100.0
45～59	60.0	63.3	68.0	73.3	80.0	87.3	94.0	99.3	104.0
≥60	60.7	62.7	67.3	72.7	80.0	86.7	92.7	99.3	101.3

附表 3-163 中国 18 岁及以上成人家庭收入为 30 000～39 999 元分年龄组舒张压百分位数分布 /mmHg

年龄组 / 岁	$P_{2.5}$	P_5	P_{10}	P_{25}	P_{50}	P_{75}	P_{90}	P_{95}	$P_{97.5}$
18～44	58.0	60.0	62.0	69.3	75.3	80.7	88.0	91.3	98.0
45～59	60.7	64.7	69.3	74.0	80.0	87.3	94.7	99.3	102.7
≥60	60.0	63.3	68.0	73.0	80.0	87.3	93.3	98.7	100.0

附表 3-164 中国 18 岁及以上成人家庭收入为 40 000 元及以上分年龄组舒张压百分位数分布 /mmHg

年龄组 / 岁	$P_{2.5}$	P_5	P_{10}	P_{25}	P_{50}	P_{75}	P_{90}	P_{95}	$P_{97.5}$
18～44	58.7	60.0	61.3	68.7	74.0	80.0	86.0	90.7	96.7
45～59	60.7	64.0	68.0	72.7	80.0	86.0	93.3	98.7	100.7
≥60	60.7	64.0	68.7	73.3	80.0	85.3	90.7	96.7	100.0

第七章 中国居民血压测量行为

附表 7-1 中国 15 岁及以上居民不同年龄、地区血压测量行为百分比 /%

年龄组 / 岁	测量行为	合计	城市小计	大城市	中小城市	农村小计	普通农村	贫困农村
合计	不测量	36.6	27.7	20.9	33.4	45.6	38.1	57.8
	每月一次	14.3	20.5	26.8	15.3	8.1	9.5	5.7
	3 个月一次	10.4	11.5	11.8	11.2	9.3	10.8	6.9
	半年一次	13.2	13.3	12.6	13.8	13.1	14.7	10.4
	1 年一次	18.0	17.8	16.3	19.0	18.1	19.6	15.7
	记不清	7.6	9.3	11.6	7.4	5.9	7.3	3.5

年龄组/岁	测量行为	合计	城市小计	大城市	中小城市	农村小计	普通农村	贫困农村
15～	不测量	42.2	21.6	9.5	31.4	62.5	55.2	72.3
	每月一次	0.6	0.8	0.6	1.0	0.3	0.5	0.2
	3个月一次	1.0	1.0	0.3	1.6	1.0	1.4	0.5
	半年一次	6.3	5.8	1.5	9.2	6.7	6.6	6.9
	1年一次	14.8	14.9	4.1	23.7	14.7	17.7	10.5
	记不清	35.2	55.9	84.0	33.1	14.8	18.6	9.6
16～	不测量	39.2	21.3	8.6	32.2	58.0	51.1	69.4
	每月一次	1.0	1.0	0.5	1.5	1.0	1.0	1.0
	3个月一次	1.7	1.4	0.5	2.1	2.1	2.7	1.0
	半年一次	7.0	5.6	2.3	8.5	8.5	8.0	9.3
	1年一次	18.5	15.6	4.8	24.8	21.6	24.8	16.3
	记不清	32.6	55.2	83.4	30.9	8.9	12.5	3.0
17～	不测量	39.6	21.2	10.4	29.3	59.5	51.8	73.2
	每月一次	0.9	1.2	0.2	1.9	0.6	0.8	0.2
	3个月一次	1.5	1.4	0.7	1.9	1.5	1.8	0.9
	半年一次	7.7	6.6	2.2	9.9	8.8	10.5	5.9
	1年一次	19.1	17.3	6.4	25.5	21.0	23.8	16.0
	记不清	31.3	52.4	80.2	31.5	8.6	11.3	3.8
18～	不测量	57.1	48.4	46.0	50.6	63.3	55.8	72.9
	每月一次	2.1	2.9	3.3	2.4	1.6	1.2	2.1
	3个月一次	2.7	3.2	3.3	3.1	2.3	2.4	2.1
	半年一次	9.3	12.4	14.7	10.4	7.0	8.8	4.7
	1年一次	22.1	26.4	24.0	28.7	19.1	23.7	13.0
	记不清	6.8	6.7	8.7	4.9	6.8	8.0	5.2
20～	不测量	56.4	49.5	42.7	55.6	62.1	54.2	71.0
	每月一次	3.9	5.8	6.6	5.0	2.4	2.5	2.1
	3个月一次	4.8	5.0	5.5	4.6	4.7	4.8	4.5
	半年一次	9.6	10.2	12.3	8.3	9.1	10.8	7.1
	1年一次	19.2	22.1	24.4	20.1	16.7	20.1	12.9
	记不清	6.1	7.4	8.5	6.4	5.1	7.6	2.4
25～	不测量	51.2	42.6	36.2	49.1	59.1	51.6	68.5
	每月一次	4.3	6.5	8.7	4.2	2.2	2.7	1.6
	3个月一次	5.2	6.2	6.7	5.8	4.2	4.6	3.6
	半年一次	11.4	12.6	12.7	12.6	10.3	12.8	7.1
	1年一次	21.6	24.6	26.6	22.5	18.9	20.9	16.5
	记不清	6.4	7.5	9.1	5.9	5.4	7.5	2.7

年龄组/岁	测量行为	合计	城市小计	大城市	中小城市	农村小计	普通农村	贫困农村
30～	不测量	49.2	41.8	37.1	45.9	56.3	48.0	67.1
	每月一次	4.3	6.0	6.9	5.2	2.6	3.3	1.8
	3个月一次	6.2	6.8	7.6	6.0	5.6	6.5	4.5
	半年一次	12.2	13.0	13.6	12.5	11.5	13.6	8.7
	1年一次	22.2	26.2	27.7	24.8	18.3	21.0	14.9
	记不清	6.0	6.3	7.1	5.6	5.7	7.7	3.1
35～	不测量	48.7	41.4	36.5	44.9	55.6	47.5	65.8
	每月一次	4.9	6.9	8.2	5.9	3.0	4.1	1.7
	3个月一次	6.9	7.7	7.8	7.6	6.1	7.6	4.1
	半年一次	12.1	13.5	14.0	13.1	10.9	12.6	8.7
	1年一次	21.7	24.4	25.9	23.2	19.2	21.4	16.4
	记不清	5.7	6.3	7.6	5.3	5.2	6.7	3.3
40～	不测量	45.0	37.7	32.4	41.0	50.5	43.1	61.8
	每月一次	7.2	10.4	13.1	8.7	4.7	5.5	3.6
	3个月一次	8.5	9.8	9.9	9.7	7.4	8.8	5.3
	半年一次	13.6	14.8	16.4	13.8	12.8	14.4	10.2
	1年一次	20.2	21.7	22.0	21.6	19.1	21.0	16.2
	记不清	5.6	5.7	6.3	5.3	5.5	7.2	2.9
45～	不测量	39.9	32.4	26.2	36.4	46.0	38.8	58.1
	每月一次	10.7	15.5	20.6	12.3	6.8	7.4	5.7
	3个月一次	10.6	11.6	12.7	10.9	9.7	11.0	7.4
	半年一次	14.2	15.8	15.6	15.9	12.9	14.6	10.0
	1年一次	19.2	19.0	19.1	18.9	19.3	21.5	15.6
	记不清	5.5	5.7	5.8	5.6	5.4	6.7	3.2
50～	不测量	33.4	26.4	19.9	32.4	41.4	35.8	51.4
	每月一次	15.9	21.7	27.6	16.1	9.4	10.9	6.7
	3个月一次	12.5	14.0	14.7	13.3	10.9	12.3	8.4
	半年一次	15.0	15.1	14.2	15.9	14.9	16.4	12.1
	1年一次	17.4	17.2	16.6	17.8	17.7	17.9	17.3
	记不清	5.7	5.7	7.1	4.4	5.7	6.6	4.1
55～	不测量	30.9	22.9	16.1	28.7	39.5	34.3	49.6
	每月一次	19.0	26.1	33.5	19.9	11.3	12.6	8.8
	3个月一次	13.2	14.8	15.4	14.3	11.5	12.9	8.9
	半年一次	14.3	13.8	13.5	14.1	14.9	16.0	12.8
	1年一次	17.0	16.4	15.1	17.4	17.6	18.2	16.6
	记不清	5.6	6.0	6.4	5.6	5.2	6.2	3.4

续表

年龄组 / 岁	测量行为	合计	城市小计	大城市	中小城市	农村小计	普通农村	贫困农村
60～	不测量	27.0	18.9	12.8	24.3	35.7	28.2	50.3
	每月一次	22.7	31.4	40.0	23.6	13.5	15.1	10.3
	3 个月一次	13.5	14.3	14.8	13.9	12.6	14.3	9.5
	半年一次	14.6	14.1	12.8	15.3	15.2	16.9	12.0
	1 年一次	16.1	14.7	13.0	16.4	17.5	19.0	14.5
	记不清	6.1	6.7	6.7	6.6	5.5	6.5	3.5
65～	不测量	25.0	17.3	10.2	23.3	33.7	26.4	46.1
	每月一次	25.7	35.6	45.2	27.6	14.4	16.8	10.5
	3 个月一次	14.1	15.0	15.2	14.8	13.0	14.4	10.6
	半年一次	14.3	13.5	12.5	14.4	15.1	16.7	12.2
	1 年一次	15.2	12.9	10.9	14.6	17.8	18.4	16.8
	记不清	5.8	5.6	6.0	5.3	6.0	7.3	3.8
70～	不测量	23.3	16.1	10.4	21.7	32.8	25.6	45.3
	每月一次	28.4	38.8	48.2	29.6	14.8	16.8	11.4
	3 个月一次	15.3	15.7	15.2	16.2	14.8	16.9	11.1
	半年一次	13.2	11.6	10.4	12.7	15.4	17.4	12.0
	1 年一次	13.5	11.6	9.5	13.6	16.0	15.7	16.6
	记不清	6.3	6.3	6.3	6.3	6.2	7.7	3.5
75～	不测量	25.1	17.6	11.2	24.3	35.3	27.3	50.9
	每月一次	28.0	38.0	50.9	24.5	14.6	17.6	8.5
	3 个月一次	14.0	14.0	12.9	15.2	14.0	16.3	9.4
	半年一次	12.9	11.7	10.0	13.5	14.6	15.3	13.1
	1 年一次	13.8	12.2	9.0	15.6	15.9	17.3	13.1
	记不清	6.2	6.5	6.0	7.0	5.7	6.2	4.8

附表 7-2　中国 15 岁及以上男性居民不同年龄、地区血压测量行为百分比 /%

年龄组 / 岁	测量行为	合计	城市小计	大城市	中小城市	农村小计	普通农村	贫困农村
合计	不测量	38.5	29.1	22.2	34.5	47.4	39.7	60.0
	每月一次	13.7	20.0	26.2	15.2	7.8	9.3	5.5
	3 个月一次	9.5	10.4	10.3	10.5	8.7	10.1	6.4
	半年一次	12.4	12.5	12.1	12.9	12.2	13.9	9.4
	1 年一次	18.1	18.3	16.7	19.5	18.0	19.7	15.3
	记不清	7.7	9.7	12.5	7.5	5.9	7.4	3.4
15～	不测量	42.5	21.8	10.8	30.6	63.3	57.7	71.3
	每月一次	0.6	0.8	0.6	0.9	0.4	0.5	0.3
	3 个月一次	1.2	1.3	0.6	1.9	1.1	1.1	1.0
	半年一次	6.2	5.9	1.5	9.4	6.6	7.4	5.4
	1 年一次	14.2	14.2	3.2	23.1	14.2	15.6	12.1
	记不清	35.4	56.1	83.3	34.1	14.6	17.8	9.9

续表

年龄组/岁	测量行为	合计	城市小计	大城市	中小城市	农村小计	普通农村	贫困农村
16~	不测量	39.0	22.3	7.8	33.9	56.5	49.9	67.2
	每月一次	1.0	0.7	0.3	1.0	1.4	1.5	1.2
	3个月一次	1.4	1.0	—	1.8	1.8	2.2	1.2
	半年一次	7.9	6.1	2.6	8.8	9.8	9.4	10.3
	1年一次	18.8	16.1	4.6	25.4	21.5	24.5	16.6
	记不清	31.9	53.8	84.7	29.0	9.2	12.6	3.6
17~	不测量	41.2	22.0	11.4	29.9	61.0	52.7	75.0
	每月一次	1.2	1.7	0.4	2.7	0.7	1.0	—
	3个月一次	1.6	1.4	0.7	1.9	1.8	2.3	0.9
	半年一次	8.2	6.3	1.5	9.9	10.2	12.7	6.1
	1年一次	17.9	17.0	6.3	24.9	18.9	21.2	14.9
	记不清	29.9	51.6	79.7	30.7	7.5	10.1	3.1
18~	不测量	57.2	50.3	40.5	58.8	63.1	53.5	74.4
	每月一次	1.7	3.1	4.1	2.4	0.5	—	1.2
	3个月一次	2.3	3.8	5.4	2.4	1.1	1.0	1.2
	半年一次	9.8	12.0	13.5	10.6	8.0	11.9	3.5
	1年一次	21.1	22.0	24.3	20.0	20.3	25.7	14.0
	记不清	7.8	8.8	12.2	5.9	7.0	7.9	5.8
20~	不测量	61.2	52.9	45.0	59.5	67.8	61.7	75.0
	每月一次	2.5	3.9	5.2	2.8	1.4	1.0	1.9
	3个月一次	3.0	3.4	4.6	2.3	2.6	2.0	3.3
	半年一次	7.9	9.3	12.5	6.7	6.8	8.4	5.0
	1年一次	19.5	23.4	26.1	21.1	16.4	19.1	13.1
	记不清	5.9	7.1	6.7	7.5	4.9	7.7	1.7
25~	不测量	54.8	43.3	37.2	49.4	65.1	57.1	74.7
	每月一次	3.4	5.2	7.3	3.1	1.9	2.4	1.2
	3个月一次	3.0	4.0	3.1	4.9	2.1	2.4	1.8
	半年一次	10.6	13.1	14.8	11.3	8.3	10.7	5.5
	1年一次	21.5	26.1	28.0	24.3	17.5	20.7	13.6
	记不清	6.6	8.3	9.6	7.0	5.2	6.8	3.3
30~	不测量	51.2	42.2	37.5	46.2	59.5	50.7	69.6
	每月一次	4.0	5.7	6.7	4.8	2.4	2.8	2.0
	3个月一次	5.6	6.2	7.0	5.5	5.0	5.7	4.1
	半年一次	10.3	11.3	12.0	10.7	9.5	12.0	6.5
	1年一次	22.6	28.0	29.5	26.7	17.7	20.9	14.0
	记不清	6.3	6.7	7.3	6.1	6.0	7.9	3.8

续表

年龄组/岁	测量行为	合计	城市小计	大城市	中小城市	农村小计	普通农村	贫困农村
35~	不测量	51.3	43.1	37.4	47.3	58.4	51.3	67.4
	每月一次	4.7	6.3	7.5	5.5	3.2	4.4	1.8
	3个月一次	5.8	6.9	6.7	7.0	4.9	6.0	3.4
	半年一次	10.5	12.4	12.7	12.2	8.9	10.3	7.1
	1年一次	22.3	25.5	28.0	23.6	19.4	21.4	17.0
	记不清	5.5	5.8	7.7	4.5	5.2	6.7	3.3
40~	不测量	47.7	40.0	34.1	43.5	53.3	45.4	65.3
	每月一次	7.1	10.5	12.7	9.2	4.7	5.7	3.3
	3个月一次	7.7	8.8	9.1	8.7	6.9	8.4	4.4
	半年一次	12.4	13.4	15.5	12.2	11.6	13.0	9.4
	1年一次	19.5	21.6	22.1	21.3	18.0	20.2	14.7
	记不清	5.6	5.7	6.6	5.2	5.6	7.3	2.9
45~	不测量	42.4	34.9	30.0	37.8	48.0	40.0	61.2
	每月一次	10.0	14.9	19.4	12.2	6.3	6.7	5.6
	3个月一次	9.9	10.5	11.1	10.1	9.3	11.0	6.6
	半年一次	13.0	14.7	14.4	14.9	11.8	13.5	9.0
	1年一次	19.4	19.5	19.2	19.8	19.2	22.3	14.2
	记不清	5.4	5.5	6.0	5.2	5.4	6.5	3.4
50~	不测量	37.1	29.8	23.5	35.3	44.7	38.5	55.4
	每月一次	14.4	20.3	25.7	15.5	8.4	9.8	5.9
	3个月一次	11.0	12.2	12.2	12.2	9.7	10.7	8.0
	半年一次	13.5	13.8	13.7	14.0	13.2	15.1	10.0
	1年一次	18.5	18.8	18.2	19.2	18.2	19.1	16.5
	记不清	5.5	5.2	6.7	3.9	5.8	6.7	4.2
55~	不测量	34.3	25.7	19.7	30.5	42.6	37.0	53.5
	每月一次	17.3	24.5	31.1	19.2	10.3	11.4	8.1
	3个月一次	12.1	13.7	13.7	13.8	10.5	11.7	8.1
	半年一次	13.4	13.2	13.3	13.1	13.5	14.7	11.1
	1年一次	17.5	16.8	15.6	17.8	18.1	18.9	16.5
	记不清	5.6	6.1	6.7	5.6	5.1	6.3	2.7
60~	不测量	29.2	21.2	14.6	26.7	37.3	29.2	52.9
	每月一次	21.5	29.9	38.8	22.3	13.0	15.0	9.1
	3个月一次	12.8	13.6	13.8	13.4	12.1	13.7	9.1
	半年一次	14.2	13.6	13.1	13.9	14.9	16.6	11.4
	1年一次	16.3	15.3	13.3	17.0	17.4	18.7	14.9
	记不清	6.0	6.6	6.3	6.8	5.4	6.8	2.7

续表

年龄组/岁	测量行为	合计	城市小计	大城市	中小城市	农村小计	普通农村	贫困农村
65～	不测量	26.5	18.9	11.4	24.8	34.3	27.0	46.4
	每月一次	24.0	34.3	44.4	26.3	13.6	15.5	10.5
	3个月一次	13.0	13.6	13.0	14.0	12.4	13.6	10.5
	半年一次	14.5	13.9	13.4	14.2	15.2	17.0	12.2
	1年一次	16.0	13.8	11.5	15.6	18.3	19.1	16.9
	记不清	5.9	5.7	6.3	5.1	6.2	7.7	3.5
70～	不测量	24.1	16.8	10.5	22.1	33.1	26.1	45.8
	每月一次	27.8	38.3	48.7	29.5	14.7	17.0	10.6
	3个月一次	14.8	14.2	12.8	15.4	15.5	17.5	11.8
	半年一次	12.9	11.5	9.7	13.0	14.7	16.2	11.8
	1年一次	14.2	12.9	11.1	14.4	15.8	15.0	17.3
	记不清	6.2	6.3	7.2	5.5	6.2	8.1	2.7
75～	不测量	24.6	17.6	11.8	23.0	34.0	26.7	48.5
	每月一次	27.9	37.8	51.6	24.7	14.7	17.9	8.3
	3个月一次	13.5	13.5	12.6	14.4	13.4	15.0	10.1
	半年一次	13.5	12.2	9.7	14.5	15.3	16.3	13.3
	1年一次	14.8	12.8	9.4	16.0	17.5	18.6	15.3
	记不清	5.8	6.2	5.0	7.4	5.2	5.5	4.5

附表 7-3　中国 15 岁及以上女性居民不同年龄、地区血压测量行为百分比 /%

年龄组/岁	测量行为	合计	城市小计	大城市	中小城市	农村小计	普通农村	贫困农村
合计	不测量	35.2	26.7	19.9	32.6	44.0	36.8	56.0
	每月一次	14.7	20.9	27.2	15.4	8.3	9.7	5.9
	3个月一次	11.1	12.3	12.9	11.7	9.8	11.4	7.2
	半年一次	13.8	13.8	13.0	14.5	13.8	15.4	11.3
	1年一次	17.8	17.4	16.0	18.6	18.2	19.6	16.0
	记不清	7.4	8.9	10.9	7.2	5.9	7.2	3.6
15～	不测量	42.0	21.4	8.2	32.3	61.6	52.6	73.3
	每月一次	0.6	0.9	0.6	1.0	0.3	0.5	—
	3个月一次	0.8	0.7	—	1.3	0.9	1.7	—
	半年一次	6.3	5.7	1.6	9.0	6.9	5.7	8.4
	1年一次	15.4	15.6	5.0	24.3	15.2	20.0	9.0
	记不清	34.9	55.8	84.6	32.0	15.1	19.5	9.3
16～	不测量	39.4	20.3	9.3	30.5	59.4	52.2	71.7
	每月一次	0.9	1.3	0.6	1.9	0.6	0.5	0.8
	3个月一次	2.0	1.7	0.9	2.4	2.4	3.3	0.8
	半年一次	6.2	5.2	2.0	8.1	7.2	6.6	8.4
	1年一次	18.3	15.0	5.0	24.3	21.7	25.1	15.9
	记不清	33.3	56.6	82.2	32.9	8.7	12.4	2.4

续表

年龄组/岁	测量行为	合计	城市小计	大城市	中小城市	农村小计	普通农村	贫困农村
17～	不测量	38.0	20.3	9.3	28.8	57.8	50.9	71.1
	每月一次	0.6	0.6	—	1.1	0.5	0.5	0.5
	3个月一次	1.3	1.4	0.7	1.9	1.2	1.3	1.0
	半年一次	7.1	6.8	2.9	9.9	7.3	8.2	5.6
	1年一次	20.3	17.6	6.5	26.0	23.3	26.5	17.3
	记不清	32.8	53.3	80.7	32.3	9.8	12.5	4.6
18～	不测量	57.0	46.5	51.3	41.8	63.4	57.4	71.7
	每月一次	2.4	2.6	2.6	2.5	2.4	2.0	2.8
	3个月一次	2.9	2.6	1.3	3.8	3.2	3.4	2.8
	半年一次	8.8	12.9	15.8	10.1	6.3	6.8	5.7
	1年一次	23.0	31.0	23.7	38.0	18.1	22.3	12.3
	记不清	5.9	4.5	5.3	3.8	6.7	8.1	4.7
20～	不测量	52.8	47.0	41.1	52.7	57.7	48.2	68.0
	每月一次	4.9	7.2	7.6	6.7	3.1	3.7	2.3
	3个月一次	6.2	6.3	6.2	6.3	6.2	7.0	5.4
	半年一次	10.8	10.8	12.2	9.5	10.8	12.7	8.8
	1年一次	18.9	21.2	23.1	19.3	17.0	20.9	12.7
	记不清	6.3	7.6	9.7	5.5	5.3	7.5	2.9
25～	不测量	48.7	42.1	35.6	48.9	55.0	48.1	64.1
	每月一次	4.8	7.3	9.6	4.9	2.4	2.9	1.9
	3个月一次	6.6	7.7	9.0	6.3	5.6	6.0	4.9
	半年一次	11.9	12.3	11.3	13.4	11.6	14.1	8.3
	1年一次	21.7	23.6	25.7	21.3	20.0	21.0	18.5
	记不清	6.3	7.1	8.8	5.2	5.5	7.9	2.3
30～	不测量	47.8	41.6	36.9	45.7	54.1	46.2	65.1
	每月一次	4.5	6.2	7.0	5.5	2.7	3.6	1.6
	3个月一次	6.6	7.1	8.0	6.3	6.1	6.9	4.9
	半年一次	13.5	14.0	14.6	13.6	12.9	14.7	10.4
	1年一次	21.9	25.0	26.6	23.6	18.8	21.0	15.6
	记不清	5.8	6.1	7.0	5.3	5.4	7.5	2.4
35～	不测量	46.8	40.2	35.9	43.3	53.4	44.6	64.7
	每月一次	5.1	7.2	8.8	6.1	2.9	3.9	1.6
	3个月一次	7.6	8.3	8.5	8.1	7.0	8.8	4.7
	半年一次	13.3	14.2	14.8	13.7	12.4	14.3	9.9
	1年一次	21.4	23.6	24.6	23.0	19.1	21.5	16.0
	记不清	5.9	6.6	7.6	5.8	5.2	6.8	3.2

续表

年龄组/岁	测量行为	合计	城市小计	大城市	中小城市	农村小计	普通农村	贫困农村
40~	不测量	43.0	36.2	31.3	39.3	48.4	41.4	59.1
	每月一次	7.2	10.3	13.4	8.3	4.8	5.4	3.9
	3个月一次	9.0	10.4	10.4	10.4	7.9	9.1	6.0
	半年一次	14.5	15.7	17.0	14.9	13.6	15.4	10.8
	1年一次	20.8	21.8	21.9	21.8	19.9	21.6	17.3
	记不清	5.5	5.6	6.1	5.4	5.4	7.1	2.9
45~	不测量	38.2	30.9	23.8	35.4	44.4	38.0	55.6
	每月一次	11.2	15.9	21.4	12.3	7.2	7.9	5.8
	3个月一次	11.1	12.3	13.7	11.4	10.0	11.1	8.1
	半年一次	15.0	16.6	16.4	16.6	13.7	15.4	10.8
	1年一次	19.0	18.6	19.0	18.3	19.4	20.9	16.8
	记不清	5.6	5.8	5.7	5.9	5.4	6.8	3.0
50~	不测量	30.6	24.0	17.5	30.4	38.7	33.6	48.0
	每月一次	17.1	22.6	28.8	16.6	10.2	11.8	7.4
	3个月一次	13.7	15.2	16.3	14.1	11.9	13.6	8.8
	半年一次	16.1	16.0	14.6	17.4	16.2	17.5	13.9
	1年一次	16.7	16.1	15.4	16.8	17.3	17.0	17.9
	记不清	5.9	6.1	7.4	4.7	5.6	6.5	4.0
55~	不测量	28.4	21.0	13.7	27.5	36.9	32.1	46.4
	每月一次	20.2	27.3	35.1	20.3	12.1	13.6	9.4
	3个月一次	14.1	15.6	16.6	14.8	12.3	13.8	9.4
	半年一次	15.1	14.2	13.6	14.8	16.0	17.0	14.1
	1年一次	16.6	16.0	14.8	17.2	17.2	17.5	16.7
	记不清	5.6	5.9	6.2	5.6	5.4	6.1	4.0
60~	不测量	25.2	17.0	11.4	22.3	34.4	27.4	48.0
	每月一次	23.8	32.6	40.8	24.7	13.9	15.3	11.4
	3个月一次	14.0	14.9	15.5	14.2	13.1	14.8	9.8
	半年一次	15.0	14.6	12.6	16.5	15.5	17.1	12.5
	1年一次	15.8	14.3	12.7	15.9	17.5	19.3	14.2
	记不清	6.2	6.7	7.1	6.4	5.6	6.2	4.2
65~	不测量	23.6	16.1	9.4	22.0	33.0	25.8	45.8
	每月一次	27.2	36.7	45.8	28.8	15.3	18.0	10.4
	3个月一次	15.0	16.1	16.8	15.5	13.6	15.2	10.8
	半年一次	14.0	13.3	11.8	14.6	14.9	16.4	12.3
	1年一次	14.5	12.2	10.5	13.7	17.4	17.8	16.8
	记不清	5.7	5.6	5.8	5.4	5.8	6.8	4.0

年龄组/岁	测量行为	合计	城市小计	大城市	中小城市	农村小计	普通农村	贫困农村
70～	不测量	22.6	15.4	10.3	21.2	32.6	25.1	44.9
	每月一次	29.1	39.2	47.8	29.6	14.9	16.5	12.2
	3个月一次	15.8	17.1	17.2	16.9	14.0	16.2	10.5
	半年一次	13.5	11.6	10.9	12.3	16.2	18.6	12.2
	1年一次	12.8	10.3	8.2	12.7	16.2	16.3	16.0
	记不清	6.3	6.4	5.6	7.2	6.1	7.2	4.3
75～	不测量	25.6	17.6	10.6	25.5	36.5	27.9	53.2
	每月一次	28.2	38.2	50.2	24.4	14.5	17.4	8.8
	3个月一次	14.5	14.5	13.1	16.0	14.5	17.5	8.8
	半年一次	12.4	11.3	10.3	12.4	14.0	14.4	13.0
	1年一次	12.8	11.7	8.8	15.1	14.3	16.0	11.1
	记不清	6.5	6.8	7.0	6.5	6.3	6.8	5.1

附表7-4　中国15岁及以上居民不同家庭收入、地区血压测量行为百分比/%

收入组/元	测量行为	合计	城市小计	大城市	中小城市	农村小计	普通农村	贫困农村
合计	不测量	36.6	27.7	20.9	33.4	45.6	38.1	57.8
	每月一次	14.3	20.5	26.8	15.3	8.1	9.5	5.7
	3个月一次	10.4	11.5	11.8	11.2	9.3	10.8	6.9
	半年一次	13.2	13.3	12.6	13.8	13.1	14.7	10.4
	1年一次	18.0	17.8	16.3	19.0	18.1	19.6	15.7
	记不清	7.6	9.3	11.6	7.4	5.9	7.3	3.5
<10 000	不测量	42.7	34.9	26.9	38.6	46.8	38.0	57.8
	每月一次	10.6	15.8	22.2	12.9	7.8	9.2	6.1
	3个月一次	9.7	10.6	11.2	10.3	9.2	11.0	6.9
	半年一次	12.9	12.8	12.7	12.8	13.0	15.2	10.1
	1年一次	17.4	17.1	15.4	17.9	17.6	19.2	15.5
	记不清	6.8	8.8	11.7	7.5	5.7	7.4	3.5
10 000～	不测量	34.0	26.9	19.7	33.1	43.8	38.1	58.8
	每月一次	16.0	21.9	28.9	15.8	7.9	9.2	4.4
	3个月一次	11.0	12.0	12.8	11.3	9.7	10.8	7.0
	半年一次	14.0	13.9	13.2	14.5	14.0	15.0	11.6
	1年一次	17.9	17.5	15.4	19.3	18.5	19.9	15.0
	记不清	7.1	7.9	10.1	6.1	6.0	7.1	3.2
20 000～	不测量	26.2	21.1	18.0	25.1	39.8	35.7	52.5
	每月一次	21.5	26.0	30.2	20.5	9.3	11.4	2.8
	3个月一次	11.7	12.5	12.3	12.7	9.7	10.9	5.9
	半年一次	13.6	13.4	12.5	14.7	14.0	14.0	13.9
	1年一次	19.8	19.0	18.2	20.0	21.9	21.8	22.4
	记不清	7.3	8.0	8.8	7.1	5.3	6.2	2.5

续表

收入组/元	测量行为	合计	城市小计	大城市	中小城市	农村小计	普通农村	贫困农村
30 000~	不测量	23.0	19.4	17.4	22.8	36.6	34.6	48.5
	每月一次	24.9	28.2	32.3	21.3	12.6	13.7	6.6
	3 个月一次	12.1	12.4	11.9	13.2	10.8	11.3	8.1
	半年一次	13.4	13.6	12.4	15.6	12.7	12.9	11.8
	1 年一次	19.4	18.7	17.5	20.8	22.1	22.5	19.9
	记不清	7.2	7.7	8.5	6.4	5.1	5.1	5.2
≥40 000	不测量	20.5	18.2	17.3	19.6	29.9	27.5	44.4
	每月一次	24.1	26.4	29.4	21.6	14.6	15.7	7.8
	3 个月一次	12.3	12.2	11.7	13.0	12.7	13.0	11.3
	半年一次	13.0	13.0	12.4	14.0	13.1	13.1	13.0
	1 年一次	22.5	22.2	21.2	23.9	23.8	24.1	21.7
	记不清	7.6	8.0	8.1	7.9	6.0	6.7	1.7

附表 7-5　中国 15 岁及以上男性居民不同家庭收入、地区血压测量行为百分比 /%

收入组/元	测量行为	合计	城市小计	大城市	中小城市	农村小计	普通农村	贫困农村
合计	不测量	38.5	29.1	22.2	34.5	47.4	39.7	60.0
	每月一次	13.7	20.0	26.2	15.2	7.8	9.3	5.5
	3 个月一次	9.5	10.4	10.3	10.5	8.7	10.1	6.4
	半年一次	12.4	12.5	12.1	12.9	12.2	13.9	9.4
	1 年一次	18.1	18.3	16.7	19.5	18.0	19.7	15.3
	记不清	7.7	9.7	12.5	7.5	5.9	7.4	3.4
<10 000	不测量	45.2	37.4	29.8	40.7	49.0	40.0	60.3
	每月一次	9.9	14.9	20.7	12.4	7.5	8.8	5.9
	3 个月一次	8.8	9.3	9.3	9.2	8.6	10.4	6.3
	半年一次	12.0	12.3	12.3	12.3	11.9	14.3	8.8
	1 年一次	17.3	17.1	15.3	17.9	17.4	19.1	15.2
	记不清	6.8	9.0	12.6	7.5	5.7	7.4	3.6
10 000~	不测量	35.3	28.1	21.4	33.6	44.7	38.8	59.8
	每月一次	15.4	21.3	28.1	15.8	7.9	9.4	3.9
	3 个月一次	10.3	11.0	11.2	10.9	9.3	10.2	7.1
	半年一次	13.3	13.0	12.8	13.1	13.6	14.5	11.3
	1 年一次	18.3	18.1	15.6	20.2	18.4	19.9	14.7
	记不清	7.4	8.4	10.9	6.5	6.1	7.3	3.2
20 000~	不测量	26.8	21.1	17.2	25.8	41.5	37.7	53.2
	每月一次	21.1	26.0	30.8	20.2	8.4	10.5	2.3
	3 个月一次	10.8	11.8	11.3	12.3	8.5	9.4	5.6
	半年一次	12.8	12.7	12.0	13.5	13.1	13.0	13.6
	1 年一次	21.1	20.2	19.5	21.1	23.3	23.3	23.3
	记不清	7.4	8.2	9.3	7.0	5.1	6.2	2.1

续表

收入组/元	测量行为	合计	城市小计	大城市	中小城市	农村小计	普通农村	贫困农村
30 000~	不测量	24.0	19.5	18.3	21.3	39.7	37.6	51.5
	每月一次	24.4	28.0	31.2	22.9	12.0	13.1	5.9
	3个月一次	11.5	12.0	10.4	14.5	9.8	9.9	8.8
	半年一次	12.3	12.4	12.7	12.1	11.8	11.2	14.7
	1年一次	19.6	19.1	17.8	21.3	21.1	22.2	14.7
	记不清	8.3	9.0	9.7	7.9	5.8	6.0	4.4
≥40 000	不测量	22.1	19.3	18.8	19.9	33.2	31.3	43.9
	每月一次	24.0	26.6	29.8	21.6	14.1	15.1	8.8
	3个月一次	10.7	11.0	10.2	12.1	9.8	10.2	7.0
	半年一次	11.9	11.8	10.8	13.2	12.6	12.1	15.8
	1年一次	23.0	22.9	21.7	24.6	23.7	23.8	22.8
	记不清	8.2	8.6	8.6	8.5	6.7	7.5	1.8

附表7-6　中国15岁及以上女性居民不同家庭收入、地区血压测量行为百分比/%

收入组/元	测量行为	合计	城市小计	大城市	中小城市	农村小计	普通农村	贫困农村
合计	不测量	35.2	26.7	19.9	32.6	44.0	36.8	56.0
	每月一次	14.7	20.9	27.2	15.4	8.3	9.7	5.9
	3个月一次	11.1	12.3	12.9	11.7	9.8	11.4	7.2
	半年一次	13.8	13.8	13.0	14.5	13.8	15.4	11.3
	1年一次	17.8	17.4	16.0	18.6	18.2	19.6	16.0
	记不清	7.4	8.9	10.9	7.2	5.9	7.2	3.6
<10 000	不测量	40.7	33.0	25.0	37.0	44.9	36.4	55.8
	每月一次	11.1	16.5	23.2	13.2	8.1	9.5	6.3
	3个月一次	10.4	11.6	12.4	11.2	9.7	11.5	7.4
	半年一次	13.6	13.1	13.0	13.2	13.9	16.0	11.2
	1年一次	17.5	17.1	15.4	18.0	17.7	19.2	15.8
	记不清	6.7	8.7	11.0	7.5	5.7	7.4	3.5
10 000~	不测量	33.0	26.0	18.5	32.6	43.2	37.6	58.0
	每月一次	16.4	22.3	29.4	15.9	7.9	9.0	4.9
	3个月一次	11.6	12.7	13.9	11.6	10.1	11.3	6.9
	半年一次	14.5	14.6	13.5	15.6	14.4	15.3	11.8
	1年一次	17.6	17.0	15.2	18.5	18.6	19.9	15.2
	记不清	6.9	7.5	9.5	5.8	5.9	6.9	3.3
20 000~	不测量	25.6	21.1	18.7	24.5	38.4	34.0	51.9
	每月一次	21.8	26.0	29.8	20.7	10.1	12.3	3.2
	3个月一次	12.4	13.0	13.1	12.9	10.7	12.2	6.1
	半年一次	14.2	14.0	12.8	15.6	14.7	14.8	14.2
	1年一次	18.7	18.0	17.3	19.1	20.7	20.5	21.7
	记不清	7.2	7.9	8.4	7.2	5.4	6.2	2.9

续表

收入组/元	测量行为	合计	城市小计	大城市	中小城市	农村小计	普通农村	贫困农村
30 000~	不测量	22.2	19.4	16.8	24.0	33.8	31.9	45.6
	每月一次	25.4	28.3	33.0	19.9	13.2	14.2	7.4
	3个月一次	12.5	12.7	13.0	12.1	11.8	12.5	7.4
	半年一次	14.3	14.5	12.2	18.5	13.7	14.4	8.8
	1年一次	19.3	18.4	17.2	20.4	23.0	22.7	25.0
	记不清	6.3	6.8	7.7	5.1	4.5	4.3	5.9
≥40 000	不测量	19.1	17.3	16.1	19.4	26.9	24.1	44.8
	每月一次	24.1	26.2	29.0	21.7	15.0	16.2	6.9
	3个月一次	13.6	13.2	12.9	13.8	15.4	15.4	15.5
	半年一次	13.9	14.0	13.6	14.6	13.6	14.1	10.3
	1年一次	22.1	21.7	20.8	23.2	23.8	24.3	20.7
	记不清	7.2	7.6	7.7	7.3	5.4	6.0	1.7

附表 7-7　中国 18 岁及以上成人不同地区血压测量行为百分比 /%

	测量行为	合计	城市小计	大城市	中小城市	农村小计	普通农村	贫困农村
合计	不测量	36.4	28.2	21.7	33.6	44.6	37.1	56.9
	每月一次	15.2	21.9	28.6	16.3	8.6	10.1	6.1
	3个月一次	11.0	12.2	12.6	11.8	9.8	11.4	7.3
	半年一次	13.6	13.8	13.4	14.1	13.4	15.2	10.6
	1年一次	18.0	17.9	17.1	18.6	18.1	19.5	15.8
	记不清	5.8	6.1	6.7	5.6	5.5	6.8	3.4
男	不测量	38.3	29.6	23.2	34.7	46.5	38.6	59.2
	每月一次	14.8	21.6	28.3	16.3	8.3	9.9	5.8
	3个月一次	10.2	11.2	11.1	11.2	9.2	10.7	6.8
	半年一次	12.8	13.1	13.0	13.2	12.4	14.2	9.5
	1年一次	18.2	18.5	17.7	19.1	18.0	19.6	15.4
	记不清	5.8	6.1	6.7	5.6	5.5	6.9	3.3
女	不测量	34.9	27.1	20.6	32.7	43.1	35.9	55.0
	每月一次	15.6	22.1	28.8	16.3	8.7	10.2	6.3
	3个月一次	11.6	12.9	13.7	12.3	10.3	11.9	7.6
	半年一次	14.3	14.3	13.6	14.9	14.2	15.9	11.5
	1年一次	17.8	17.5	16.6	18.2	18.1	19.3	16.2
	记不清	5.9	6.2	6.7	5.7	5.5	6.8	3.5

附表7-8　中国18岁及以上成人不同家庭收入、地区血压测量行为百分比 /%

收入组/元	测量行为	合计	城市小计	大城市	中小城市	农村小计	普通农村	贫困农村
合计	不测量	36.4	28.2	21.7	33.6	44.6	37.1	56.9
	每月一次	15.2	21.9	28.6	16.3	8.6	10.1	6.1
	3个月一次	11.0	12.2	12.6	11.8	9.8	11.4	7.3
	半年一次	13.6	13.8	13.4	14.1	13.4	15.2	10.6
	1年一次	18.0	17.9	17.1	18.6	18.1	19.5	15.8
	记不清	5.8	6.1	6.7	5.6	5.5	6.8	3.4
<10 000	不测量	42.4	35.5	27.9	39.0	45.9	37.3	56.9
	每月一次	11.1	16.6	23.7	13.4	8.2	9.6	6.4
	3个月一次	10.1	11.1	11.9	10.8	9.6	11.5	7.2
	半年一次	13.2	13.2	13.4	13.1	13.2	15.5	10.4
	1年一次	17.5	17.3	16.0	17.9	17.6	19.1	15.7
	记不清	5.7	6.3	7.1	5.9	5.5	7.1	3.4
10 000～	不测量	33.7	27.0	20.1	32.9	43.0	37.0	58.5
	每月一次	16.9	23.0	30.2	16.7	8.3	9.7	4.7
	3个月一次	11.6	12.6	13.4	11.9	10.2	11.3	7.3
	半年一次	14.3	14.4	13.7	15.0	14.3	15.5	11.2
	1年一次	17.9	17.5	15.9	18.9	18.5	19.9	15.0
	记不清	5.7	5.6	6.7	4.6	5.7	6.7	3.3
20 000～	不测量	25.2	20.8	18.1	24.4	37.8	32.9	52.1
	每月一次	22.7	27.2	31.3	21.9	10.1	12.6	2.9
	3个月一次	12.3	13.0	12.8	13.3	10.4	11.9	6.1
	半年一次	14.0	13.8	12.8	15.0	14.6	14.7	14.1
	1年一次	19.8	19.0	18.5	19.7	22.0	21.8	22.5
	记不清	6.0	6.2	6.6	5.8	5.2	6.2	2.3
30 000～	不测量	22.5	19.3	17.8	21.9	35.1	32.5	49.2
	每月一次	26.5	29.8	33.6	23.1	13.7	15.0	6.8
	3个月一次	12.8	13.1	12.4	14.3	11.7	12.4	8.3
	半年一次	13.7	13.9	12.9	15.6	13.2	13.4	12.1
	1年一次	19.4	19.0	17.9	20.9	21.3	21.7	18.9
	记不清	5.1	5.1	5.6	4.3	5.0	5.1	4.6
≥40 000	不测量	20.4	18.1	17.4	19.2	29.8	27.2	45.1
	每月一次	25.3	27.7	30.8	22.8	15.4	16.6	8.0
	3个月一次	12.9	12.8	12.3	13.7	13.3	13.6	11.5
	半年一次	13.2	13.2	12.7	13.9	13.2	13.1	13.3
	1年一次	22.7	22.6	21.8	23.8	23.2	23.6	21.2
	记不清	5.6	5.7	5.1	6.7	5.2	5.9	0.9

表 7-9　中国 18 岁及以上成年男性不同家庭收入、地区血压测量行为百分比 /%

收入组/元	测量行为	合计	城市小计	大城市	中小城市	农村小计	普通农村	贫困农村
合计	不测量	38.3	29.6	23.2	34.7	46.5	38.6	59.2
	每月一次	14.8	21.6	28.3	16.3	8.3	9.9	5.8
	3 个月一次	10.2	11.2	11.1	11.2	9.2	10.7	6.8
	半年一次	12.8	13.1	13.0	13.2	12.4	14.2	9.5
	1 年一次	18.2	18.5	17.7	19.1	18.0	19.6	15.4
	记不清	5.8	6.1	6.7	5.6	5.5	6.9	3.3
<10 000	不测量	45.0	38.3	31.4	41.2	48.3	39.4	59.6
	每月一次	10.4	15.8	22.4	13.0	7.9	9.2	6.2
	3 个月一次	9.3	9.8	10.1	9.7	9.0	10.9	6.6
	半年一次	12.3	12.8	13.2	12.6	12.0	14.4	9.0
	1 年一次	17.4	17.2	16.0	17.7	17.4	19.2	15.2
	记不清	5.6	6.1	7.0	5.7	5.4	7.0	3.4
10 000~	不测量	34.9	28.3	21.8	33.6	43.5	37.4	59.2
	每月一次	16.4	22.6	29.6	16.8	8.4	10.0	4.2
	3 个月一次	10.9	11.7	11.8	11.6	9.8	10.7	7.6
	半年一次	13.6	13.5	13.4	13.5	13.8	15.0	11.0
	1 年一次	18.4	18.2	16.3	19.8	18.6	20.0	14.9
	记不清	5.8	5.8	7.1	4.8	5.9	6.9	3.2
20 000~	不测量	25.9	20.8	17.1	25.2	39.5	34.9	52.7
	每月一次	22.6	27.6	32.2	21.8	9.3	11.6	2.5
	3 个月一次	11.6	12.4	11.8	13.1	9.3	10.4	6.0
	半年一次	13.3	13.1	12.5	13.8	13.8	13.9	13.6
	1 年一次	21.1	20.2	19.9	20.5	23.4	23.4	23.6
	记不清	5.7	6.0	6.4	5.6	4.7	5.8	1.6
30 000~	不测量	23.3	19.2	18.9	19.7	37.7	34.7	53.0
	每月一次	26.2	29.9	32.7	25.2	13.3	14.7	6.1
	3 个月一次	12.3	12.8	10.9	15.8	10.6	10.9	9.1
	半年一次	12.8	12.9	13.1	12.5	12.6	12.1	15.2
	1 年一次	19.8	19.6	18.4	21.7	20.2	21.5	13.6
	记不清	5.6	5.6	5.9	5.2	5.7	6.2	3.0
≥40 000	不测量	22.1	19.3	19.3	19.3	32.9	30.7	44.6
	每月一次	25.6	28.3	31.7	23.1	15.1	16.2	8.9
	3 个月一次	11.4	11.6	10.8	12.9	10.4	11.0	7.1
	半年一次	12.1	11.9	11.0	13.2	12.9	12.3	16.1
	1 年一次	23.2	23.3	22.5	24.5	23.0	23.3	21.4
	记不清	5.7	5.6	4.7	7.0	5.8	6.5	1.8

附表 7-10　中国 18 岁及以上成年女性不同家庭收入、地区血压测量行为百分比 /%

收入组 / 元	测量行为	合计	城市小计	大城市	中小城市	农村小计	普通农村	贫困农村
合计	不测量	34.9	27.1	20.6	32.7	43.1	35.9	55.0
	每月一次	15.6	22.1	28.8	16.3	8.7	10.2	6.3
	3 个月一次	11.6	12.9	13.7	12.3	10.3	11.9	7.6
	半年一次	14.3	14.3	13.6	14.9	14.2	15.9	11.5
	1 年一次	17.8	17.5	16.6	18.2	18.1	19.3	16.2
	记不清	5.9	6.2	6.7	5.7	5.5	6.8	3.5
<10 000	不测量	40.3	33.5	25.7	37.2	44.0	35.6	54.7
	每月一次	11.6	17.2	24.6	13.7	8.5	9.9	6.6
	3 个月一次	10.8	12.0	13.1	11.6	10.1	11.9	7.8
	半年一次	14.0	13.5	13.6	13.4	14.2	16.4	11.5
	1 年一次	17.6	17.3	16.0	17.9	17.8	19.1	16.0
	记不清	5.8	6.5	7.1	6.1	5.5	7.1	3.4
10 000～	不测量	32.7	26.0	19.0	32.4	42.6	36.7	58.0
	每月一次	17.2	23.3	30.6	16.6	8.3	9.5	5.1
	3 个月一次	12.1	13.2	14.5	12.1	10.5	11.7	7.2
	半年一次	14.9	15.1	13.9	16.2	14.6	15.9	11.3
	1 年一次	17.6	17.0	15.6	18.2	18.5	19.8	15.1
	记不清	5.5	5.4	6.5	4.5	5.6	6.5	3.3
20 000～	不测量	24.8	20.8	18.7	23.7	36.3	31.2	51.5
	每月一次	22.8	27.0	30.6	21.9	10.8	13.3	3.3
	3 个月一次	12.9	13.5	13.4	13.5	11.4	13.1	6.3
	半年一次	14.5	14.3	13.1	16.0	15.2	15.4	14.6
	1 年一次	18.8	18.1	17.5	19.0	20.8	20.5	21.6
	记不清	6.2	6.4	6.7	5.9	5.5	6.4	2.8
30 000～	不测量	21.9	19.3	17.0	23.6	32.8	30.6	45.5
	每月一次	26.7	29.7	34.2	21.4	14.1	15.2	7.6
	3 个月一次	13.2	13.3	13.4	13.1	12.8	13.6	7.6
	半年一次	14.4	14.6	12.7	18.1	13.9	14.7	9.1
	1 年一次	19.2	18.5	17.5	20.2	22.2	21.9	24.2
	记不清	4.7	4.7	5.3	3.6	4.4	4.1	6.1
≥40 000	不测量	19.0	17.1	16.0	19.1	27.1	24.1	45.6
	每月一次	25.1	27.2	30.1	22.5	15.6	17.0	7.0
	3 个月一次	14.2	13.8	13.4	14.3	15.9	15.9	15.8
	半年一次	14.0	14.2	14.0	14.5	13.4	13.9	10.5
	1 年一次	22.3	22.0	21.3	23.3	23.4	23.8	21.1
	记不清	5.5	5.7	5.3	6.4	4.6	5.4	—

附表 7-11　中国 18 岁及以上成人高血压患者不同年龄、地区的血压测量行为百分比 /%

年龄组/岁	测量行为	合计	城市小计	大城市	中小城市	农村小计	普通农村	贫困农村
合计	不测量	23.5	17.1	11.2	22.1	30.7	25.0	41.5
	每月一次	30.4	40.3	51.1	31.1	19.4	21.6	15.3
	3 个月一次	14.8	14.4	13.5	15.1	15.2	16.5	12.6
	半年一次	12.6	11.1	9.1	12.9	14.3	14.9	13.2
	1 年一次	12.8	11.2	9.0	13.0	14.7	15.2	13.8
	记不清	5.9	6.0	6.1	5.9	5.7	6.8	3.6
18～	不测量	61.5	50.0	66.7	33.3	71.4	57.1	85.7
	每月一次	3.9	8.3	16.7	—	—	—	—
	3 个月一次	3.9	—	—	—	7.1	—	14.3
	半年一次	19.2	25.0	—	50.0	14.3	28.6	—.
	1 年一次	11.5	16.7	16.7	16.7	7.1	14.3	—
20～	不测量	54.5	48.4	50.0	47.4	59.0	55.3	62.2
	每月一次	4.1	4.8	—	7.9	3.6	2.6	4.4
	3 个月一次	6.2	4.8	—	7.9	7.2	7.9	6.7
	半年一次	9.7	12.9	16.7	10.5	7.2	7.9	6.7
	1 年一次	19.3	22.6	25.0	21.1	16.9	18.4	15.6
	记不清	6.2	6.5	8.3	5.3	6.0	7.9	4.4
25～	不测量	44.5	35.2	32.1	38.1	54.0	44.3	68.2
	每月一次	7.3	12.1	18.5	6.0	2.5	3.1	1.5
	3 个月一次	6.1	4.9	6.2	3.6	7.4	7.2	7.6
	半年一次	13.7	17.0	14.8	19.1	10.4	12.4	7.6
	1 年一次	22.6	23.6	19.8	27.4	21.5	26.8	13.6
	记不清	5.8	7.3	8.6	6.0	4.3	6.2	1.5
30～	不测量	39.8	28.8	22.1	34.1	49.1	37.5	65.2
	每月一次	10.4	15.0	16.4	14.0	6.6	8.1	4.4
	3 个月一次	9.7	11.6	13.5	10.1	8.0	10.6	4.4
	半年一次	11.0	9.9	9.6	10.1	12.0	12.5	11.3
	1 年一次	21.1	26.2	28.9	24.0	16.7	20.0	12.2
	记不清	8.1	8.6	9.6	7.8	7.6	11.3	2.6
35～	不测量	39.6	34.6	26.4	39.5	44.0	34.6	56.3
	每月一次	11.3	15.9	19.7	13.6	7.3	9.6	4.3
	3 个月一次	10.2	11.2	10.4	11.7	9.4	11.8	6.3
	半年一次	12.5	12.8	14.0	12.0	12.3	13.6	10.6
	1 年一次	20.0	18.0	18.1	17.9	21.7	24.4	18.1
	记不清	6.4	7.5	11.4	5.3	5.3	6.0	4.3

年龄组/岁	测量行为	合计	城市小计	大城市	中小城市	农村小计	普通农村	贫困农村
40～	不测量	34.7	29.0	23.9	31.9	39.0	33.4	48.7
	每月一次	18.0	23.6	30.0	20.0	13.7	15.5	10.7
	3个月一次	12.2	12.6	11.1	13.5	11.8	13.6	8.8
	半年一次	13.8	13.9	13.3	14.3	13.7	13.5	14.0
	1年一次	15.8	15.4	16.7	14.7	16.1	16.6	15.3
	记不清	5.6	5.5	5.0	5.7	5.6	7.5	2.5
45～	不测量	30.5	25.9	21.5	28.4	34.6	27.8	47.1
	每月一次	22.3	29.0	37.4	24.3	16.3	17.6	14.0
	3个月一次	14.1	14.3	14.3	14.3	13.8	14.6	12.5
	半年一次	13.4	13.0	11.3	14.0	13.8	14.9	11.8
	1年一次	14.0	12.1	11.1	12.6	15.7	17.7	11.9
	记不清	5.7	5.7	4.4	6.4	5.8	7.4	2.7
50～	不测量	24.6	19.5	13.9	24.4	30.3	24.9	40.5
	每月一次	27.9	35.7	44.4	28.1	19.0	21.8	13.6
	3个月一次	15.1	14.8	14.4	15.2	15.3	16.8	12.7
	半年一次	13.6	12.4	10.1	14.4	14.9	15.2	14.4
	1年一次	13.3	12.4	10.3	14.3	14.3	14.4	14.1
	记不清	5.7	5.2	6.9	3.7	6.2	6.9	4.8
55～	不测量	22.4	16.4	10.8	21.0	29.1	25.4	36.6
	每月一次	31.7	41.2	51.5	32.8	21.2	22.9	17.9
	3个月一次	15.9	15.6	14.9	16.2	16.2	17.1	14.3
	半年一次	12.0	10.0	8.2	11.6	14.1	14.2	13.8
	1年一次	12.5	11.2	9.1	12.8	14.0	14.2	13.5
	记不清	5.6	5.6	5.6	5.6	5.5	6.2	3.9
60～	不测量	19.5	13.0	8.0	17.5	26.7	21.9	36.8
	每月一次	34.7	45.3	55.5	35.9	22.9	24.7	19.1
	3个月一次	15.3	14.3	13.9	14.7	16.4	17.4	14.3
	半年一次	12.7	10.9	8.3	13.3	14.7	15.4	13.4
	1年一次	11.8	10.2	7.8	12.3	13.6	13.9	12.8
	记不清	6.1	6.4	6.6	6.3	5.7	6.8	3.6
65～	不测量	19.0	12.7	6.0	18.3	26.6	21.6	36.1
	每月一次	35.7	46.8	58.0	37.4	22.5	24.9	18.0
	3个月一次	15.4	15.1	14.4	15.7	15.8	17.0	13.7
	半年一次	12.5	10.9	9.0	12.5	14.5	15.1	13.3
	1年一次	11.7	8.9	6.6	10.9	15.1	14.7	15.7
	记不清	5.6	5.6	6.0	5.2	5.5	6.8	3.2

续表

年龄组/岁	测量行为	合计	城市小计	大城市	中小城市	农村小计	普通农村	贫困农村
70~	不测量	17.3	11.5	6.9	16.0	25.9	19.9	36.6
	每月一次	38.0	48.9	59.7	38.3	22.0	23.8	18.7
	3个月一次	16.1	15.0	13.4	16.5	17.8	19.7	14.3
	半年一次	12.4	10.2	8.5	11.9	15.5	17.0	13.0
	1年一次	10.3	8.5	6.3	10.7	12.9	12.3	14.0
	记不清	5.9	5.9	5.2	6.6	5.9	7.3	3.4
75~	不测量	19.6	13.5	8.0	19.3	28.8	22.7	42.2
	每月一次	35.9	46.1	59.9	31.3	20.4	23.8	13.1
	3个月一次	14.8	13.8	11.5	16.3	16.4	18.3	12.3
	半年一次	11.6	9.7	7.4	12.3	14.4	14.3	14.6
	1年一次	11.7	10.1	7.0	13.3	14.1	14.8	12.7
	记不清	6.5	6.8	6.2	7.5	5.9	6.2	5.2

附表 7-12　中国 18 岁及以上成年男性高血压患者不同年龄、地区血压测量行为百分比 /%

年龄组/岁	测量行为	合计	城市小计	大城市	中小城市	农村小计	普通农村	贫困农村
合计	不测量	25.7	18.8	13.2	23.4	33.3	27.3	44.7
	每月一次	28.9	38.5	48.8	30.1	18.2	20.3	14.1
	3个月一次	13.9	13.5	12.3	14.5	14.2	15.6	11.6
	半年一次	12.3	11.1	9.0	12.9	13.6	14.2	12.2
	1年一次	13.6	12.2	10.3	13.8	15.2	15.7	14.3
	记不清	5.7	5.8	6.4	5.3	5.5	6.8	3.1
18~	不测量	61.1	37.5	50.0	25.0	80.0	66.7	100.0
	每月一次	5.6	12.5	25.0	—	—	—	—
	半年一次	16.7	25.0	—	50.0	10.0	16.7	—
	1年一次	16.7	25.0	25.0	25.0	10.0	16.7	—
20~	不测量	54.4	48.9	52.6	46.4	58.9	58.6	59.3
	每月一次	3.9	6.4	—	10.7	1.8	—	3.7
	3个月一次	4.9	4.3	—	7.1	5.4	3.5	7.4
	半年一次	11.7	14.9	21.1	10.7	8.9	10.3	7.4
	1年一次	22.3	21.3	21.1	21.4	23.2	24.1	22.2
	记不清	2.9	4.3	5.3	3.6	1.8	3.5	—
25~	不测量	38.8	27.0	24.1	30.2	53.3	50.0	60.7
	每月一次	9.0	14.4	24.1	3.8	2.2	1.6	3.6
	3个月一次	3.5	1.8	1.7	1.9	5.6	6.5	3.6
	半年一次	15.9	21.6	20.7	22.6	8.9	9.7	7.1
	1年一次	24.9	25.2	17.2	34.0	24.4	25.8	21.4
	记不清	8.0	9.9	12.1	7.6	5.6	6.5	3.6

年龄组/岁	测量行为	合计	城市小计	大城市	中小城市	农村小计	普通农村	贫困农村
30～	不测量	39.3	27.0	25.7	28.2	50.9	41.4	66.2
	每月一次	11.0	15.7	16.2	15.3	6.5	8.7	3.1
	3 个月一次	8.8	11.3	14.9	8.2	6.5	8.7	3.1
	半年一次	11.0	9.4	8.1	10.6	12.4	12.5	12.3
	1 年一次	22.9	30.2	27.0	32.9	16.0	19.2	10.8
	记不清	7.0	6.3	8.1	4.7	7.7	9.6	4.6
35～	不测量	39.8	33.4	26.3	37.6	45.5	34.7	60.7
	每月一次	11.3	14.9	18.4	12.9	8.0	10.7	4.3
	3 个月一次	10.1	11.7	11.4	11.9	8.6	11.7	4.3
	半年一次	11.5	13.0	11.4	13.9	10.1	11.7	7.9
	1 年一次	21.4	20.8	22.8	19.6	22.0	24.0	19.3
	记不清	5.9	6.2	9.7	4.1	5.7	7.1	3.6
40～	不测量	37.3	31.5	26.4	34.1	41.9	37.8	49.4
	每月一次	16.6	20.9	28.1	17.2	13.2	14.5	11.0
	3 个月一次	11.5	11.6	9.6	12.6	11.4	13.8	7.2
	半年一次	13.2	13.7	12.9	14.0	12.8	12.2	13.9
	1 年一次	15.8	15.8	16.3	15.5	15.8	15.4	16.5
	记不清	5.7	6.6	6.7	6.6	4.9	6.4	2.1
45～	不测量	34.2	28.9	25.5	30.9	39.3	31.4	53.4
	每月一次	19.8	25.6	31.8	22.0	14.3	15.1	12.7
	3 个月一次	13.5	13.8	13.5	14.0	13.3	14.9	10.3
	半年一次	12.3	12.1	10.4	13.1	12.6	13.4	11.2
	1 年一次	14.5	13.5	12.6	14.0	15.5	18.2	10.6
	记不清	5.6	6.1	6.3	6.0	5.1	6.9	1.9
50～	不测量	27.0	21.8	17.1	26.0	32.8	27.0	44.3
	每月一次	25.8	34.5	41.8	27.9	16.1	18.7	11.0
	3 个月一次	13.0	12.7	11.3	13.9	13.3	14.3	11.3
	半年一次	13.8	12.8	11.1	14.3	14.9	16.2	12.3
	1 年一次	14.5	13.2	10.9	15.3	15.9	16.2	15.3
	记不清	6.0	5.2	7.9	2.6	7.0	7.7	5.7
55～	不测量	25.2	18.7	14.2	22.6	32.4	27.4	42.5
	每月一次	29.9	38.7	46.2	32.3	20.1	21.7	16.7
	3 个月一次	15.0	15.3	14.9	15.6	14.8	15.5	13.4
	半年一次	11.4	9.9	7.8	11.7	13.0	13.5	12.0
	1 年一次	13.2	11.7	10.4	12.8	15.0	16.1	12.7
	记不清	5.3	5.7	6.5	5.0	4.8	5.8	2.7

续表

年龄组/岁	测量行为	合计	城市小计	大城市	中小城市	农村小计	普通农村	贫困农村
60~	不测量	21.8	14.8	9.0	20.2	29.2	24.0	40.5
	每月一次	33.4	43.8	53.0	35.3	22.3	24.7	17.1
	3 个月一次	14.8	14.3	13.7	14.9	15.3	15.9	13.9
	半年一次	12.3	10.5	8.9	12.0	14.2	14.7	13.2
	1 年一次	11.9	10.4	9.4	11.3	13.4	13.8	12.7
	记不清	5.9	6.2	6.1	6.3	5.6	7.0	2.6
65~	不测量	20.3	13.1	7.0	18.3	28.3	23.1	37.6
	每月一次	34.3	46.0	57.9	35.8	21.3	22.9	18.3
	3 个月一次	14.8	14.8	12.6	16.7	14.8	16.2	12.4
	半年一次	12.2	11.0	8.7	12.8	13.7	14.6	11.9
	1 年一次	13.0	10.1	7.3	12.4	16.3	16.2	16.6
	记不清	5.4	5.1	6.5	4.0	5.7	7.0	3.2
70~	不测量	18.0	12.0	6.2	16.9	26.3	20.9	37.1
	每月一次	38.6	50.2	63.5	39.2	22.4	24.5	18.2
	3 个月一次	16.0	13.6	11.3	15.4	19.4	21.5	15.2
	半年一次	11.7	9.6	6.6	12.1	14.7	15.4	13.3
	1 年一次	10.3	9.4	7.3	11.2	11.6	10.4	14.0
	记不清	5.4	5.2	5.2	5.3	5.7	7.3	2.3
75~	不测量	19.2	13.2	7.8	18.3	28.1	22.0	41.1
	每月一次	36.6	47.4	62.3	33.1	20.8	24.7	12.7
	3 个月一次	14.0	12.7	10.6	14.8	15.8	16.9	13.5
	半年一次	12.2	10.2	7.2	13.1	15.0	15.4	14.0
	1 年一次	12.0	10.1	7.0	13.1	14.8	15.0	14.4
	记不清	6.0	6.4	5.1	7.7	5.5	6.0	4.4

附表 7-13　中国 18 岁及以上成年女性高血压患者不同年龄、地区血压测量行为百分比 /%

年龄组/岁	测量行为	合计	城市小计	大城市	中小城市	农村小计	普通农村	贫困农村
合计	不测量	21.6	15.6	9.6	20.8	28.5	23.0	38.7
	每月一次	31.8	41.8	53.0	32.0	20.4	22.7	16.2
	3 个月一次	15.6	15.2	14.6	15.7	16.0	17.4	13.5
	半年一次	12.9	11.2	9.2	12.9	14.9	15.4	14.0
	1 年一次	12.1	10.3	8.0	12.2	14.3	14.7	13.5
	记不清	6.0	6.1	5.8	6.3	5.9	6.9	4.1
18~	不测量	62.5	75.0	100.0	50.0	50.0	—	66.7
	3 个月一次	12.5	—	—	—	25.0	—	33.3
	半年一次	25.0	25.0	—	50.0	25.0	100.0	—

年龄组/岁	测量行为	合计	城市小计	大城市	中小城市	农村小计	普通农村	贫困农村
20～	不测量	54.8	46.7	40.0	50.0	59.3	44.4	66.7
	每月一次	4.8	—	—	—	7.4	11.1	5.6
	3个月一次	9.5	6.7	—	10.0	11.1	22.2	5.6
	半年一次	4.8	6.7	—	10.0	3.7	—	5.6
	1年一次	11.9	26.7	40.0	20.0	3.7	—	5.6
	记不清	14.3	13.3	20.0	10.0	14.8	22.2	11.1
25～	不测量	53.5	51.9	52.2	51.6	54.8	34.3	73.7
	每月一次	4.7	7.4	4.4	9.7	2.7	5.7	—
	3个月一次	10.2	11.1	17.4	6.5	9.6	8.6	10.5
	半年一次	10.2	7.4	—	12.9	12.3	17.1	7.9
	1年一次	18.9	20.4	26.1	16.1	17.8	28.6	7.9
	记不清	2.4	1.9	—	3.2	2.7	5.7	—
30～	不测量	40.6	32.4	13.3	45.5	46.2	30.4	64.0
	每月一次	9.4	13.5	16.7	11.4	6.6	7.1	6.0
	3个月一次	11.1	12.2	10.0	13.6	10.4	14.3	6.0
	半年一次	11.1	10.8	13.3	9.1	11.3	12.5	10.0
	1年一次	17.8	17.6	33.3	6.8	17.9	21.4	14.0
	记不清	10.0	13.5	13.3	13.6	7.6	14.3	—
35～	不测量	39.4	36.4	26.6	42.3	42.0	34.6	50.9
	每月一次	11.3	17.2	21.5	14.6	6.4	8.1	4.4
	3个月一次	10.5	10.5	8.9	11.5	10.4	11.8	8.8
	半年一次	13.9	12.4	17.7	9.2	15.2	16.2	14.0
	1年一次	17.9	13.9	11.4	15.4	21.2	25.0	16.7
	记不清	7.0	9.6	13.9	6.9	4.8	4.4	5.3
40～	不测量	31.7	26.1	21.4	29.1	36.0	28.3	48.1
	每月一次	19.6	26.7	31.9	23.4	14.3	16.8	10.4
	3个月一次	12.9	13.8	12.6	14.5	12.2	13.4	10.4
	半年一次	14.4	14.2	13.7	14.5	14.6	14.9	14.1
	1年一次	15.9	15.1	17.0	13.8	16.5	18.1	14.1
	记不清	5.4	4.1	3.3	4.6	6.4	8.6	2.9
45～	不测量	27.5	23.2	17.9	26.1	31.0	25.2	42.2
	每月一次	24.3	32.1	42.5	26.3	17.9	19.4	15.0
	3个月一次	14.5	14.8	15.0	14.6	14.3	14.3	14.2
	半年一次	14.3	13.8	12.1	14.8	14.8	16.1	12.3
	1年一次	13.6	10.8	9.8	11.4	15.9	17.4	13.0
	记不清	5.8	5.3	2.6	6.8	6.2	7.7	3.4

续表

年龄组/岁	测量行为	合计	城市小计	大城市	中小城市	农村小计	普通农村	贫困农村
50~	不测量	22.7	17.7	11.3	23.2	28.4	23.1	37.7
	每月一次	29.5	36.7	46.4	28.2	21.3	24.5	15.6
	3个月一次	16.7	16.5	17.0	16.1	16.9	18.8	13.6
	半年一次	13.4	12.1	9.3	14.5	14.9	14.4	15.8
	1年一次	12.4	11.8	9.8	13.5	13.1	13.0	13.1
	记不清	5.4	5.3	6.2	4.5	5.5	6.2	4.1
55~	不测量	20.3	14.5	8.0	19.8	26.5	23.8	32.1
	每月一次	33.1	43.2	55.9	33.1	22.1	23.8	18.8
	3个月一次	16.5	15.8	14.8	16.7	17.2	18.3	15.0
	半年一次	12.4	10.1	8.4	11.5	14.9	14.8	15.2
	1年一次	11.9	10.7	8.1	12.9	13.2	12.8	14.1
	记不清	5.8	5.6	4.9	6.2	6.0	6.6	4.8
60~	不测量	17.6	11.5	7.3	15.4	24.7	20.0	33.9
	每月一次	35.7	46.5	57.4	36.3	23.4	24.8	20.7
	3个月一次	15.7	14.3	14.0	14.5	17.3	18.7	14.7
	半年一次	13.0	11.2	7.8	14.3	15.1	15.9	13.6
	1年一次	11.7	10.0	6.5	13.2	13.7	14.1	12.9
	记不清	6.3	6.6	7.0	6.3	5.8	6.6	4.4
65~	不测量	18.0	12.4	5.2	18.3	25.1	20.2	34.6
	每月一次	37.0	47.4	58.0	38.6	23.6	26.6	17.7
	3个月一次	16.0	15.4	15.9	14.9	16.8	17.7	15.0
	半年一次	12.8	10.9	9.2	12.3	15.3	15.6	14.8
	1年一次	10.6	8.0	6.1	9.7	13.9	13.5	14.8
	记不清	5.7	5.9	5.6	6.2	5.4	6.5	3.2
70~	不测量	16.7	11.0	7.5	15.1	25.5	18.9	36.2
	每月一次	37.5	47.9	57.0	37.4	21.6	23.1	19.2
	3个月一次	16.2	16.2	14.9	17.6	16.3	17.9	13.6
	半年一次	12.9	10.7	9.9	11.7	16.3	18.5	12.7
	1年一次	10.3	7.7	5.6	10.2	14.2	14.3	13.9
	记不清	6.4	6.5	5.2	8.1	6.1	7.3	4.3
75~	不测量	19.9	13.7	8.2	20.2	29.4	23.3	43.3
	每月一次	35.2	45.1	58.1	29.7	20.1	22.9	13.5
	3个月一次	15.6	14.7	12.2	17.8	16.9	19.4	11.1
	半年一次	11.1	9.4	7.5	11.6	13.9	13.3	15.1
	1年一次	11.4	10.0	7.0	13.5	13.5	14.5	11.1
	记不清	6.8	7.1	7.0	7.3	6.3	6.5	6.0

附表 7-14　中国 18 岁及以上成人高血压患者不同家庭收入、地区血压测量行为百分比 /%

收入组 / 元	测量行为	合计	城市小计	大城市	中小城市	农村小计	普通农村	贫困农村
合计	不测量	23.5	17.1	11.2	22.1	30.7	25.0	41.5
	每月一次	30.4	40.3	51.1	31.1	19.4	21.6	15.3
	3 个月一次	14.8	14.4	13.5	15.1	15.2	16.5	12.6
	半年一次	12.6	11.1	9.1	12.9	14.3	14.9	13.2
	1 年一次	12.8	11.2	9.0	13.0	14.7	15.2	13.8
	记不清	5.9	6.0	6.1	5.9	5.7	6.8	3.6
<10 000	不测量	28.5	22.8	15.2	26.0	31.7	24.9	42.0
	每月一次	23.1	31.4	43.9	26.2	18.4	20.0	15.8
	3 个月一次	15.0	14.5	13.9	14.7	15.2	16.9	12.7
	半年一次	13.8	12.3	10.8	13.0	14.7	15.9	12.9
	1 年一次	13.8	12.6	9.7	13.8	14.5	15.5	12.9
	记不清	5.9	6.4	6.4	6.4	5.6	6.8	3.8
10 000～	不测量	21.2	16.4	11.2	21.5	29.6	25.2	43.1
	每月一次	33.7	41.7	51.6	32.2	19.5	22.0	12.0
	3 个月一次	14.7	14.2	13.6	14.8	15.5	16.5	12.3
	半年一次	12.2	11.1	8.4	13.7	14.2	14.1	14.6
	1 年一次	12.4	11.0	9.0	12.9	15.0	15.0	15.0
	记不清	5.8	5.6	6.2	4.9	6.2	7.3	3.0
20 000～	不测量	13.8	11.3	7.7	16.1	23.1	20.9	30.7
	每月一次	43.4	48.5	54.5	40.3	24.6	29.2	8.6
	3 个月一次	14.4	14.4	13.8	15.2	14.4	15.7	9.7
	半年一次	10.7	9.7	8.8	10.9	14.6	13.1	19.9
	1 年一次	12.1	10.5	9.6	11.8	17.7	14.8	28.0
	记不清	5.6	5.6	5.5	5.8	5.6	6.3	3.2
30 000～	不测量	11.4	9.4	8.8	10.3	20.6	18.4	35.3
	每月一次	48.6	52.2	57.3	42.4	32.5	35.8	11.8
	3 个月一次	15.3	15.3	13.1	19.6	15.1	15.1	14.7
	半年一次	9.5	9.6	8.2	12.4	8.7	9.6	2.9
	1 年一次	10.2	9.0	7.8	11.4	15.5	13.8	26.5
	记不清	5.1	4.5	4.8	3.9	7.5	7.3	8.8
≥40 000	不测量	10.3	7.8	5.4	11.5	20.7	20.1	25.0
	每月一次	50.2	54.5	62.1	42.7	31.9	31.8	33.3
	3 个月一次	14.9	14.2	13.6	15.2	17.8	17.5	20.8
	半年一次	8.7	8.2	6.9	10.1	11.3	11.6	8.3
	1 年一次	10.7	10.0	7.6	13.8	13.6	13.8	12.5
	记不清	5.2	5.3	4.4	6.7	4.7	5.3	—

附表 7-15　中国 18 岁及以上成年男性高血压患者不同家庭收入、地区血压测量行为百分比 /%

收入组 / 元	测量行为	合计	城市小计	大城市	中小城市	农村小计	普通农村	贫困农村
合计	不测量	25.7	18.8	13.2	23.4	33.3	27.3	44.7
	每月一次	28.9	38.5	48.8	30.1	18.2	20.3	14.1
	3 个月一次	13.9	13.5	12.3	14.5	14.2	15.6	11.6
	半年一次	12.3	11.1	9.0	12.9	13.6	14.2	12.2
	1 年一次	13.6	12.2	10.3	13.8	15.2	15.7	14.3
	记不清	5.7	5.8	6.4	5.3	5.5	6.8	3.1
<10 000	不测量	31.5	25.8	19.4	28.3	34.6	27.3	46.0
	每月一次	21.5	29.9	41.2	25.6	16.9	18.3	14.8
	3 个月一次	13.8	12.7	11.4	13.2	14.3	16.4	11.1
	半年一次	13.3	12.2	9.9	13.0	14.0	15.3	11.9
	1 年一次	14.3	13.3	10.9	14.2	14.9	16.1	13.1
	记不清	5.6	6.1	7.2	5.7	5.3	6.8	3.1
10 000～	不测量	23.1	18.3	13.8	22.3	31.1	26.9	44.7
	每月一次	31.5	39.0	48.0	30.7	19.1	22.2	9.5
	3 个月一次	14.1	13.9	12.8	14.9	14.4	14.6	13.7
	半年一次	12.2	11.4	8.8	13.6	13.6	13.7	13.4
	1 年一次	13.4	12.0	9.8	13.9	15.7	15.8	15.4
	记不清	5.8	5.6	6.7	4.5	6.1	7.0	3.3
20 000～	不测量	14.8	12.2	8.1	17.5	24.4	23.5	27.0
	每月一次	41.5	46.6	53.8	37.2	22.2	27.1	7.0
	3 个月一次	13.6	13.6	12.4	15.2	13.3	14.1	11.0
	半年一次	10.9	10.1	8.7	11.9	13.8	12.4	18.0
	1 年一次	13.8	12.0	11.5	12.6	20.4	15.7	35.0
	记不清	5.6	5.5	5.5	5.6	5.9	7.2	2.0
30 000～	不测量	13.3	10.4	9.8	11.6	26.0	24.8	35.7
	每月一次	46.0	49.8	53.6	42.9	29.1	31.9	7.1
	3 个月一次	16.0	16.0	13.1	21.2	15.8	15.0	21.4
	半年一次	8.6	8.6	8.4	9.1	8.7	8.9	7.1
	1 年一次	10.4	10.1	9.2	11.6	11.8	10.6	21.4
	记不清	5.7	5.0	5.9	3.5	8.7	8.9	7.1
≥40 000	不测量	12.3	9.6	6.8	13.4	23.9	24.2	20.0
	每月一次	48.0	51.5	58.3	42.3	33.0	31.3	50.0
	3 个月一次	13.4	13.3	13.9	12.4	13.8	15.2	—
	半年一次	8.8	8.5	6.8	10.8	10.1	10.1	10.0
	1 年一次	12.1	11.7	9.4	15.0	13.8	13.1	20.0
	记不清	5.5	5.4	4.9	6.2	5.5	6.1	—

附表 7-16　中国 18 岁及以上成年女性高血压患者不同家庭收入、地区血压测量行为百分比 /%

收入组 / 元	测量行为	合计	城市小计	大城市	中小城市	农村小计	普通农村	贫困农村
合计	不测量	21.6	15.6	9.6	20.8	28.5	23.0	38.7
	每月一次	31.8	41.8	53.0	32.0	20.4	22.7	16.2
	3 个月一次	15.6	15.2	14.6	15.7	16.0	17.4	13.5
	半年一次	12.9	11.2	9.2	12.9	14.9	15.4	14.0
	1 年一次	12.1	10.3	8.0	12.2	14.3	14.7	13.5
	记不清	6.0	6.1	5.8	6.3	5.9	6.9	4.1
<10 000	不测量	26.0	20.5	12.2	24.1	29.1	22.8	38.6
	每月一次	24.4	32.7	45.9	26.8	19.6	21.6	16.6
	3 个月一次	15.9	15.8	15.8	15.8	16.0	17.4	14.0
	半年一次	14.3	12.5	11.4	12.9	15.3	16.4	13.7
	1 年一次	13.4	12.0	8.9	13.4	14.2	15.1	12.8
	记不清	6.1	6.6	5.9	6.9	5.8	6.8	4.3
10 000～	不测量	19.5	14.9	9.1	20.7	28.1	23.7	41.7
	每月一次	35.6	44.1	54.5	33.6	19.9	21.8	14.4
	3 个月一次	15.2	14.5	14.2	14.7	16.6	18.3	11.1
	半年一次	12.3	10.9	8.1	13.8	14.8	14.5	15.6
	1 年一次	11.6	10.1	8.3	12.0	14.3	14.2	14.6
	记不清	5.8	5.5	5.9	5.2	6.3	7.5	2.6
20 000～	不测量	12.9	10.4	7.4	14.7	21.9	18.6	34.9
	每月一次	45.2	50.3	55.2	43.5	27.0	31.1	10.5
	3 个月一次	15.2	15.2	15.2	15.1	15.4	17.2	8.1
	半年一次	10.6	9.3	8.8	9.8	15.4	13.7	22.1
	1 年一次	10.4	9.1	7.8	10.9	15.1	14.0	19.8
	记不清	5.7	5.7	5.6	5.9	5.4	5.5	4.7
30 000～	不测量	9.5	8.3	8.0	9.0	15.2	11.4	35.0
	每月一次	51.2	54.5	60.7	41.8	36.0	40.0	15.0
	3 个月一次	14.7	14.7	13.1	18.0	14.4	15.2	10.0
	半年一次	10.2	10.6	8.0	15.9	8.8	10.5	—
	1 年一次	10.0	8.0	6.4	11.1	19.2	17.1	30.0
	记不清	4.4	4.0	3.9	4.2	6.4	5.7	10.0
≥40 000	不测量	8.2	6.0	4.2	9.3	17.3	15.6	28.6
	每月一次	52.5	57.6	65.7	43.2	30.8	32.2	21.4
	3 个月一次	16.5	15.2	13.3	18.5	22.1	20.0	35.7
	半年一次	8.7	7.8	7.0	9.3	12.5	13.3	7.1
	1 年一次	9.2	8.3	5.9	12.4	13.5	14.4	7.1
	记不清	4.9	5.1	3.9	7.4	3.9	4.4	—

附录 1
各省及各监测点工作队名单

北京市

北京市

马彦、赵耀、黄磊、沙怡梅、金庆中、李红、喻颖杰、滕仁明、马晓晨、李春雨、马蕊、王超、信信、郭丹丹、余晓辉

西城区

周红玲、杨青俊、简友平、徐俊、高平、关红焱、王冰、宋超、曹玮、杨宏、吴金霞、魏泽明、李丽

崇文区

卢建霞、常志荣、宋美芳、苑建伟、陈艳华、李楠、孙志锋、段旭、续文阁、孙鑫、宋光辉、田飞、刘宏杰、顾金龙、张力伟、张昊添、沈中波、高玉林、高鹏、王英娣

怀柔区

张武力、孙继东、路海英、赵明星、刘建荣、赵艳华、常姗姗、张伟涛、赵娟、张海龙、坑斌、孟晓娟、李宏刚、王红卫、孙建飞、柳丹、陈玲霞、杨丽梅、李福军、郭雪

延庆区

王晓云、陈静、姜德元、王凤兰、汪会文、张琨、王绍华、张镇权、万帝、赵铁云、刘鑫、刘凡、赵璐、刘艳妍、李美丽、林强、李行行、张立峰、付代生、李淑君

东城区北部

潘京海、邹艳杰、黄露、付秀影、顾凯辰、闫银锁、崔禾、王琳、魏祥、赵丹宁、吴伟、许晓玲、王峥、李玉梅、李珊珊、王婷、刘芳

东城区南部

王联君、刘晶磊、常志荣、孙志锋、孙中华、杨晓霞、王东瑞、高鹏、阙然、李艳宇、王璞、徐斌斌、段旭、孙鑫、续文阁、宋光辉、满洋、沈中波、高玉林

天津市

天津市

韩金艳、张磊、江国虹、常改、李静、刘昊、潘怡、王文娟、徐忠良

河西区

吴宗毅、王宝奎、丁祝平、张之健、郑鸿庆、温来欣、王淼、韩玉莹、李爱民、王玉、高菲、张黎波、曹明丽、王旭、张璐、袁丽宏、李旺、王偲

北辰区

刘文利、张景江、李玉梅、徐国和、冯润洲、顾文奎、虞宝颖、李娟、戴晓荣、朱金雷、霍兰英、张志英、吴玉丽、薛春杰、王淑惠、赵娣伟、杨光、孙增勇、董建霞、王敏、赵长龙、

孙洪峡、张婕、赵凤仙

静海县

强淑红、刘绍英、李勇、陈忠花、王娅、张婵、赵光义、刘东、刘蕾、王金栋、姜雪晴、冯娟、杨敬金、翟庆生、董伟、刘寒、郝杰、刘金星、胡艳恒、胡子强、于英红、马娟娟、陈静、马俊红、骆春梅、张婵、杨丽、刘光燕、郑惠文、翟丹、胡琴

河北省

河北省

李建国、朱小波、宋立江、刘长青、田美娜、石永亮、陈磊、何玉伏、吕佳、叶坤

唐山市迁安市

马宝贵、李成林、刘海峰、许志海、韩秀新、张建中、王小辉、王秀娟、张刚、王娜、周翠侠、刘长英、厉艳欣、刘芳、王翠玲、肖淑玉

唐山市开平区

邓伟、高静、林海霞、刘建新、刘建业、杨鸽、肖福胜、孙长志、刘蕾、郑杰、韩蕊、董国会、孙晶、王秀华、何洁、陈赛丹、王建伟、吴丽媛、董珍珍

石家庄市新华区

赵川、周吉坤、吴立强、陈凤格、赵伟、李波、徐保红、高伟利、贾志刚、白萍、范尉尉、杨军、翟士勇、陈雨、倪志红、楚秋霞、王月敏、杜亚青、马月兰、李秀娟

邯郸市邯山区

杨永清、董伯森、张卫平、王树森、王立生、李梦轩、郝敏、李秀霞、朱永芳、张雪玲、高鹏、孙红梅、邢洁、郭智斌、杜新荣、褚松玲、王海涛、李媛媛、石坤、叶志萍

石家庄市井陉县

赵川、周吉坤、李彦春、李占军、陈凤格、赵伟、徐保红、高伟利、刘会林、郝吉琳、冯冬颖、李贺、左彦生、白萍、张静高玲、梁晓娟、高丽芳、赵艳宾、李秀娟

秦皇岛市昌黎县

杨希存、刘波、龙和平、李东运、张玉民、马艳玲、霍长有、刘兰吉、李莉、时晨、张伏静、贾玉海、张晓东、张德云、马辉、徐春梅、李建辉、刘洋、宋仲越、赵东

邯郸市涉县

杨永清、董伯森、张卫平、王树森、王立生、李梦轩、郝敏、刘永为、陈长华、李秀忠、江军平、史二丽、谢和平、宋小会、于立新、张跃秋、杨然、刘保英、孟卫丽、马海芳

衡水市武强县

林彦全、王玉春、吴蕊丽、夏晴、白平章、高江华、谷旭阳、段景涛、康世明、李颖、张书玲、刘飞、宋魁武、郑珊珊、张宁、栗念东、耿建芬、闻雅婷、王凤霞、贾翠翠、马新静、孙帅、郝娜、魏国亮、王敏伦、刘佳帅、孙贺、张会

山西省

山西省

柴志凯、任泽萍、李成莲、李学敏、边林秀、李淑琴

太原市迎泽区

赵艳红、郭淑赟、蔡娜、李潭香、田志忠、董静、李红梅、续伟明

晋中市榆次区

成广明、倪金喜、李燕青、连永光、郑永萍、曹晓玲、郭秀峰、胡云

临汾市大宁县

雷瑞芳、温清秀、房淑娟、马云平、李晓芳、刘婕、李艳婕、尚教平

忻州市河曲县

杜永田、吕维林、张继业、赵艳梅、张高峰、苗艳青、薛艳华、张馨天

忻州市河曲县

杜永田、吕维林、岳增池、张继叶、张高峰、宋国荣、张伟平、苗艳青、薛艳花、赵艳梅、韩艳萍、武贞平、张淑琴、王丽芳、翟改莲、王舒晴

长治市襄垣县

郭彦中、解茂庭、何敏、张李玲、连先平、李强、高红、连建军

阳泉市平定县

王芝纯、白海林、贾源瑶、张向涛、武金平、韩有志、吴艳红、康平、白丽、白建丽、李璐、吕之珺、侯晓雁、潘雅菊、杨艳

内蒙古自治区

内蒙古自治区

王文瑞、王海玲、宋壮志、崔春霞、蒲云霞

呼和浩特市

王红霞

包头市

贾恩厚、戴纪强、张素艳

赤峰市

崔旭初、靳桂才

通辽市

何玉龙

巴彦淖尔市

王洪亮、韩爱英

呼和浩特市新城区

丛中笑

包头市石拐区

雒引

赤峰市敖汉旗

曹国峰

通辽市库伦旗

范广飞

巴彦淖尔市五原县

杨佐鹏

通辽开鲁县

王国华

辽宁省

辽宁省

赵卓、李绥晶、栾德春、李欣、刘钟梅、刘向军、金旭伟、王瑞珊、任时、石铁跃、孙静、崔玉丰、李卓芳、于欣、王凯琳、宋蕴奇、高邦乔、程艳菲、丛源、麻懿馨、范文今、邹淼

沈阳市

董丽君、杨楠、陈慧中、刘博、苏孟、刘雪梅、张迅、常春祥、候哲、张虹、连英姿、张玉黔、张强、杨海佳、李延军、刘东义、许志广、郭永义

大连市

赵连、张建群、孟军、袁玉、王凡、李瑞、宋晓昀、郑晓南、张磊、徐小冬、徐峰、杨丽君、陈颖、王晓静、姜振华、白欣、李倩、杜玉洁、许莹

阜新市

文永红、包昕、黄立冬、蒋春梅、马玉霞、路大川、罗周正、徐艳、李木子、杜波、张涛、韩立新、张宏生、林伟亮、郭铁志、王敏

丹东凤城市

隋立军、朱文利、魏杰、白杨、曲晟鸣、王帅、洪江、徐丽娟、刘靖瑰、康宵萌、管先聪、李杰、赫英飞、张晓美、蔡克锋、付大成、刘丽华、崔丹、刘力田、佟成训

沈阳市沈河区

王铁元、张革、于路阳、韩磊晶、马萍、何婧、李梅梅、牟玉、谷领、孙宇

大连市中山区

曲海、谌启鹏、吕德贤、赵京漪、初高峰、孙旭、刘学东、于世才、吕忠楠、汪洋、朱杰、姜大栋、郭琪

大连市沙河口区

曹苏、王浩、迟志远、张晓航、夏京、崔为军、吕嫔、孙海、关黎明、张雪、许晓琪、王慧楠、黄鹤、马丽丽、王卓文、徐桂花、张烨、刘成程、滕勇胜、赵秀秀、刘晓梅、高雪、张波、于丽辉、陈丽

阜新市太平区

孟宇、张建瑞、卢伟、马玉宏、项微、穆艳涛、丁春露、马桂玲、康红梅、胡颖、王玥、郭玉兰、周万丽

抚顺市抚顺县

张英莉、王伟、郭大为、高晓秋、刘景坤、孙继发、纪伟、陈淼、金明德、徐光、王林、孙志强、吴娜、秦昊、孙晓颖、张燚、于淼、徐哲、祝喆、关涛、孙志刚、张辉、叶永青、王海、王瑞伟、吴跃环、罗广田

丹东市宽甸满族自治县

杨成武、张忠敏、胡志钢、姜福娜、王成都、刘雯雯、王玉明、武黎明、姜文明、谢通、张凤媛、徐志刚、贾宽、肖万玲、孙吉毓、赫英智、姜忠胜、吴贵安、吴丽娜、李爽、刘丽华、王晓霞

吉林省

吉林省

方赤光、刘建伟、白光大、张丽薇、付尧、翁熹君、郭金芝、张晶莹、吴晓刚、寇泊洋

长春市朝阳区

吴静、李为群、许勇、邰晓维、姜学敏、陈辉、李英、李向丽、金英淑、孙兰华、安楠、马维峰、孙晓波、王伟、李民、付昕光、杨静、刘志成、陈洪、李国明、马翠萍、马强

吉林市龙潭区

王旭东、周世忠、李心焱、于玲、李晶、张国富、张成海、吴云、郑敏、李立杰、郝桂玲、闫春玲、高学军、董晓雪、孙丹、刘丹、李昕、焦玉国、姜巍、殷智红、张莹、刁红时

辽源市东丰县

于浦青、王庆仁、丛玉玲、刘亚芬、张莹、王曦、郑祥庚、宋飞、郭颖、孙继红、于祥宇、陈洪浩、王宝库、赵晶、相恒红、姜丽、聂颖坤、耿冬梅、钟艳丽、尹志君、李敏、潘春林、张继娟、郑丽萍、刘小斌、郑微、武烨、于德发

黑龙江省

黑龙江省

姜戈、秦爱萍、许丽丽、李美娇、靳林、庞志刚、刘丽艳、刘淑梅

宁安市

马艳萍、曹玉梅、杨秀丽、李晶、彭晶、刘欣、樊海、王效彬、陈红娜、吴红霞、李秀成、郑喜红、廉明浩、贾青鑫、刘香、夏季峰、张淑华、徐虎善、朱静彬、朱嘉宁

哈尔滨市道外区

赵丽红、李红叶、陈爽、张萍、李岐东、汤大开、李淑环、臧伯夫、蒋玉宏、聂秀敏、杨守力、管永斌、刁映红、张波、陈俊儒、李秀彬

哈尔滨市南岗区

杨丽秋、何慧、于波、任娇娇、马滨胜、范玉松、何晓东、刘晓巍、单晓丽、王威娜、宁琳琳、范玉松

哈尔滨市延寿县

王岩峰、鲍金亮、刘岩松、姜立冬、杜凤娇、韩波、吕淼、张志冬、孙伟、杨磊、叶冬军、杨亦然、孙国伟、张佳文

黑河市孙吴县

裴秀荣、张伟、张司宇、刘同鑫、王国栋、毕帅、郭晓岩、李富强、唐明宇、郑龙军、齐欣、李婷婷、赵莉、王玉英、万晓慧、白华、丛桂敏、代梦楠、吕姗、仲崇民、赵青锋、潘丽

齐齐哈尔市依安县

娄铁峰、李英杰、李利涛、翟立辉、孙永忠、温殿勇、杨敬东、陈月梅、聂永新、石金刚、宿福生、王军、陈居英、赵红、宿阳、李晶鑫、仇荣英、马凤勤

上海市

上海市

郭常义、邹淑蓉、宋峻、施爱珍、朱珍妮、黄翠花、汪正园、臧嘉捷、姜培珍、宓铭

黄浦区

周建军、王烨菁、马立芳、何霭娜、单成迪、周伟明、曹云、王黎红、邵丹丹、姜计二、陈慧娟、姚伟庆、杨辰玲、钟月秋、戚宏磊、董琳娟、张汝芸、王静、钟莹、王芸

长宁区

孙晨光、张泽申、许浩、吴金贵、黄峥、唐传喜、刘小祥、金蓓、吴国莉、徐慧萍、卢国良、

陆敏、沈斌杰、施理达、史徽君、王鑫、沈佳颖

虹口区

龚向真、姚文、亓德云、付泽建、林可、沈静、许韡、唐漪灵、宦群、张斌、余秋丽、魏伟健、陈琰、朱嘉琳、金弘毅、徐婷婷、朱敏、刘宝珍、茅美萍、祝杰

青浦区

吴健勇、高红梅、马英、朱忆闻、杨洋、李燕、付红、蔡静莲、陈云、李丹华、张彩娟、沈茜妍、费琼、张亚军、蔡红妹、俞春明、姚卫英、马春来、吴建刚、徐军

崇明县

钟萍、龚飞、黄菊慧、王雪蕾、陈锦岳、陈丽、沈乃钧、朱小称、王锦香、朱菁、成纲、钱志华、顾玉美、陈泉、陈辰、顾胜萍、张卫星

江苏省

江苏省

周明浩、周永林、戴月、甄世祺、张静娴、朱谦让

南京市

谢国祥、郭宝福、金迪、祝白春

海门市

陆洪斌、陆鸿雁、卫笑冬、丁爽

泰州市

胡金妹、黄久红

淮安市

过晓阳

南京市秦淮区

朱亦超、冯佩蓉

南京市浦口区

林其洲、郑爱林

南京市溧水区

吴涛、章红顺

泰州市高港区

王金宏

淮安市洪泽区

于浩、刘海强、成艳

浙江省

浙江省

丁钢强、章荣华、黄李春、孟佳、周标、黄恩善、方跃强

杭州市江干区

蒋雪凤、高海明、方叶珍、胡春容、钟小伶

杭州市下城区

周晓红、席胜军、王峥、商晓春、陈国伶、李旭东、方来凤

宁波市江东区

张立军、戎江瑞、蒋长征、胡丽明、杨双喜

金华市金东区

郑寿贵、黄礼兰、王翠蓉、王会存、严瑶琳

桐乡市桐乡县

钱一建、许皓、施坤祥、王春梅、方惠千、姚炜、徐迪波

丽水市松阳县

赵永伟、叶金龙、黄丽燕、洪秉晖、王春红、兰陈花

湖州市安吉县

刘波、郑芝灵、梁志强、徐明

安徽省

安徽省

金少华、王淑芬、徐粒子、朱剑华、鲍军辉、孟灿、陈志飞

巢湖市

王义江、肖东民、叶正文、宋玉华、魏道文、杨志刚、金姗姗、吕少华、苏光明、王迎春、魏瑞芳、周敏、张志宽、董翠翠、王红、马晓林、汤华、张玲、倪琴琴、俞华

合肥市瑶海区

王俊、许阳、胡俊、朱晴晴、刘川玲、任平、方其花、汪婷、季宏霞马慧、黄洋、刘芳宇、黄敏

安庆市迎江区

王学明、陈述平、李贤相、王敏、金育红、陈剑、冯皓、查玮、王祥瑞、刘斌、高伟林、武辛勤、张红梅、丁绮荣、方青、黄德威

安庆市大观区

程立、陈静、张志平、王林

安庆市怀宁县

朱厚定、何家权、何红霞、汪利兵、刘观友、张亚毅、汪小昷、汪媛、王慧、查琰、杨兰兰、李珏、江宜兰、刘芳、凌麟、琚海琴、李道具、吕凤英、王大春

亳州市利辛县

李传涛、武卫东、赵磊、卢洁萍、马雨露、孙保勤、刘琳（女）、闫伟、刘琳（男）、李影、赵梦媛、胡东平、乔晓燕、张颖、李杰、王海青、康伟伟、侯萍银、张硕、苏欣

阜阳市蒙城县

彭鸥、王勇、李银梅、薛柯华、王彬彬、李艳丽、慕孟侠、龙芳红、谭博、王伟、许辉、乔峰、李伟、陈勇、葛琛琛、桂朋、赵玲、李凡、李凤、李杰龙

福建省

福建省

郑奎城、赖善榕、陈丽萍、苏玲、薛春洪、何达、吴慧丹、阳丽君、张振华、林在生

福清市

林茂祥、黄圣兴、陈祖凰、郑德斯、罗镇波、何道逢、施育珍、赖晓燕、张敦明、钟红华、王财福、刘开武、林少华、黄于玲、林星、薛兵、林东、邓国权、何立强、何忠清

厦门市思明区

牛建军、荣飚、梁英、白宏、洪华荣、王娟、陈剑锋、黄小金、王宝珍、叶秀恋、施红、曾妍、李恩、林炜、骆和东、黄建炜、李莉、徐雪荣、沈惠燕、黄世杰

福州市仓山区

张晓阳、郑高、徐幽琼、刘小华、王晓旭、何颖荣、谢殖鸿、张秋、邱凤金、汪攀、陈国兴、杨红、陈善林、王代榕、潘素敏、林天坦、陈鑫星、陈勤、陈玲芳、林瑾琼

福州市闽清县

邓邦昌、吴仙忠、刘雅芬、张银川、温联煌、陈诗江、郑燕慈、刘珠华、黄夏钗、黄潘、余玲莺、张剑萍、李志敏、郑祥萍、张凤娇、张莹

漳州市南靖县

黄春兰、简必安、黄小凤、彭汉真、肖振海、吴征峰、肖艺红、吴思全、黄滨、游锦加、林宝财、吴小玲、韩毅锋、成方昇、王惠燕、郭月荫、庄云婧、张新荣、王素卿、吴国梁

江西省

江西省

付俊杰、何加芬、秦俊、王永华、徐岷、刘晓玲、宋迎春、宋孝光

樟树市

皮林敏、邹小平、敖水华、邹珍珍、黄庆、羊晓辉、钟琪

南昌市东湖区

颜兴伟、樊吉义、胡堂秀、徐幼莉

抚州市广昌县

温木贵、崔万庆、唐晓龙、王志珍

上饶市万年县

冯敏、王址炎、蔡丹娜、胡军、张甫生、李小青、蔡燕、盛根英、李小霞、程水娥、应萍、李美华、董思伟、吴少莲、李鸿春、陈国安

宜春市宜丰县

李斌、王建平、周苏、熊斌洪、欧阳文秀、余良

赣州市龙南县

曾政国、钟灵、曾景、廖峻峰、赖永赣、彭旻微、傅秋生、钟雄文

山东省

山东省

周景洋、赵金山、张俊黎、闫静弋、唐慧、吴光健、肖培瑞、于连龙、张天亮、李蔚

潍坊市昌邑市

刘子洪、李出奎、毛兴林、韩大伟、明大勇、张京章、元修泰、孙洪波、姜在东、孙晓峰

烟台市蓬莱市

宁福江、牛田华、张利泉、张强、纪经海、秦宏展、马恒杰、张文华、曲艳、赵冲、葛安民、李波、李振、刘姗姗、吴涛、董鹏、马进海、陈红、张静、张国英、李莹、李金环、巩丽华

济南市历下区

马守温、范莉、张广莉、郑燕、刘萍、邵传静、周敏、王甲芳、陈曦、王立明、李春蕾、陈兢波、张俊涛、焦桂华

青岛市市北区

惠建文、辛乐忠、薛守勇、杨敏、邹健红、张海静、朱志刚、刘侠、王春辉、王康、曹玮琳、孟泉禄、王铁一、宋永宁、宁昌鹏、刘志翔、王霞、田海珍、于文霞、张绍华

莱芜市莱城区

高永生、王金刚、吴莉、孙国锋、狄芳、朱翠莲、许玉荣、亓哲、毕顺霞、王宁、韩东、亓霞、董爱凤、亓金凤、邱伟、卢清春、宋涛、吕慎军

济宁市泗水县

王孟祯、孔祥坤、李锋、姚守金、吴运良、刘蕾、徐艳、张元晴、张建国、颜艳、张玉凤、赵凤德、杨洪俊、刘科、董燕、董文军、李东升、王爱敏、朱宁兵、纪炜、冯甲星、冯广丽、张伟

泰安市宁阳县

张尚房、张军、薛兴忠、刘婷婷、于庆国、曹晶、杜秋霞、张汉新、张振、张兆喜、薛跃、赵婷婷、刘静静、崔金朋、崔克阶、王刚、张伟、许笑振、黄士泉、朱星光

滨州市利津县

薄其贵、赵观伟、张沐霞、延进霞、尚英霞、李志彬、张春华、田育秋、许丽丽、陈雪璐、张岩江、李安华、张连庆、李月美、李俊珊、李金波、张彬、张秀英、王霞、刘芳芳

河南省

河南省

张丁、张书芳、付鹏钰、叶冰、周昇昇、詹瑄、钞凤、李杉、苏永恒、张二鹏

洛阳市

杨晓华、李克伟、张玉兰、宋现、郭燕、杨宗义、赵卫

郑州市

郭亚玲、韶声波、郑天柱、董志伟、窦红星、张静清、贺凯新、徐向东、王志涛、沈艳丽、程春荣、董珂

郑州市金水区

王慧敏、陈瑞琴、刘纪军、张威娜、杨军燕、杨彦宾、丁照宇、宋岩、白玮志、付俊生、张洁、冯璐、王豪佳、田玉翡、郑丽红、卢静、王晓峰、王培培、李瑞燕、杨岚

洛阳市吉利区

崔振亚、张兴波、郭建立、张春华、席兵、高静

洛阳市西工区

周梦甲、曹元平、姚孝励、潘建丽、曲红、沈斌、张建民、张军

濮阳市台前县

李志刚、王瑞卿、麻顺广、孙冬焕、刘广学、李梦河、陆全银、姚如春、陈祥金、侯永昌、仇爱英、刘瑞英、张爱华、姚琪、徐婧、侯宪清、侯平、王洪伦、吕寻斌、邱素萍

商丘市虞城县

张婷、刘运学、王渊祥、宋爱君、贺霞、王咏梅、李灏阳、王庆丽、祁冬梅、霍苑苑、王迎春、席珂、崔艳秋、杨臻、张贝贝、崔奇、史秋峰、张占营、谢梦琪、张野

周口市商水县

徐宝华、师全中、赵磊、李志红、杨雪琴、邵海峰、王丽敏、王艳、朱弘伟、王兵、周俊丽、

张发亮、许丽雅、刘培

南阳市唐河县

邢运生、何昌宇、张付豪、郭庆敏、顾玉娟、龚改玲、王付雅、白雁、刘金富、赵璐、和颖、王燕、方圆、李飒、刘琼、刘宇勇、房培培、刘佳音、张潜毅、仝梅岭

开封市开封县

耿振新、马师、杨家峰、杨红波、张文玉、耿红彬、张玉祥、耿圆圆、崔彩丽、范梦晓、张林静、孟红艳、张丽、郭永慧、田高杰、郭盈志、邢美丽、李雪、李冰、董玉军

平顶山市宝丰县

李月红、郭建慧、何晓辉、郝宝平、郭永亮、张慧娟、吴一凡、程向勋、陈东耀、余新民、王恩宽、赵俊鹏、王淑娜、宋耀丽、郭强、李志红、邢海娜、魏大旭、宋亚涛

湖北省

湖北省

史廷明、龚晨睿、刘爽、程茅伟、刘晓燕、李骏、张弛、易国勤、周学文

鄂州市

杨爱莲、陈敬义、熊伟、秦艺、严松、王守槐、朱雷、陈思、余双、丁建林、刘汉贵、李莎、曹秀珍、赵敏、李君、罗敏、王浩、严绍文、夏超、柏良梅、詹刚、吴礼俊、李隽

武汉市江汉区

孙福生、周方、陈莉、陈再超、卢俊、黄凌云、胡革玲、杨琳、王珊珊、刘凯、涂钟玲、刘汉平、吕东坡、黄金华

襄阳市襄州区

李家洪、杨艳玲、祝贵才、孟红岩、骆敏、陈向云、邓少勇、郭凤梅、晏高峰、李凤琴、马新萍、邵英、窦凤丽、陈诗阳、范丽梅、王建春、石磊、彭珍、罗秀梅、武俊敏、杭连菊、张德让、张海波、卓永弟

武汉市黄陂区

韩墨、夏子波、吴艺军、董爱珍、王兵、宋程华、梅耀玲、甘晋、陈应乾、梁燕平、白长根、杜美芳、董晓琴、姜春才、陈自松、谢静、甘久思、喻腊梅、梅敏、谌智明、胡新明、王勇华、彭林、刘俊松、彭国和、魏沨

十堰市房县

张宗跃、邓发基、赵大义、易新欣、宋贝贝、李洪乔、马跃、刘运秀、朱晓红、徐开琴、杨培凤、李远娥、代菊华、杨鹏、王多为、李广平、刘青青、李奎、吴成群、郭盛成、朱华、田荣、徐耀国、朱经伟、刘清国

宜昌市远安县

谢广明、王刚、刘泽春、王晓华、付祖明、汪杰、姜鄂、余安胜、温燕华、车孝静、徐晓东、向惠莉、黄诗珉、李平、张晓红、沈正红、陈刚、朱雪莉、李燕超、王静、刘德清、李昌军、崔庆虎、徐同武、周善财、刘刚、张庭福、边厚军、罗元宗

孝感市云梦县

蔡明忠、卢旻、张少泉、周浩、帅春仙、潘芳、熊心、陈谦、鄂云、万桂华、杜杰、左晶、李胜东、陈格山、褚友祥、张明玉、王青霞、邹新平、李传凯、周游、周敏、邓倩、张冬武、熊青群、丁红波、黎媚、丁红玲

湖南省

湖南省

黄跃龙、刘加吾、付中喜、陈碧云、李光春、金东辉、刘慧琳、殷黎

长沙市天心区

陈法明、张锡兴、龙建勋、朱彩明、陈艳、付志勇、张华成、谢知、李洋、朱应东、马翅、颜慧敏、肖萌、马元、朱智华、左郑、罗国清、谈柯宏、邓园园、彭媛

长沙市芙蓉区

张运秋、胡辉伍、陈海燕、杨俊峰、王国利、杨福泉、刘娟惠、黄丰华、吴萍、成练、周玲玲、邓敏、何艳红、李茜、郭静、肖叶、刘红秀、廖杰夫

常德市武陵区

涂林立、康兴中、于奎、郑红辉、戴珺、袁璧君、徐虹、李先知、戴晓婉、杨芬、楚国科、龚小惠、王立亚、李慧、李园

岳阳市君山区

李文斌、廖银辉、张赛男、黄洞菲、汪杨、程芳、张宏、彭霞、李红霞、毛洋、钟小燕、李丹、李桁、李拓、许国筹、肖平、周圆圆

湘西土家族苗族自治州保靖县

王建波、胡炎、姚钧、龙艳兵、刘清香、向迎波、吴永凰、金晓丽、胡金铭、彭瑛、彭勇生、彭秀琼、向珊、腾建

株洲市攸县

罗锋、符三乃、欧阳四新、周胜勇、王优桃、邓永成、易巧明、刘欢、李邹武、刘小英、向小春、刘谭莹、刘璇、晏远程、文菲、孙月臣、喻钢建

怀化市靖州苗族侗族自治县

陈几生、蒋秀豪、杨通万、黄民隆、李任华、储昌宇、胡昌才、唐昭柏、周鲜珍、粟凤秀、吴祥莲、王先虹、邱元元、黄慧珍、赵宏、陈晓军、毛志华、王小燕、田召、梁芝

芷江侗族自治县

彭刚德、刘雅、蒋平、李宗文、尹秀菊、吴仁英、刘蓓、雷满花、唐力、张道明、邓长光、李琳、田丽玲、邓艳芳、肖金梅、吴琦卓、刘馨萍、李漠贤

广东省

广东省

闻剑、李世聪、林协勤、谭剑斌、龙朝阳、张永慧

广东省公共卫生研究院

陈子慧、纪桂元、蒋琦、马文军

广州市

何洁仪、余超、张维蔚、张旭、徐建敏、张晶、夏丹、陶霞、曹毅敏、邓志爱、梁雪莹、麦惠霞、刘俊华

珠海市

谭爱军、陈琦、张秋平、孙亚军、陈丹丹、黄多女、张志雄、朱妹芳、吴秀娟、吴水宾、吴兆伦、刘丹、黄进福、黄岳嶙、黄石锋、林俊润、丁虹、肖惠芹、刘苹、杨洁云

佛山市

钟国强、肖兵、廖乐华、高峰、顾春晖、何耀能、何秀榕、雷雨绯、边翔、陈典鹏、叶碧懿、周文浩、周志伟

肇庆市

李建艺、何汉松、蔡健生、郭赐觇、李仲兰、叶坚、陈华、刘昶、何小芬、孙勇、梁敏妮、罗彦亨、廖雅芬、苏乐斌、黎健萍、谭锦权、陈志健、黄智勤、梁志勇、周日辉

南雄市

陈日新、姚为东、刘丽英、谢康林、王金龙、叶光军、邱美英、雷莲、张艳艳、温聪、朱海辉、李雪梅、谭北京、钟辉萍、凌秀芳、王军喜、孔德桂、蔡珊、吴树兰、汪忠豪

深圳市慢性病防治中心

刘小立、杨应周、徐健、卓志鹏、宋金萍、袁雪丽、池洪珊、王俊、尚庆刚、周继昌、谭洪兴、朱李佳、冯里茹、付寒、管有志、林世平、何嘉茵、傅钰、陈钢

深圳市罗湖区慢性病防治院

王瑞、谢奎、卢水兰、王斯妍、郭春江、谢震华、崔平、符科林、戴国才、周慧敏、于淮滨、童鼎

广州市天河区

张宏、李标、陆文捷、黄志玲、王莉娜、李素允、刘丽娟

佛山市禅城区

王玉梅、邵昭明、梁飞琼、易华俊

惠州市博罗县

杨科明、高群威、朱雪文、谢素芳、张月容、陈丽琼、张继东、张旭初、邱贵平、徐红妹、苏雪珍、曾考考、苏玉梅、张巧华、钟伟锋、曾福英、蔡军、游良珍、周碧兰、彭意婷

阳江市阳西县

卢灿、胡业敬、程小芳、陈茂举、谢爱仪、姚关妹、刘振品、梁秀容、苏练、柯李兼、陈娴、冯贵嫦、谢国祥、叶桂思、陈奇帅、陈丽艳、陈结红、陈缓意、姚传冰、李文思

广西壮族自治区

广西壮族自治区

唐振柱、刘展华、蒋玉艳、方志峰、陈玉柱、陆武韬、陈兴乐、周为文、李忠友、李晓鹏

南宁市

林新勤、葛利辉、刘海燕、梁惠宁、施向东、陆丽珍、王孔前、龙兮、赵丽娜、刘凤翔、梁雪坚

北海市

吴德仁、沈智勇、黄坚、谢平、白海涛、陈玲、许翠玲、宋雪琴、茹立、彭莹、苏娟、卢峰、邓积昌、李彩英、叶永梅、钱小燕、韦洁、郭波、胡小婷、韩沪影

桂林市

潘定权、石朝晖、秦友燕、李玲、何柳莹、张明杰、周清喜、黄茜、秦金勇、刘志冰、蒋立立、宾小燕、杨丽、方芳、邓莹莹、周云、韩丹丹、蒋铁翼

靖西市

王福春、黄德胜、谢继杰、韦彬、林鑫、冯学铭、吴俊斌、许朝仁、刘继红、农波、黄振兴、梁宏章

百色市凌云县

蔡立铭、冉光义、陆守龙、陆世格、覃凌峰、罗宗业、罗东、李天泽、刘一萱、王正毅、李文胜、李大明、黄诗琪、张凤玲、岑炳业、杨秀卿、班庆丰、王泽斌、张婷、陈庆祥

南宁市宾阳县

罗宗宾、陈源珍、莫奔强、邓赞民、陈珍、黄海燕、刘水金、黄英哲、覃善玲、吴树勤、李秋兰、戚强、蒙炜、马富诗、陈威、吴国荣、韦洁、韦宇、何作凡、葛兰香

桂林市兴安县

盘兴和、宋卫、王非非、李海燕、石灵华、谭良梅、杨德保、杨丽君、彭峥勇、蒋松言、秦琼、刘艳波、邹玉萍、王家峰、张丽娟、郑桂芳、宋运华、秦素娟、罗金凤、王雄文

北海市合浦县

苏福康、吴寿荣、王引琼、李秀兰、易丽德、吴润梅、杨述明、梁红、张晋浦、陈小芬、严冰、石艳梅、刘立球、罗静、陈志斌、苏广和、廖英、陈成富、刘必庆

海南省

海南省

江苏娟、杨斌、邢坤、吴青珊、张韵虹、邝欣欣、刘姚若、冯礼明、林峰

海口市

魏金梅、林春燕、吴云英、符卫东、秦宁宁、陈垂华、邝辉、吴芳芳、叶海媚、寇彦巧、陈红、袁坚、朱明、关清、魏仕玉、梅玉炜、林丽君、李健、何婷、王庭、李烨、符宁、容敏婷、陈小欣、何春萍、符学师、张亚伟、张志明、林海英、叶桦、黄海

海口市秀英区

欧昌明、吴清扬、王海涛、谢小凌、吴运杰、王吉晓、周昌雅、周笑冰、罗娟、邝华玲、吴秋娟、王丹、冯兴、张友标、阳香英、申娟妮、李燕、刘玉莲、林先全

海口市琼山区

蔡笃书、陈文英、王秋强、曹军、吴坚、王中元、肖思铭、张琮斌、周天敏、邓影、许丽薇、曾繁德、黄小舒、陆乙钧、吴剑雄、向治宇、史春霞、肖海菊、杨丽桦、王敦雄、吴文姬、符晓妹、曾梅、符尊忠、黄世明

海口市琼山区道客社区服务站

陈叶、陈亚香、徐应利、张雪、林丽丽、陈奕琴

海口市琼山区大园社区服务站

陈文儒、李文玲、王和芳、陈英桂、冯晶晶、云春燕、李春霞

海口市琼山区云龙卫生院

符晓、周瑞婷、王裕山、曾春妹、林云青

重庆市

重庆市

罗书全、熊鹰、杨小伶、向新志、陈京蓉、李志锋、许静茹、王正虹、陈静、张洁

江津区

林晓光、刘思扬、张凯、张英、王利、廖楷、冷崇莉、胡贵萍、王渔、庄雯雯

南岸区

康渝、田渝、伏岐浩、王鹏、罗青梅、缪银玲、王效梅、魏泽静、郝翔、丁长蓉

綦江区

金明贵、陈明亮、谢宜羚、李晓旭、罗春亮、矣肖镭、张良、张集琴、覃家燕、李凤彬

奉节县

廖和平、宋西明、周安政、张克燕、黄萍、陈玮、单勇、陈步珍、杨毅、刘兴学、简斌

四川省

四川省

兰真、毛素玲、刘祖阳、颜玲、许毅、刘蒙蒙、张誉、马梦婷、陈文、彭科怀

成都市

梁娴、李明川、李晓辉、毛丹梅、何志凡、曹晋原、王瑶、冯敏、周蓓欣、马辉勇、赖诗韵、徐萍、周自强、朱昆蓉、杨梅、杨晓松、文君、陈超、刘晓辉、周铮

乐山市

邱学朴、王勇胜、王远、王佳、罗应勤、张翼、余曦、谢忠涛、王加莉、韩革、汪冰、赵彬茜、韩祝、李铭、黄妍、谢莉亚、陈霞、李钰、章厚安、牟怀德

华蓥市

李胜春、赵吉春、邹世福、龙世新、滕彩俊、吉雄、李凤霞、邓玉华

雅安市名山区

李江、黄定华、张学斌、庞亚琴、柏同飞、卢华贵、练永国、罗惠、胡启源、陈健、赵耀、冯济尧、高树芬、江莉、高光芬、李继江、周端和、李峰、郑智静、葛晋川

自贡市贡井区

李青志、毕凤安、张菊英、周宗慧、何萍、黄喻梅、王雪莲、代东惠、李林春、汪永进、曹艳、张卫、谭玉仙、林江、叶娟、刘强、商静

广元市旺苍县

周跃金、肖汉平、米家君、齐大勇、张旭虎、赵斌、刘景、黄强、伏良、李静、赵海英、辜菊花

阿坝藏族羌族自治州黑水县

罗尔基、唐晓均、兰卡、唐志、杨佳军、安瑛、何仕有、姜琼玲、占塔木、压木见、茸基、徐琼辉、科玛芝、王异平、何仕有、常英华、泽若满、谢先泽、刘玉娥、匡丽

南充市南部县

邓元辉、刘东、孙建华、梁东、姚先林、李小波、李群英、杨金蓓、杨亚韬、张艳、柴东、朱薇、王小阳、何莉、李小霞、李敏、熊燕、敬丽萍、李邱芳、兰蓓

贵州省

贵州省

何平、汪思顺、赵松华、刘怡娅、陈桂华、李忻、姚鸣、兰子尧

凯里市

黄贵湘、杜中瑜、程妙、孔凡琴、吴琴、乐慧星、吴胜元、谭臻、孙燕萍、王真理

贵阳市云岩区

段齐恺、温建、张江萍、王艳、张威、吴雅冬、刘力允、晏家玲、刘小平、李鹏华、周义仁

贵阳市白云区

袁华、刘一丹、周艳霞、刘俊、王继艳、王刚、崔建华、高立新、秦大智、王顺丽

毕节市黔西县

米涛、刘智明、张玉明、刘忠平、朱德春、李静、杨晓笛、徐静、柳春江、陈恒林

铜仁市德江县

邓应高、田剑波、陈锐、姚燕、陈勇、张玲莉、肖忠敏、全权、吕洪光

黔东南苗族侗族自治州三穗县

吴昭峰、李秀良、张金云、蒋德伟、杨祖炎、周扬四、石敏、李洪富、万昌、陈荣彬、刘相东

云南省

云南省

陆林、赵世文、杨军、万蓉、刘志涛、万青青、张强、李娟娟、阮元、刘辉、赵江、彭敏、胡太芬、王晓雯、余思洋、刘敏、秦光和、徐晓静

个旧市

普毅、孙立、雷金、李保山、张跃辉、廖玲、蒋平洲、吴兴平、李永康、杨建彪、余伟、杨潋、梁雪飞、黄欢、唐春、李纪鑫、许维克

昆明市盘龙区

何丽明、邓明倩、王睿翊、马琳玲、李红梅、石云会、杨纪涛、姚金呈、施艳萍、唐秀娟、李佳、何晓洁、杜开顺、王红

昆明市盘龙区妇幼保健中心

李春阳、喻勋芸、贺江云、谢红群、陈莉、何丽涓

红河哈尼族彝族自治州泸西县

王汝生、孙锐莲、李华昌、朱彦波、魏琳、赵永芝、梁诚、李向勤、毕华、赵云珍、杨艳、李永明、闻琼芝、高岳忠、王建红、高立鹏、陈哲、尚聪林、王家宽、吴卫平、赵云焕

普洱市孟连县

刘华、杨绍红、李纯辉、李建敏、叶罕胆、张其良、罗燕、王永、彭玉产、岩真、李然、叶佤、叶英、冯志刚、张昆、岩依相、陶顺强、叶涛、李扎迫

丽江市宁蒗县

张绪宏、陆雁宁、张龙林、曾忠林、李金友、朱桂兰、林万美、成敏、邰先茂、毛永忠、杨玉惠、彭美芬、杨国才、王爱英、张守菊、祝阿各

昭通市水富县

唐艳霞、杨文秀、梁朝琳、杨宜秀、李华夏、肖明国、董梅、王芳、杨丛芳、陈昌琴、周焕英、罗春芳、李绍江、杨金聪、田琪、李玉龙、李杨、赵君、罗晓燕

文山壮族苗族自治州广南县

庞明江、蒙礼正、李燕琼、王竹、刘加梅、何志安、唐乘舜、黄云娟、陈有杰、岑炳兆、安世慧、罗伟、李明杰、朱华光、颜传菊

西藏自治区

西藏自治区

白国霞、嘎玛仓决、丹措、郭文敏、次旺晋美、李素娟、聂立夏、苟晓琴、次珍、罗布卓玛

拉萨市

唐辉、次仁多吉、平措旺堆

林芝市
杨晓东、李晓菊、海波、龙廷松、曹燕娥、张宪英

拉萨市城关区
次仁旺拉、阿旺晋美、巴桑、拉珍、白吉、德吉

林芝市朗县
索朗央金、何玉萍、邓少平、次仁拉姆、田君、德庆、唐雪梅

陕西省

陕西省
张同军、常锋、王林江、徐增康、孟昭伟、刘建书、赵静珺、陈萍

华阴市
孙军、王晓莹、黄晓鸽、王梓如、钱鑫、庞骅、王朝启、负桂萍、党晓峰、孙桦、王莹、穆莎、颜彪、张荣、郭红英、杨润、汪玉红

西安市新城区
平洁、袁颖、熊建芳、郑学义、杨阳、韩宗辉、赵蕊、董晨阳、赵林、王泉龙、郭建华、董建莉、吕晓蕾、李丛芳

安康市紫阳县
雷安、龚世友、李桦、伍荣兵、钟卫斌、许金华、秦振明、王玲、刘长松、李圆圆、刘国清、李万海、郑学民、徐德强苏仁玉、徐春、柯丽、方祥、高长友、程同林

延安市安塞县
牛贵侠、刘海利、候树来、闫忠学、李延琦、李天社、杜凯、王振刚、张婷、郭延峰、周卫峰、刘桂荣、纪宏、雷鑫、艾甜甜、李和娜、高美丽、王小梅、拓娜娜、李玉光

咸阳市乾县
侯利孝、王都行、陈琛、李亚峰、黄军党、王正团、张小兵、王鹏军、谢宇、邹军超、李学毅、陈欣、赵快利、马彦涛、徐琳、周颖、康亚庆、韩心怡、王华、赵双战

宝鸡市眉县
王宏、杨彩玲、刘剑飞、马建奇、谭文、安宁、贾利萍、兰志超、康芳侠、廉小妮、杜水泉、王兰、张芳、朱文丽、赵芸、李翠玲、张亚丽、刘建利、孙玉玉、赵兴翰

安康市汉阴县
黄兴平、郭保宏、吴涛、刘厚明、黄露、何云、陈世巧、彭博、肖斌、刘红霞、陈小志、张汉利、李经富、吴丹、徐倩、刘彬休、郭凯、陈善美、朱林、张浩

甘肃省

甘肃省
何健、杨海霞、陈瑞、赵文莉、杨建英、王文龙、蔡美、张清华、康芬艳、韩莹

兰州市
张英、余加琳、贾清、焦艳

兰州市安宁区
李勇、袁帆、李恺祺、岳桂琴、闫莉、鲁继英、赵鑫、尤桂凤、何秀芬、令玲、黄鲜、苏霞、刘玉琴

兰州市城关区

齐跃军、杨海峰、张英、来进韬、刘洁瑞、陈春、漆晓平、陈海燕、宋国贤、张彩虹、张雅瑾、陈福睿、高若华、李杰、鲁明骅、刘燕婷、刘欣辉、李文连、冯杰、魏孔龙、王玉琴、郭莉莉、张敏、杨玉冰、张亚楠

天水市麦积区

文具科、张辉、毛恩科、王佩、何平、张煜、胡明科、郭升卯、刘社太、何鹏先、张天生、赵小良、刘飞鹏、王建福、李忠孝、何军、雷玉龙、董澜、周凤兰、郭永兵、张亚奇、薄向红、田颖、程名晖、吕仲杰、刘星、马佩珠、程东刚、王小平、杨洁

临夏州康乐县

段永刚、张海涛、周亚鹏、刘建科、姬红、马志荣、段燕琴、赵龙、马仲义、张华、张莉、董莉、刘芸香、杨瑞芳、张亚琴、马有礼、张春英、李晓华、庄淑娟、线紫薇、杨灵君、罗正英、雍玉霞、牛文祥、马秀英、吴芳英、马春燕、吴霞

定西市通渭县

姚占国、姜铁军、崔海燕、张铎、姜亚红、白月娟、王立明、刘君、李小光、张亚敏、巩治军、段永德、李维艳、贾颖祯

陇南市成县

任晓明、马国强、任艳红、刘文娟、邱波、任军锐、陈谢会、钟莉、冯二丽、唐琳会、李海林、陈轶枫、李茸茸、权兴平、胡亚娟、李艳芳、李国斌、潘滢、张明、冯力秒、安对强、杨菲、费芳芳、石林平、吴晓芳、李宁宁

青海省

青海省

周敏茹、李溥仁、张晟、马福昌、星吉、车吉、沙琼玥、周素霞、郭淑玲

西宁市

何淑珍、陈抒、李生春、王亚丽、朱海鲁、王金东、李云章、马海滨、赵振川、祁世荣、李志红、郭占清、李嫭、孙莉妹、张志芳、张敏、任亚利、崔鹏、耿海杰、黄元、祁志祥、吴黎明、陶宜新

西宁市城西区

石泉霖、冯海建、王玉萍、祁兆斌、张丁鑫乐、祁松奎、陈永志、马震霖、苏燕、祁超、胡海清

海南藏族自治州贵德县

周珉、祁贵海、马晓玲、桑德卓玛、王菊、贺永庆、仲晓春、文化源、杨晓云、王建忠、司太平、陈广海

黄南藏族自治州尖扎县

马克勤、冶海成、辛文清、王清祥、贾翠玲、陈晓莲、王霞、夏吾吉、万玛才让、李生芳

宁夏回族自治区

宁夏回族自治区

赵建华、杨艺、张银娥、舒学军、袁秀娟、曹守勤、马芳、关健、田园、王晓莉

青铜峡市

刘锦平、姚占伏、李晓军、赵仲刚、马丽、李广琴、贾丽萍、王宏玲、史红娟、余兴勤、沙萍、朱桂清、刘萍娥、夏艳荣、姜晓丽、张成霞、马巧玲、周进才、朱芳、师莉娟

中卫市

雍东播、宁怀军、李生荣、韩雅雯、冯学红、王晓燕、樊彩霞、张月芬、李悦丰、刘萍、杨新凤、王菲、宋自忠、王占明、雍晓燕、张娣娟、龙文杰、房桂兰、王忠恩、闫泽山、康彦伟、杨磊、郭文平、宋瑜、孟海波

中卫市海原县

杨应彪、李进刚、田兴梅、董尚斌、谢文明、金玉发、何兴明、冯国英、谢文明、冯敏、刘鹏、张武、王志平、张毅、刘平、贾学农、金学芬、马海山、郜俊、马宏武、何海东、薛向阳、梁怀宇、田桂、田梅花、杨洁

新疆维吾尔自治区

新疆维吾尔自治区

马龙、马明辉、地力夏提、亚合甫、符俐萍、倪明建、萜丽泽、王辉、米娜娃、安瓦尔、张俊、阿斯亚、阿西木、祝宇铭

乌鲁木齐市

巴特尔、成翎、吴亚英、刘健、杨浩峰、阿巴百克力、陈超、张凯伦、黄河、刘泓、马玲、伊力努尔、孙磊、罗新、李翔、茹建国、王红、阿不都、王新迪、陈文亮、张为胜、赛力汗、高枫、沙日吐亚、杨阳、李国庆、杨艳梅、李卫东、官蕾、张妍、杨毅、王东菊、陈爽、韩志国、曹琦、李红、木尼热、桑小平、宋霞、王琴、沈晓丽、刘丽、孙磊

克拉玛依市

拜迪努尔

克州

阿不都热依木江

克孜勒苏柯尔克孜自治州阿克陶县

印安红、阿不拉艾买提、库热西、巴克、艾山江托合提、陈西荣、李剑锋、阿扎提古丽、汗克孜、李俊、依克拉木、吐热不古、艾尔肯、艾拉克孜、茹先姑力、买买提江、阿依木莎、哈尼克孜、阿力木江、热依木古力、买买提图尔苏、阿提姑力、阿不都热依木江、阿斯木古丽、玛依拉、阿提古丽、古丽努尔、米热姑力、阿提古丽、乔力番古力、艾力江、阿依努尔赛买提、阿丽米热、古拉依木、再努尔、阿帕尔、姑海尔妮萨

附录2

2010—2013 年中国居民营养与相关健康状况监测样本点与样本分布情况

省/自治区/直辖市	大城市	中小城市	贫困县	非贫困县
北京	西城区 崇文区	怀柔区		延庆县
天津	河西区	北辰区		静海县
河北	石家庄市新华区	邯郸市邯山区 唐山市迁安市	衡水市武强县 邯郸市涉县	石家庄市井陉县 秦皇岛市昌黎县
山西	太原市迎泽区	晋中市榆次区	临汾市大宁县 忻州市河曲县	长治市襄垣县
内蒙古	呼和浩特市新城区	包头市石拐区	通辽市库伦旗 赤峰市敖汉旗	巴彦淖尔市五原县
辽宁	沈阳市沈河区 大连市中山区	阜新市太平区		抚顺市抚顺县 丹东市宽甸满族自治县
吉林	长春市朝阳区	吉林市龙潭区		辽源市东丰县
黑龙江	哈尔滨市道外区	牡丹江市宁安市	哈尔滨市延寿县	黑河市孙吴县
上海	长宁区 虹口区	青浦区		崇明县
江苏	南京市秦淮区	泰州市高港区 南京市浦口区 南通市海门市		南京市溧水县 淮安市洪泽县
浙江	杭州市江干区 宁波市江东区	金华市金东区 嘉兴市桐乡市		湖州市安吉县 丽水市松阳县
安徽	合肥市瑶海区	安庆市迎江区	亳州市利辛县	安庆市怀宁县 亳州市蒙城县
福建	福州市仓山区 厦门市思明区 福州市福清市		福州市闽清县 漳州市南靖县	
江西	南昌市东湖区	宜春市樟树市	抚州市广昌县	九江市武宁县 宜春市宜丰县
山东	济南市历下区 青岛市北区	潍坊市昌邑市 莱芜市莱城区	东营市利津县 济宁市泗水县 泰安市宁阳县	

续表

省/自治区/直辖市	大城市	中小城市	贫困县	非贫困县
河南	郑州市金水区	洛阳市吉利区 洛阳市西工区	濮阳市台前县 商丘市虞城县	平顶山市宝丰县 开封市开封县 周口市商水县
湖北	武汉市江汉区	鄂州市华容区 武汉市黄陂区	十堰市房县	宜昌市远安县 孝感市云梦县
湖南	长沙市天心区	岳阳市君山区 常德市武陵区	湘西土家族苗族自治州保靖县	怀化市靖州苗族侗族自治县 株洲市攸县
广东	广州市天河区 深圳市罗湖区	珠海市金湾区 肇庆市端州区 佛山市禅城区		阳江市阳西县 惠州市博罗县
广西	南宁市兴宁区	北海市海城区	百色市凌云县	桂林市兴安县 南宁市宾阳县
海南		海口市秀英区	琼中黎苗族自治县	定安县
重庆	南岸区	江津区	奉节县	綦江县
四川	成都市金牛区	广安市华蓥市 乐山市市中区	阿坝藏族羌族自治州黑水县 广元市旺苍县	雅安市名山县 内江市隆昌县
贵州	贵阳市云岩区	贵阳市白云区	黔东南苗族侗族自治州三穗县	毕节地区黔西县
云南	昆明市盘龙区	红河哈尼族彝族自治州个旧市	普洱市孟连傣族拉祜族佤族自治县 丽江市宁蒗彝族自治县 红河哈尼族彝族自治州泸西县	昭通市水富县
西藏		拉萨市城关区		林芝地区朗县
陕西	西安市新城区	渭南市华阴市	延安市安塞县 安康市紫阳县	咸阳市乾县
甘肃	兰州市安宁区	天水市麦积区	临夏回族自治州康乐县 定西市通渭县	陇南市徽县
青海		西宁市城西区	黄南藏族自治州尖扎县	海南藏族自治州贵德县
宁夏		吴忠市青铜峡市	中卫市海原县	
新疆	乌鲁木齐市沙依巴克区		克孜勒苏柯尔克孜自治州阿克陶县	

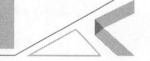

参 考 文 献

[1] 张燕梅. 老年单纯收缩期高血压及其防治[J]. 解放军预防医学杂志, 2012, 30 (05): 384-386.

[2] Blacher J, Staessen JA, Girend X, et al. Pulse pressure not mean pressure determines cardiovascular risk in older hypertensive patients (J). Arch Intern Med, 2000; 160 (8): 1085-9.

[3] 邹文淑, 王剑峰, 周莉华, 陈霞, 卿秀, 周从良. 老年单纯收缩期高血压的诊治进展[J]. 中华老年心脑血管病杂志, 2014, 16 (12): 1343-1344.

[4] 王恺晔, 蒋雄京. 年轻单纯收缩期高血压患者中心动脉压测量的特殊意义[J]. 中华高血压杂志, 2016, 24 (02): 132-134.

[5] 《中国高血压防治指南》修订委员会. 中国高血压防治指南2018年修订版[J]. 心脑血管病防治, 2019, 19 (1): 1-44.

[6] 中国老年医学学会高血压分会. 国家老年疾病临床医学研究中心中国老年心血管病防治联盟. 中国老年高血压管理指南2019[J]. 中华老年多器官疾病杂志, 2019, 18 (2): 81-106.

[7] 国家基本公共卫生服务项目基层高血压管理办公室, 基层高血压管理专家委员会. 国家基层高血压防治管理指南[J]. 中国循环杂志, 2017, 11 (233): 1041-1048.

[8] Williams B, Mancia G, Spiering W, et al. 2018 ESC/ESHGuidelines for the management of arterial hypertension: TheTask Force for the management of arterial hypertension of theEuropean Society of Cardiology (ESC) and the EuropeanSociety of Hypertension (ESH). Eur Heart J, 2018, 39 (33): 3021-3104.

[9] 王亚茹, 纪宏伟, 张毅, 等. 欧洲《2018版动脉高血压管理指南》解读[J]. 同济大学学报 (医学版), 2018, 39 (4): 1-5.

[10] 诸葛瑞琪, 刘梅林. 2018年欧洲心脏病学会和欧洲高血压学会高血压管理指南解读[J]. 中国介入心脏病学杂志, 201826 (9): 488-491.

[11] 王鸿懿. 2018欧洲高血压防治指南解读[J]. 中国医学前沿杂志 (电子版), 2018, 10 (10): 20-27.

[12] Nerenberg KA, Zarnke KB, Leung AA, et al. HypertensionCanada. Hypertension Canada's 2018 Guidelines for Diagnosis, Risk Assessment, Prevention, and Treatment ofHypertensionin Adults and Children[J]. Can J Cardiol, 2018, 34 (5): 506-525.

[13] 赵文君, 郭艺芳. 2018年加拿大高血压管理指南要点解读[J]. 中华老年心脑血管病杂志, 2018, 20 (12): 1342-1344.

[14] Whelton PK, Carey RM, Aronow WS, et al. 2017 ACC/AHA/AAPA/ABC/ACPM/AGS/APhA/ASH/ASPC/NMA/PCNAGuideline for the Prevention, Detection, Evaluation, andManagement of High Blood Pressure in Adults: A Report of theAmerican College of Cardiology/American Heart AssociationTask Force on Clinical Practice Guidelines[J]. Hypertension, 2018, 71 (6): e13-e115.

[15] 郭艺芳,赵文君,梁依.美国《2017年成人高血压预防、诊断、评估和管理指南》解读与评析[J].中国全科医学,2018,21(8):879-881.

[16] 张梅,李玉明.2017版美国高血压指南更新及启示:降低诊治界值,强化综合防控[J].中华高血压杂志,2017,25(12):1106-1108.

[17] Amir Qaseem, Timothy J.Wilt, Robert Rich, et al.≥60岁高血压病人控制血压在较高或较低水平的药物治疗—美国医师协会和美国家庭医师学会临床实践指南[J].护理研究,2017,31(25):2945-2950.

[18] Flynn JT, Kaelber DC, Baker-Smith CM, et al. Clinical Practice Guideline for Screening and Management of High Blood Pressure in Children and Adolescents[J]. Pediatrics, 2017, 140(3): e20171904.

[19] National Heart Foundation of Australia.Guideline for the diagnosis and management of hypertension in adults-2016[M]. Melbourne: National Heart Foundation of Australia, 2016.

[20] 牟建军,陈阳.2014日本高血压学会高血压管理指南解读[J].中华高血压杂志,2014,22(7):611-613.

[21] 冯颖青,莫与京.2014日本高血压指南解读[J].中国医学前沿杂志(电子版),2014,6(5):171-174.

[22] 中国营养学会.中国居民膳食指南[M].北京:人民卫生出版社,2016.

[23] 国务院办公厅.中国食物与营养发展纲要(2014—2020年)[Z].2014-01-28.

[24] 中华人民共和国卫生行业标准.《高血压患者膳食指导》(WS/T 430-2013)[s].2013-04-18.

[25] WHO. Guideline: Sodium Intake for Adults and Children[M]. World Health Organization(WHO), Geneva: Switzerland, 2012.

[26] Nordic Council of Ministers 2014. Nordic Nutrition Recommendations 2012: Integrating nutrition andphysical activity[EB/OL]. http://dx.doi.org/10.6027/Nord2014-002, 2014-03-25.

[27] US Food and Drug. Administration.Recommended Daily Sodium Intake[EB/OL]. https://feedthemwisely.com/recommended-daily-sodium-intake, 2017-03-03.

[28] U.S. Department of Health and Human Services and U.S. Department of Agriculture. Dietary Guidelines for Americans 2015-2020[EB/OL]. 8th Edition. December 2015. http://health.gov/dietaryguidelines/2015/guidelines/, 2015-12.

[29] American Heart Association.Recommended Daily Sodium Intake[EB/OL]. https://feedthemwisely.com/recommended-daily-sodium-intake, 2017-03-03.

[30] German Nutrition Society.10 guidelines of the German Nutrition Society(DGE)for a wholesome diet[EB/OL]. https://www.dge.de/index.php?id=322, 2017.

[31] Government of Canada.Sodium in Canada[EB/OL]. https://www.canada.ca/en/health-canada/services/food-nutrition/healthy-eating/sodium.html, 2017-03-01.

[32] The Food Standards Agency and the Department.Salt and Health: Scientific Advisory Committee on Nutrition 2003[EB/OL]. https://assets.publishing.service.gov.uk/government/uploads/system/uploads/attachment_data/file/338782/SACN_Salt_and_Health_report.pdf, 2003-04.

[33] The Scientific Advisory Committee on Nutrition.Annual Report 2017-Salt and Health[EB/OL]. https://assets.publishing.service.gov.uk/government/uploads/system/uploads/attachment_data/file/706501/SACN_annual_report_2017.pdf, 2017.

[34] Nutrition Science Team, Public Health England.Government Dietary Recommendations: Government recommendations for energyand nutrients for males and females aged 1-18 years and 19+ years[EB/OL]. https://assets.publishing.service.gov.uk/government/uploads/system/uploads/attachment_data/file/618167/

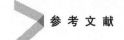

government_dietary_recommendations.pdf, 2016-08.

[35] Public Health England.The Eatwell Guide-Helpingyou eat a healthy, balanced die[EB/OL]. https://assets. publishing.service.gov.uk/government/uploads/system/uploads/attachment_data/file/742750/Eatwell_Guide_ booklet_2018v4.pdf, 2018-09.

[36] National Institute of Nutrition.Dietary Guidelines for Indians[EB/OL]. http://ninindia.org/ DietaryGuidelinesforNINwebsite.pdf, 2011.

[37] Mann A. Psychiatric symptoms and low blood pressure[J]. British Medical Journal, 1992, 304: 64-65.

[38] Owens PE, Lyons SP, O'Brien ET. Arterial hypotension: prevalence of low blood pressure in the general population using ambulatory blood pressure monitoring[J]. Journal of Human Hypertension, 2000, 14: 243-247.

[39] Barrett Connor E, Palinkas LA. Low blood pressure and depression in older men: a population based study[J]. British Medical Journal, 1994, 308: 446-449.

[40] John A Pilgrim, Stephen Stansfeld, Michael Marnot.Low pressure, low mood[J]. British Medical Journal, 1992, 304: 75-78.

[41] Annika Rosengren, GostaTibbilin, LarsWilhelmsen. Low systolic blood pressure and self perceived wellbeing in middle aged men[J]. British Medical Journal, 1993, 306: 243-246.

[42] Simon Wessely, Judith NIckson, Brian Cox. Symtoms of low blood pressure: a population study[J]. British Medical Journal, 1990, 301: 362-365.

[43] Borres M P, Tanaka H, Thulesius O. Psychosomatic and psychosocial symptoms are associated with low blood pressure in Swedish schoolchildren[J]. PsychotherPsychosom, 1998, 67: 88-93.

[44] Mary A.Whooley, Kevin EK, et al.Depression falls and risk of fracture in older women[J]. Arch Intern Med, 1991, 159: 484-490.

[45] Afrari N, Buchwald D.Chronic fatigue syndrome: a review[J]. Am J Psychiatry, 2003, 160: 221-236.

[46] 汪媛, 姜勇, 张梅, 等. 中国成人低血压患病率及其相关因素[J]. 实用预防医学, 2009, 16(1): 49-51.

[47] 吴锡桂, 黄广勇, 赵建功, 等. 中国人群低血压患病率及影响因素研究[J]. 高血压杂志, 2001, 9(1): 11-13.

[48] 宋峻, 施爱珍, 姜培珍等. 上海市部分居民血压状况分析[J]. 上海预防医学, 2007, 19(1): 15-16.

[49] 傅传喜, 马文军, 陈泽池, 等. 广东省居民低血压流行病学特征分析[J]. 华南预防医学, 2003, 29(6): 28-30.

[50] 刘庆敏, 黄春萍, 崔文秀, 等. 高血压、高血压前期、低血压的流行特征及与常见慢性病的关系[J]. 中国预防医学杂志, 2006, 7(4): 280-282.

[51] 周媛婷, 莫龙, 刘宗敬, 等. 湖南地区人群原发性低血压患病状况及临床特征分析[J]. 医学临床研究, 2008, 25(9): 1648-1650.

[52] 王丽娜, 师贵文, 曹丽, 等. 河北省低血压患病分布的回顾性调查[J]. 现代预防医学, 2009, 36(22): 4223-4225.

[53] 白新胜, 林建富, 洪国盛, 等. 原发性低血压445例调查分析. 福建医药杂志[J], 1987, 9(3): 97, 41.

[54] 赵丽云, 马冠生, 朴建华, 等. 2010—2012中国居民营养与健康状况监测总体方案[J]. 中华预防医学杂志, 2016, 50(3): 204-207.

[55] 中国高血压防治指南修订委员会. 中国高血压防治指南2010[J]. 中华心血管病杂志, 2011, 39(7):

579-616.

[56] 中华人民共和国卫生和计划生育委员会. WS/T 428-2013 中华人民共和国卫生行业标准《成人体重判定》[S]. 北京: 中国标准出版社, 2013.

[57] 常继乐, 王宇. 中国居民营养与健康状况监测 2010—2013 年综合报告[R]. 北京: 北京大学医学出版社, 2016: 27.

[58] 顾东风, JingHe, 吴锡桂, 等. 中国成人高血压患病率、知晓率、治疗和控制状况[J]. 中华预防医学杂志, 2003, 37(2): 84-89.

[59] Wang X, Poole JC, Treiber FA, et al. Ethnic and gender differences in ambulatory blood pressure trajectories: results from a 15-year longitudinal study in youth and young adult s[J]. Circulation, 2006, 114(25): 2780-2787.

[60] 吴家群. 人群体重指数与血压关系的调查[J]. 预防医学情报杂志, 2000, 16(1): 81-82.

[61] 全国血压抽样调查协作组. 中国人群体重指数及其与血压关系现况抽样调查研究[J]. 高血压杂志, 1995, 3(Suppl): 31-35.

[62] 吕敏, 武阳丰, 李莹, 等. 文化程度与血压水平的关系: 中国心血管病流行病学多中心协作研究[J]. 高血压杂志, 2002, 10(5): 485-489.

[63] Winkleby MA, Cubbin DK, Kraemer HC. Pathways by which SES and ethnicity in fluence cardiovascular disease risk factors[J]. Ann N Y Acad Sci, 1999, 896: 191-209.

[64] Guthmundsson K, Hartharson P, SigvaldsonH, et al. Relationship between education and risk factors for coronary artery disease[J]. Nord Med, 1997 May, 112(5): 169-175.

[65] Akahoshi M, Hida A, Imaizumi M, et al. Basic characteristics of chronic hypotension cases: A longitudinal follow-up study from 1958 through 1999[J]. Hypertens Res, 2006, 29(1): 1-7.

[66] Donner-Banzhoff N, kreienbrock L, Baum E. Hypotension-does it make sense in family practice?[J]. Fam Pract, 1994, 11(4): 368-374.

[67] Yong LC, Kuller LH, Rutan G, et al. Longitudinal study of blood pressure: changes and determinants from adolescence to middle age.The Dormont High School follow-up study, 1957—1963 to 1989-1990[J]. Am J Epidemiol, 1993, 138(11): 973-983.

[68] Stamler J, Stamler R, Riedlinger WF, et al. Hypertension screening of 1 million Americans. Community hypertension evaluation clinic(CHEC)program, 1973 through 1975[J]. JAMA, 1976, 235(21): 2299-2306.

[69] Burt VL, Whelton P, Roccella EJ, et al. Prevalence of hypertension in the US adult Population.Results from the Third National Health and Nutrition Examination Survey, 1988-1991[J]. Hypertension, 1995, 25(3): 305-313.

[70] Glynn RJ, Field TS, Rosner B, et al. Evidence for a positive linear relation between blood pressure and mortality in elderly people[J]. Lancet, 1995, 345(8953): 825-829.

[71] PilgrimJA. Psychological aspects of high and low blood pressure[J]. Psychol Med, 1994, 24(1): 9-14.

[72] Attila K, Haavisto M, Rajala S, et al. Blood pressure and five year survival in the very old[J]. BMJ, 1988, 296: 887-889.

[73] Lv Yue-Bin, Gao Xiang, Yin Zhao-Xue, et al. Revisiting the association of blood pressure with mortality in oldest old people in China: community based, longitudinal prospective study[J]. BMJ, 2018, 361: k2158.